MOVIMENTO para a AUTOCURA

Meir Schneider

MOVIMENTO
para a
AUTOCURA

Self-healing: Um recurso essencial para a saúde

Tradução
HELENA SOARES HUNGRIA

Editora Cultrix
SÃO PAULO

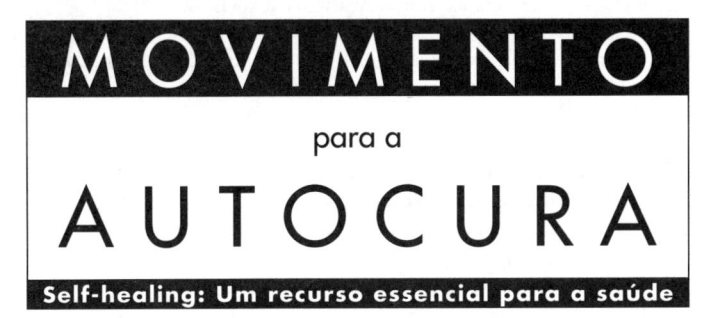

Título original: *Movement for Self-healing.*

1ª edição 2005.

6ª reimpressão 2018.

Dados Internacionais de Catalogação na Publicação (CIP)
(Câmara Brasileira do Livro, SP, Brasil)

Schneider, Meir
Movimento para a autocura : self-healing : um recurso essencial para a saúde / Meir Schneider ; tradução Helena Soares Hungria. — São Paulo : Cultrix, 2005.

Título original : Movement for self-healing : an essential resource for anyone seeking wellness.
ISBN 978-85-316-0884-1

1. Espírito e corpo 2. Medicina holística
3. Exercícios terapêuticos I. Título

05-1756 CDD-615.82

Índices para catálogo sistemático:
1. Autocura : Exercícios terapêuticos : Medicina holística 615.82
2. Exercícios terapêuticos : Autocura : Medicina holística 615.82

Direitos de tradução para a língua portuguesa
adquiridos com exclusividade pela
EDITORA PENSAMENTO-CULTRIX LTDA.
Rua Dr. Mário Vicente, 368 – 04270-000 – São Paulo, SP
Fone: (11) 2066-9000 – Fax: (11) 2066-9008
E-mail: atendimento@editoracultrix.com.br
http://www.editoracultrix.com.br
que se reserva a propriedade literária desta tradução.
Foi feito o depósito legal.

Impressão e acabamento: *Orgrafic Gráfica e Editora*

SUMÁRIO

PREFÁCIO

Conheci Meir nos anos 70. Quis o destino colocá-lo no meu caminho nos dois dias em que eu me encontrava em São Francisco. Como ainda hoje, a Califórnia era um ponto de convergência de estudos e terapias alternativos, que já, naqueles anos, era o foco do meu interesse profissional. Das inúmeras ligações telefônicas que fiz então, buscando contato, nenhuma deu resultado, pois na maioria caíam em secretárias eletrônicas. Quando muito, respondiam no dia seguinte; e as horas iam se escoando... Como dispunha de pouquíssimo tempo, apelei para a "roleta" do acaso: fechei os olhos, com o dedo indicador roçando por toda a página, decidi que lá, onde ele parasse, eu iria.

Ele parou no Institute of Self-Healing, de Meir Schneider. Marquei hora. Meir me atendeu imediatamente! E no mesmo endereço em que ficou por quase trinta anos. A maca num canto chanfrado da sala minúscula, com uma divisória de cortininha estampada, tudo muito simples e meio bagunçado. Hoje, quem vê hoje o Instituto! ... "Anos-luz" de diferença.

E aí está um dos aspectos que suscitam forte admiração e respeito pelo caminho trilhado por esse magnífico terapeuta que é Meir! Quanta tenacidade, labor e dedicação ao longo desses anos...

Meir contou que lidava com pessoas que, para agüentar as dores, tomavam quatorze aspirinas por dia, e que foram deixando de usá-las ao se tratarem pelo seu método.

Ele falava com um forte sotaque "sabra", e foi por aí que nos aproximamos. Tínhamos ambos tido o mesmo mestre, Moshé Feldenkrais, sobre quem conversamos longamente. Misturávamos o hebraico e o inglês, e a consulta decorreu em prazeroso, grato e inesquecível encontro.

Enquanto Meir manipulava as minhas pernas e os meus braços, com as conhecidas manobras, fazia-o com maestria e segurança. Ele estava delineando o seu caminho profissional, e, ao comentar sobre a técnica e a filosofia, vivenciamos a frase: "Tornar o impossível possível, o possível fácil e o fácil prazeroso".

Esse lema permeia o seu trabalho e este seu novo livro, no qual, além da crônica de uma vida ímpar, Meir apresenta instrumentos inovadores para a cura, não só dos olhos, mas também de diversos problemas, que vão de artrite e lombalgias até distrofia muscular e esclerose múltipla.

Sensível e atento aos limites e possibilidades de cada um, ele trabalha incansavelmente, como com Sofia e tantos outros. Sua técnica não é estereotipada, mas, ao contrário, talhada para cada caso como se fosse "alta-costura", somada a seu senso intuitivo de movimento.

O autor estabelece inter-relações entre as diversas partes do corpo, por isso, em caso de contraturas musculares, por exemplo, ele não toca o ponto dolorido e sim os pontos relativos. Após uma sessão, o ritmo do corpo terá mudado, assim como o estado físico e afetivo.

Sua terapia, portanto, já era sistêmica; sua abordagem, quântica, como a da física das partículas subatômicas, na qual a atenção a tudo modifica; o observador causa um impacto sobre o observado. E sabiamente Meir já propunha o uso da atenção e da visualização.

Na raiz hebraica do nome Meir está a palavra LUZ, o mesmo termo usado no Gênesis 1 (v. 3), quando se fez a Luz. Ele faz jus ao nome que tem. Vocacionado!

Não foi à toa que viesse a trabalhar com a visão, levando luz àqueles a quem não foi dada a graça de tê-la, ou aos que necessitam recuperá-la ou prevenir sua falta.

Ao recuperar a própria visão, ele multiplicou o dom e compartilhou-o; e assim continua pelo mundo afora, servindo. Ele transmite segurança pelo toque, e o paciente ou aluno sente de antemão a confiança de que será curado. Meir lida com a sutil calibragem entre o estado subjetivo e o da resposta fisiológica (v. "visão 90% conceitual").

Que Deus o ilumine sempre para a salvação de tantos, que passam a se movimentar e a enxergar. Vida é movimento, e Meir tem o talento e a competência para levar vida à Vida.

Betty Feffer
Terapeuta somática

INTRODUÇÃO

A minha intenção ao escrever este livro é passar a idéia de que a vida pode mudar para melhor. Ao sentir a expansão vinda de dentro, tudo no mundo externo pode funcionar melhor para você. Quando você projeta otimismo para as pessoas que se encontram ao seu redor, os seus sentimentos positivos refletem de volta para você.

Trabalhei com pessoas que mal podiam se mover e trabalhei com atletas. Aprendi que a habilidade física de uma pessoa tem pouco a ver com a sensação de segurança, otimismo ou desespero. Quando olhamos profundamente para dentro de nós e vemos a grande força que todos nós temos, o desespero desaparece e o ambiente externo começa a mudar para melhor.

Neste livro, contarei as histórias de cerca de trinta pessoas que trabalharam comigo para melhorar a própria saúde. Algumas trabalharam para aperfeiçoar as funções que seus corpos saudáveis já tinham. Algumas tinham o problema de visão muito fraca, e cada melhora abria mais o mundo para elas. Outras sofriam de paralisia e aprenderam a aumentar a amplitude de seus movimentos. Algumas dessas pessoas eram otimistas desde o início, outras não.

Meu livro anterior, *Self-Healing: My Life and Vision* (Arkana, 1989),* é a versão original de *Movimento para a Autocura*. Nesta versão revisada, acrescentei mais histórias de recuperação e descrevi alguns dos programas de exercícios que usei pa-

---

**Uma Lição de Vida* (Ed. Cultrix, 1987).

ra que você possa explorá-los. Se sofre de algum dos problemas que descrevo, vai ver como essas pessoas melhoraram e como você também pode melhorar a sua saúde. Neste livro, explico a essência de meu trabalho em grande profundidade. *Movimento para a Autocura* já ajudou pessoas a se sentirem melhor em relação à vida. Uma mulher, que leu o manuscrito quando já tinha decidido se suicidar, concluiu que a sua vida era preciosa e valia a pena viver.

Este livro é escrito como o relato de uma série de histórias. Sinto que estou me expondo ao escrevê-lo, porque apresento aqui a verdade sobre o meu envolvimento com cada pessoa cuja história eu conto. Você poderá se identificar com alguns desses personagens, ou pode ser que eles o façam lembrar de alguém que você conhece. Espero que a determinação dessas pessoas, seus desafios e triunfos o ajudem a ver como pode melhorar a sua própria vida. Que as histórias delas abram caminho para uma compreensão mais profunda de si mesmo, para que você se aceite com amor e para que tenha uma saúde mais vibrante.

PARTE 1
CRESCER CEGO

CAPÍTULO 1

SAVTA: MEUS PRIMEIROS ANOS

Foi Savta, a mãe da minha mãe, quem primeiro percebeu que eu era cego. Isso aconteceu logo depois que nasci, em Levov, Rússia, nos arredores de Kiev. Savta (*Savta* quer dizer "avó" em hebraico) me observou atentamente durante vários dias; quando teve certeza, ela rezou a Deus para ter força e sabedoria para aceitar esta nova tragédia: outro descendente deficiente.

Meu pai e minha mãe são surdos. Minha mãe, Ida, perdeu a audição aos 3 anos de idade, depois de uma doença não diagnosticada. Meu pai, Avraham, caiu do colo da empregada quando tinha 1 ano, o que afetou o seu cérebro, causando-lhe a surdez. Meus pais se conheceram na escola de dança em Levov, apaixonaram-se e se casaram. A mãe de meu pai tinha tanto medo de que eles tivessem filhos deficientes que dormia no quarto do casal a fim de impedi-los de consumar a união. Mas, como é impossível impedir a consumação de uma união, minha mãe engravidou de minha irmã, Bella.

Bella nasceu completamente sadia. Assim, confiantes, meus pais tiveram outro filho cinco anos depois. Nasci vesgo, com glaucoma (excesso de pressão nos olhos), astigmatismo (curva irregular da córnea), nistagmo (movimento involuntário dos olhos) e catarata (opacidade do cristalino). Em suma, eu era cego. Meu pai estava muito ocupado abrindo seu estúdio de fotografia, e minha mãe, sendo surda, sentia-se incapaz de dispensar os cuidados especiais de que necessitavam o bebê cego e a filha ativa de 5 anos. Assim, os pais dela se mudaram para Levov, a fim de tomar conta de Bella e de mim.

As minhas primeiras lembranças são exclusivamente da minha avó. Meu avô fora preso pelo governo comunista em 1943, onze anos antes do meu nascimento, acusado de práticas comerciais capitalistas ao gerenciar uma loja de departamento. Foi condenado a passar oito anos na Sibéria, e o governo confiscou-lhe a casa, uma casa grande, para onde se mudaram sete famílias. Depois de passar apenas seis meses na Sibéria, soltaram-no na ocasião em que todos os russos nascidos na Polônia que estavam no acampamento foram recrutados para servir na resistência polonesa. Porém, quando o general polonês ficou sabendo que meu avô era judeu, expulsou-o do grupo. Apesar de ser libertado por essa curiosa circunstância, seis meses de maus-tratos e trabalhos pesados o deixaram desanimado, e ele voltou para a família como um homem amargo.

Assim, minha avó foi incumbida de tomar conta de mim. Quando completei seis meses de idade, ela me levou para uma viagem de trem a Odessa, a quase quinhentos quilômetros de distância, no mar Negro, a fim de consultar uma renomada oftalmologista. Savta me contou depois que eu adorei o trem e detestei a médica. Ela me examinou diante de um grupo de oftalmologistas residentes e declarou que eu precisaria de uma cirurgia logo que os cristalinos estivessem suficientemente endurecidos. Segurando-me as mãos, ela sorriu para Savta e disse: "É um lindo bebê! Uma cabeça tão grande, um gênio como Aristóteles!", em seguida, voltando-se para os médicos à sua volta, acrescentou: "Vamos operá-lo". Um dos residentes balbuciou: "Espero não fazer parte disso". Após a reunião, Savta procurou-o e perguntou-lhe o que ele quisera dizer com aquele comentário. "Nessa idade, o crânio é mais elástico", respondeu o médico, "e esta cirurgia, sem dúvida, seria prejudicial para ele." "Estamos planejando ir para Israel daqui a alguns anos", ela lhe contou. "Dá para esperar todo esse tempo?" "Sem dúvida", afirmou ele. "Na verdade, creio que seria muito melhor deixar que isso fosse feito por um médico judeu." Preocupada com a possibilidade de que o seu neto fosse prejudicado, Savta arrumou a mala e tomou imediatamente o lento trem que percorreria os quinhentos quilômetros de volta a Levov.

Nos três anos seguintes, tomei consciência da minha cegueira. Era um mundo incômodo, tenebroso, sempre escuro. Muitos sons eram súbitos e inesperados. Raras vezes eu sabia onde estava. O mundo vivia cheio de superfícies duras e arestas agudas, e somente Savta era meiga e terna comigo.

Somente ela conseguia me acalmar e me consolar. O mundo parecia um pouco mais brilhante quando ela estava por perto, e eu me agarrava a ela, prestava atenção ao que dizia e a seguia por toda parte. Quando ela ia às compras ou à biblioteca, ainda que me assegurasse que estaria de volta em pouco tempo, eu ficava berrando até que ela voltasse. Está claro que minha mãe não podia me ouvir e, mesmo quando me via em pleno acesso de fúria, não conseguia me deter. Só conseguia me acalmar quando Savta voltava e eu ouvia a sua voz carinhosa, meiga, e sentia o seu abraço caloroso.

Partindo para a terra prometida

Quando completei 4 anos, minha família começou a se preparar para emigrar para Israel. Embora vivêssemos confortavelmente em Levov, meu pai estava sempre em perigo, pois vendia, em sua loja, fotografias de ícones religiosos, o que era ilegal no regime comunista. Meu avô tinha plena consciência dos riscos representados pelas autoridades. Judia, a minha família achou que seria muito melhor viver em um país governado por seu próprio povo.

Naquele tempo, era proibido emigrar diretamente da Rússia para o Ocidente, de modo que, inicialmente, tivemos de cruzar a fronteira e entrar na Polônia. Conseguimos fazê-lo, graças ao documento que o meu avô recebera ao ser libertado da Sibéria, que dizia ter ele nascido na Polônia (e, também, segundo me contaram, graças a um guarda corrupto da fronteira). Tivemos que permanecer na Polônia durante seis meses, até nos permitirem sair.

Na Polônia, fiz minha primeira cirurgia nos olhos para remover a catarata, a parte opaca do cristalino. Foi doloroso e eu não compreendia o que estava acontecendo. Todas as noites, Savta se deitava ao meu lado, massageando-me o pescoço e o rosto. Lembro-me de ter acordado por um momento durante a cirurgia e visto o rosto de um médico, a máscara cirúrgica e os seus olhos. Não sei se sonhara ou se realmente o vira, mas foi a primeira indicação de que poderia realmente enxergar, e aquela imagem e a esperança que ela despertou em mim nunca me deixaram.

Depois da cirurgia, meus olhos foram inteiramente cobertos por ataduras. Quando as retiraram, pude distinguir luz, sombras e até umas formas um tanto vagas. As pessoas supõem, geralmente, que ser cego é viver em total escuridão, mas, depois de conhecer a cegueira absoluta com as ataduras que me cobriam os olhos, compreendi que a cegueira é relativa e que eu tinha um pouco de visão.

Recuperei-me da cirurgia em casa e, após passar seis meses na Polônia, meus avós, meus pais, dois tios, Bella e eu pegamos nossos passaportes poloneses e partimos para a Itália, onde embarcamos no navio *Shalom* para Israel.

Lembro-me do ar revigorante do mar e dos respingos salgados, dos grandes motores a diesel, que eu não somente ouvia, mas também sentia no convés, e dos balanços do navio que quase não me deixavam permanecer em pé. E lembro-me da luz, a brilhante luz prateada da lua, que eu mal podia discernir, refletida no Mediterrâneo. Eu me encostava ao parapeito e olhava a luz refletida na água por longo tempo. Uma vez, quando estava lá, minha avó colocou um pedaço de queijo tipo *cheddar* em minha mão. Lembro-me de tê-lo segurado bem próximo do rosto e de ver, de verdade, os meus dedos segurando-o, e de enxergar uma cor maravilhosa que nunca vira antes. Minha avó deve ter notado meus olhos tentando focalizar o queijo. "Isto é queijo, meu querido Meir", ela disse. Eu pulava de um lado para outro do convés gritando: "Queijo amarelo! Queijo amarelo!", repetindo muitas vezes para quem quisesse ouvir.

Desembarcamos em Haifa e nos instalamos em Morasha, um subúrbio de Tel-Aviv. Meus avós e meus tios ficaram em um pequeno apartamento e minha família ficou em outro, no mesmo prédio. Meu pai e meu avô se ocuparam em recomeçar o seu negócio de fotografias em Tel-Aviv.

Lidar com a cegueira

Durante os dois anos seguintes, entre os 5 e 7 anos de idade, fui submetido a mais quatro cirurgias de catarata. Em uma cirurgia bem-sucedida de catarata, remove-se o cristalino para permitir que a luz penetre até a retina. No meu caso, não só os cristalinos obscurecidos não tinham sido completamente removidos, mas também o tecido cicatricial, criado pelas cirurgias, constituía um obstáculo ainda maior para a passagem da luz. Minha visão não mostrava nenhum sinal de ter melhorado.

As cirurgias eram terrivelmente dolorosas e emocionalmente traumáticas. No hospital, ouvia crianças chorando, portas batendo e estranhos falando com aspereza. Eu tinha sede e abominava o cheiro de hospital. Vivia quase sempre amedrontado. Savta era o meu único consolo; ela me abraçava, acalmava e massageava. Estávamos em um hospital perto de Jafa, no Mediterrâneo, e ela constantemente me lembrava de sentir a brisa revigorante do mar e cheirar o ar salgado. Na única noite que passei sem ela, chorei o tempo todo.

Após cinco cirurgias, meus cristalinos estavam quase totalmente destruídos. Sem óculos, eu só via borrões de luz e sombra, e, com lentes bem grossas, distinguia formas vagas. O dr. Stein, oftalmologista mundialmente famoso, que realizou a última cirurgia, declarou que o meu estado era irreversível.

Em casa, eu vivia bravo e era rebelde. O modo como os óculos concentravam a luz nos meus olhos era doloroso, e eu os jogava no chão, pisando neles. Apesar de as lentes serem grossas demais para quebrar, eu conseguia destruir as armações. Sentia uma dor contínua nos olhos e me sentia confinado em uma prisão escura, de sombras e contornos.

Ao mesmo tempo, tinha consciência de uma parte de mim que estava em paz e aceitava tudo o que acontecia. Até nos meus momentos mais histéricos, sabia que as coisas não eram tão más quanto pareciam.

Eu sempre estava usando as mãos para "ver" texturas e formas. Gostava de sentir os contornos da família, seus rostos, mãos, braços, barrigas, pernas e pés. Embora os meus sentidos do olfato, do paladar e da audição fossem extraordinariamente aguçados, foi pelo tato que realmente explorei e vim a conhecer o mundo.

Como o meu mundo não era visual, a comunicação com meus pais surdos era difícil. Não aprendi a linguagem dos sinais e naquela época não compreendia a importância de voltar os meus lábios na direção dos olhos deles quando eu falava. Meu pai agarrava a minha cabeça, às vezes contra a minha vontade, e levantava o meu rosto a fim de ler os meus lábios. Sua voz parecia uma torneira mal fechada que deixava cair gotas d'água em uma lata de café: "bup bop blip blu blu blob"; porém, desenvolvi uma habilidade para compreendê-lo, e sabia quando ele me dizia: "Pare de bater nessa maldita lâmpada!"

Claro que houve muitos desastres. Quando meu pai e eu saíamos juntos, muitas vezes eu me perdia. Eu ficava parado, choramingando, mas ele não podia me ouvir. E era preciso um bom samaritano para perceber o problema e nos reunir.

Mais ou menos dos 7 aos 13 ou 14 anos, eu tentei ser igual aos outros; nunca aceitei ser "deficiente". Quando queria atravessar a rua, enxergava o suficiente para saber quando as formas vagas das pessoas começavam a se mover. Só à noite, quando estava escuro, eu conseguia distinguir, mal e mal, a luz vermelha ou verde dos semáforos. De vez em quando, eu me lançava para frente e os motoristas eram obrigados a cantar os pneus, brecando à minha volta. Fui atropelado muitas vezes, embora sem graves conseqüências, e isso gerava um tremendo rebuliço. Mas nunca usei bengala branca nem cachorro para cegos.

Eu ia ao cinema e, embora meus olhos não me contassem muita coisa, eu podia ouvir, e seguia o enredo pelo som. Nunca tive medo de pedir às pessoas que viam para me contar o que eu não via. Cheguei até a andar de bicicleta, se bem que muitas vezes acabei topando com muros, árvores e pessoas. Certa vez, sem querer, desci de bicicleta uma longa escadaria e acabei machucando seriamente o cóccix. Eu jogava futebol. Embora não pudesse acompanhar tudo o que acontecia no jogo, de vez em quando acertava um chute na bola; e era um bom pugilista. Gostava de correr, mas caía e batia a cabeça quase todos os dias. Até hoje dizem que tenho a cabeça dura.

Os garotos da vizinhança geralmente me excluíam das brincadeiras. Quando eu tentava me juntar a eles, costumavam pregar-me peças. Em um minuto estavam ali e no instante seguinte haviam desaparecido. Não viam nada de errado em gozar de mim; parecia perfeitamente natural para eles. Eu precisava gritar e lutar para tomar parte em qualquer brincadeira, e tinha de competir com muita garra quando me deixavam participar dela.

Escola primária

Por fim, cheguei à idade escolar. Vivíamos nos subúrbios, e as autoridades locais forneciam transporte para todas as crianças deficientes que precisavam freqüentar escolas na cidade; nós não íamos às escolas locais. Em minha perua havia um outro menino cego e diversos garotos que tinham sofrido poliomielite. Todas as manhãs e todas as tardes o grupo de crianças cegas e aleijadas ia e voltava de Tel-Aviv.

A cidade me fascinou. Era grande, movimentada e barulhenta. Passei a me gabar da minha escola na cidade para os garotos da vizinhança. Falava-lhes dos diversos jogos que disputávamos em Tel-Aviv, e sempre que eu perdia um, dizia: "Quando jogamos em Tel-Aviv, as regras são diferentes".

No primeiro ano, comecei a estudar braile. Os garotos cegos tinham uma hora de leitura e escrita em braile no fim de cada dia. Era difícil ficar sentado em um lugar e me concentrar nas impressões em relevo no papel. Os diferentes arranjos dos pontos não faziam sentido para mim. Minha primeira professora de braile era uma mulher muito impaciente, que gritava comigo e me castigava sempre que eu cometia um erro, o que dificultava ainda mais o meu aprendizado.

Na aula de braile, quando eu queria olhar para os meus dedos passando pelo texto, ela logo berrava: "De qualquer jeito você não consegue enxergar nada mesmo, por isso pare de olhar". Eu achava especialmente irritante aquela ordem para deixar de olhar para os meus dedos e só olhar para a frente, a fim de me concentrar apenas no que os dedos sentiam. Significava agir como se eu não tivesse nenhuma visão. Desencorajando-nos de usar a pouca visão que tínhamos, a professora diminuía as probabilidades de nos tornarmos "normais" algum dia e, inadvertidamente, ajudava a diminuir a nossa auto-estima.

Havia outro dilema para os meninos deficientes. De um lado, por ser cego, não se esperava que eu fizesse grande coisa; sabia-se que estudar em braile era um processo lento e trabalhoso. Entretanto, por isso mesmo, para compensar, esperava-se também que eu trabalhasse duas vezes mais do que os garotos com visão. O que, naturalmente, era muito frustrante. Apesar dos pesares, quanto mais eu permanecia ao lado dos garotos "normais", mais compreendia que poderia fazer tudo o que eles faziam, e estava determinado a fazê-lo. Ao chegar ao quarto ano, eu já lia em braile bem depressa.

Quando eu tinha 10 anos, nós nos mudamos para Tel-Aviv, e precisei aprender a me virar sozinho em um bairro totalmente novo. Continuei na mesma escola, por ser a que ensinava braile e, assim, não cheguei a conhecer os garotos do meu bairro. Sentindo-me solitário, refugiei-me nos livros; eu lia vorazmente.

A vida em um colégio "normal"

Em Israel, é grande a competição para entrar em uma escola secundária boa. Meus professores nunca acreditaram que um menino cego pudesse entrar em uma boa escola, mas minha avó estava decidida a me ajudar. Ela animou-me a dar o melhor de mim, orientou-me da melhor maneira que pôde com o seu hebraico imperfeito e lutou para que eu acreditasse em mim mesmo. Preparei-me intensivamente para o secundário, sabendo que este seria um ponto decisivo da minha vida. Com a ajuda de minha avó, que não se cansava de interceder por mim com os diretores das escolas mais importantes, fui aceito na melhor escola de Tel-Aviv.

A despeito de todos os meus temores e dúvidas, eu estava exultante. Ia cursar uma escola secundária. As possibilidades pareciam ilimitadas. Era a excitação do desconhecido. Eu fora estimulado, e até empurrado, para o sucesso por minha avó e umas poucas outras pessoas que acreditavam em mim. Mas me deparei imediatamente com a mesma visão estreita a respeito dos deficientes com que me deparara antes. Proibiram-me de participar das viagens da escola e fui excluído do treinamento pré-militar, compulsório para todos os outros meninos.

Em Israel, o treinamento militar é parte fundamental da vida dos jovens. Ser excluído dele é uma grande decepção. Apelei para o assistente do diretor, dizendo-lhe que eu era perfeitamente capaz de fazer tudo o que fosse exigido. A discussão durou várias horas, cheguei a dar um murro na mesa, e ele, finalmente, me permitiu participar do treinamento e das viagens. Não me deixaram atirar com espingarda, mas eu corria tão depressa quanto outro qualquer. Quando os garotos tiveram de saltar de uma altura de três metros sobre um colchão, ninguém imaginou que eu pudesse fazê-lo, mas me introduzi furtivamente entre eles e acabei pulando de qualquer maneira. Mostrei-me capaz de participar de todas as fases do treinamento, exceto a prática do tiro com fuzil. Quanto a isso, o instrutor era inflexível. Mais uma vez enfrentei a irritante contradição: por achar que eu não deveria estar naquela classe, o instrutor me obrigava a fazer mais do que qualquer outro para justificar a minha presença ali. Embora os outros pudessem, às vezes, esquecer o uniforme, eu tinha sempre que estar impecavelmente vestido. Eu não gostava de ser nem mais nem menos do que qualquer outra pessoa.

No colégio tive que me adaptar a circunstâncias totalmente novas. Eu já não tinha aulas de braile; era uma escola para crianças normais. Muitos dos livros adotados não existiam em braile e, apesar de alguns professores tentarem me ajudar pedindo a outros garotos que lessem para mim, geralmente eu precisava escrever à biblioteca de braile e solicitar que datilografassem em braile os livros. Isso, acrescido de muitas longas e árduas horas de estudos, exigia que eu usasse a minha inteligência mais e de diferentes modos. Eu tinha de apreender idéias e fatos muito depressa, pois não podia simplesmente, mais tarde, ler o que anotara, como os outros garotos. Como eu necessitasse de ajuda extra em matérias como matemática, precisava ser muito bom em outras matérias para, em troca, poder ensiná-las a outros meninos. Não me bastava passar, eu tinha de ir muito bem.

Eu ia bem na maioria das matérias, mas estava fracassando nas aulas de Talmude, a lei judaica, porque o professor se interessava mais por futebol e pelas meninas da classe do que por dar uma aula coerente. Eu dependia das aulas dadas na classe, pois não podia contar com o material escrito. Meu tio Moshe, conhecido erudito bíblico, que interpretava o Antigo Testamento de um ponto de vista marxista, ofereceu-se para ensinar-me essa matéria. Ele acreditava que tudo aquilo que valesse a pena ser feito, deveria ser feito com perfeição. Eu me sentava e lia uma página para ele utilizando duas grossas lentes de aumento, uma em cima da outra, e se eu cometesse um erro, por menor que fosse, ele se inclinava para mim e me dizia, sarcástico: "Bem fraquinho na matéria, não é mesmo?" Era difícil para ele ficar pacientemente sentado enquanto eu lia devagar, e isso me fez trabalhar com mais afinco ainda para conseguir a sua aprovação.

Naquele ano eu também descobri as garotas, mas, no meu primeiro baile da escola, nenhuma delas quis dançar comigo. Considerando minhas grandes expectativas de sucesso na escola secundária, essa foi uma terrível decepção.

No verão que se seguiu ao meu primeiro ano de colégio, por sugestão da minha oftalmologista, fui examinado pela optometrista-chefe do Hospital Hadassah de Jerusalém. Ela possuía vários aparelhos sofisticados para examinar os olhos. Depois de me examinar cuidadosamente, receitou dois tipos de lentes de aumento que, pela primeira vez, me permitiriam enxergar as letras. Uma lente era um monóculo de potência telescópica com o qual eu podia ler palavras no quadro-negro, uma letra ou duas por vez. A outra, uma lente microscópica cilíndrica, presa à armação dos óculos, me permitia ler palavras impressas — da mesma forma, uma ou duas letras por vez. Para ler, eu tinha de colocar o livro bem perto do nariz.

Aquilo me assustou. Era evidente que eu queria enxergar, mas já sabia me virar como pessoa cega e tinha medo de pensar em mudar tudo. Agora era forçado a me confrontar com a idéia que os professores de braile e os outros haviam me incutido: que eu não poderia fazer uso dos meus olhos e, portanto, não devia tentar. Aos 16 anos, eu me acostumara de tal modo à minha maneira de ser, que era difícil dar o passo seguinte.

Durante o verão, tentei adaptar-me às lentes para perto lendo um pequeno livro de ficção. Meu tio Moshe mostrou-me como eram as letras e eu aprendi rapidamente. Levei quarenta e cinco horas para ler cinqüenta páginas, mas, apesar do grande esforço e de forçar os olhos e o pescoço, fiquei contentíssimo. Quando eu começara a estudar braile, o processo fora igualmente demorado, assim, aguardei, paciente, os novos progressos. Algumas vezes eu me pergunto de que modo eu consegui chegar a ler e escrever.

Durante o segundo ano do colégio, eu li tudo o que me fora pedido, escrevi todas as lições que me foram exigidas e até passei nas provas escritas, sem usar braile. Tive dores de cabeça torturantes todos os dias e, não raro, saía sangue pelo meu nariz, por causa do esforço. Para mim, era tão difícil escrever que eu transpirava profusamente durante as provas. Um professor devolveu-me uma folha de papel manchada de sangue, dizendo: "Você realmente colocou aqui seu sangue, suor e lágrimas".

Meu professor de matemática me tratava como um inválido e esperava que eu ficasse quieto e me portasse discretamente. Oferecia-me mais ajuda do que eu precisava. Chegou a pedir a outro aluno que tomasse notas por mim durante as aulas. Eu lhe disse que, depois de passar nove anos sendo ajudado na leitura e na escrita, eu desejava fazer o trabalho sozinho, por mais difícil que fosse.

Alguns colegas de classe começaram a me tratar como a um igual, mas muitos continuaram a mexer comigo. Certa vez, precisando de ajuda para terminar um longo trabalho de geografia, pedi ajuda para outro aluno. Ele me respondeu: "Você tem o livro, leia-o". A princípio, fiquei magoado com a resposta, mas, passado algum tempo, compreendi o valor da lição: eu precisava ser independente.

Um belo dia, o Departamento do Serviço Militar chamou-me. Meu pai, cuja surdez o dispensara do exército, disse que seria suficiente mostrar-lhes o meu certificado de cegueira para não precisar sujeitar-me aos testes. Fiquei irritado com isso, pois, como eu já disse, servir o exército é uma parte importante da vida em Israel, e tudo o que queria era ser aceito. Quando fui ao centro de alistamento fazer exame médico, o oftalmologista ficou assombrado quando percebeu que eu não conseguia ler sequer a primeira letra da tabela, mesmo com as lentes grossas dos meus óculos! Declarou-me dispensado de servir o exército.

Desespero e esperança

Mais ou menos nessa ocasião, a minha oftalmologista testou meu progresso usando a lente de aumento. Ela sabia que eu tinha me esforçado e me deu os parabéns, mas, depois de examinar meu olho forte, o direito, disse: "Algum tipo de catarata está reaparecendo. Ainda não quero operá-la, mas vamos observar com muito cuidado para ver o que acontece". "Perguntei-lhe: "A senhora acha que meus olhos podem ter alguma melhora? Uma cirurgia não os deixaria em melhores condições?". Ela respondeu: "Não, receio que não". Voltei para casa muito deprimido. Mesmo que eu me arriscasse a me submeter a outra intervenção cirúrgica, de acordo com a médica não havia nenhuma possibilidade real de que a cirurgia pudesse melhorar a minha visão.

E, todavia, bem no fundo, eu tinha um sentimento diferente. Já era capaz de ver as letras com uma lente de aumento e sabia que acabaria aprendendo a ler muito mais depressa. Sabia que a médica estava enganada. Ignorava quais seriam os possíveis progressos, mas estava convencido de que surgiria uma solução.

CAPÍTULO 2

ISAAC: A LIBERDADE DE VER

Savta estava passando por um período difícil. Ela ajudava meu avô na pequena loja onde vendiam as fotografias de meu pai, e os negócios não iam bem. A loja ficava em um beco estreito perto do Mercado Carmel, em Tel-Aviv, uma travessa barulhenta onde funcionavam alguns restaurantes sujos, um ponto ruim para esse tipo de negócio. A falta de movimento desanimou tanto o meu pai, que ele acabou perdendo o interesse em tirar fotos.

A minha avó se refugiava nos livros. Embora o seu hebraico fosse ainda rudimentar, ela recebera uma boa instrução e lia romances russos sem parar. Seu outro deleite era o neto. Não me é possível descrever o amor que ela me devotava. Eu aguardava ansiosamente a semana inteira pelas noites de sexta-feira, quando a visitava, para juntos comemorarmos o sabá e para ser alimentado por ela. As fatias de pão que ela cortava para mim e besuntava de manteiga eram tão saborosas que eu tinha a impressão de ser aquela a comida mais deliciosa que alguém já experimentara. Ela me abraçava, me dava o braço, perguntava como iam as coisas, como estava me saindo na escola, o que ela poderia fazer por mim. Apesar de não conseguir distinguir os seus traços, eu sabia que um brilho de ternura a envolvia. Era a mais perfeita alegria ser amado com cada olhar, gesto e pensamento.

Todas as semanas, Savta me mandava a uma pequena biblioteca para pegar novos livros para ela. Eu adorava fazer isso. Miriam, uma senhora idosa, dona da biblioteca, tinha sempre uma pilha de livros à minha espera. Ela percebeu o amor que havia entre mim e Savta. Ela sempre me punha sentado em sua cadeira e conversava comigo enquanto trabalhava. Eu ouvia o sorriso em sua voz quando ela me dizia com seu forte sotaque russo: "Sei que você deve ser um bom aluno. Aposto que é realmente inteligente". Ela apreciava o fato de que a cegueira não constituía um empecilho para mim e gostava principalmente de ver um menino cego ir à biblioteca à procura de livros. Eu me sentia como um mensageiro transportando amor entre Miriam e Savta, e isso era uma grande alegria para mim.

Um encontro marcado pelo destino

Miriam se interessava por saúde e, especialmente, por massagem e movimento. Ajudara recentemente um menino de 16 anos, como eu, chamado Isaac, a superar uma grave miopia dando-lhe um livro de exercícios para os olhos. Ela contou à minha avó que Isaac estava agora lendo muito mais depressa e que talvez fosse bom para mim conhecê-lo.

Quando minha avó me disse isso, não fiquei muito entusiasmado. Sabia que ninguém poderia ajudar-me a ler mais depressa, sobretudo com a lente de aumento. Um dia, porém, Isaac me telefonou e nós marcamos um encontro na biblioteca.

Miriam nos apresentou um ao outro. Isaac me pareceu ser um jovem confiante e inteligente. Pediu-me imediatamente que tirasse os óculos de lentes grossas e escuras e olhou para os meus olhos. Depois de afirmar categoricamente que minha vista poderia ser curada, perguntou-me com quem eu me tratava. Quando eu lhe disse, limitou-se a declarar: "Ela não pode ajudá-lo. É muito boazinha, muito bem-intencionada e tem muita experiência; mas não sabe nada sobre como curar problemas de visão".

Fiquei chocado. Meu primeiro impulso foi sair correndo. Eu tinha o maior respeito pela medicina moderna e nunca, até então, pusera em dúvida os conhecimentos ou a autoridade de nenhum médico. Agora, aquele garoto, que era na verdade um pouco mais jovem do que eu, me dizia que os meus olhos podiam ser curados e que a minha médica não sabia nada a respeito da cura de problemas da vista! Mas, à medida que ele continuava a falar, fui me convencendo de que ele estava com a razão.

Senti instintivamente que Isaac talvez pudesse me ajudar. E ele logo se pôs a descrever todos os problemas dos meus olhos: "Os músculos dos seus olhos são muito fracos, o que explica o estrabismo, certo? Os olhos parecem ter astigmatismo, certo? E você já foi operado de catarata mais de uma vez, o que o deixou com um tecido cicatricial e uma membrana flutuante, certo? Certo!". "Mas isso é incrível!", exclamei. E ele disse: "Posso mostrar-lhe alguns exercícios que melhorarão os seus olhos".

Uma semana depois nos encontramos em Tel-Aviv e fomos até a loja de meu avô a fim de pedir-lhe dinheiro para o ônibus. Isaac estudou-o atentamente e, depois que tomamos o ônibus, falou-me, com minúcias, sobre os problemas cardíacos, o diabetes e a propensão para a icterícia do meu avô. Fiquei abismado com sua capacidade de ficar sabendo de tantas coisas apenas com um olhar. Mais tarde descobri que algumas pessoas têm esse dom, de olhar para uma pessoa pela primeira vez e não somente localizar o seu problema de saúde, como também ter idéia de como ajudá-la. Tempos depois, descobri que eu também possuo uma capacidade semelhante, mas, naquele tempo, a única coisa que eu poderia fazer era aceitar a noção de que isso podia ser feito.

Perguntei a Isaac se ele era algum tipo de curador. Eu já ouvira falar a respeito de curadores que pareciam ter um toque mágico ou algum modo fantástico de curar pessoas. "Não, não sou!", respondeu ele ríspido, "só ajudo as pessoas a se curarem."

Quando chegamos à casa de Isaac, ele desenhou um diagrama dos músculos dos meus olhos e assinalou os fracos ou os que não funcionavam. Olhei para o diagrama debaixo de uma luz muito forte, mas consegui enxergar apenas o contraste entre o papel branco e a mesa escura, de madeira. Fiz menção de pegar minha lente de aumento, mas ele me deteve. "Pare de depender tanto dos óculos. Jogue-os fora. Garanto que daqui a um ano você estará lendo sem óculos!" Fiquei chocado, mas imediatamente confiei em que ele sabia o que estava dizendo.

O primeiro exercício que ele me mostrou, chamado *palming*, era um método para relaxar os músculos e nervos dos olhos. Sentei-me a uma mesa com os cotovelos confortavelmente apoiados em uma almofada firme e cobri os olhos fechados com as palmas das mãos, a fim de impedir que a luz penetrasse neles. Isaac me disse, em seguida, para imaginar alguma coisa em movimento. Ele disse que gostava de sentar-se em uma sala de aula, colocar as palmas das mãos sobre os olhos e visualizar alguém cavando um buraco. Achei difícil visualizar algo que eu nunca vira antes. Ele também me instruiu a visualizar a escuridão total, o que foi igualmente difícil.

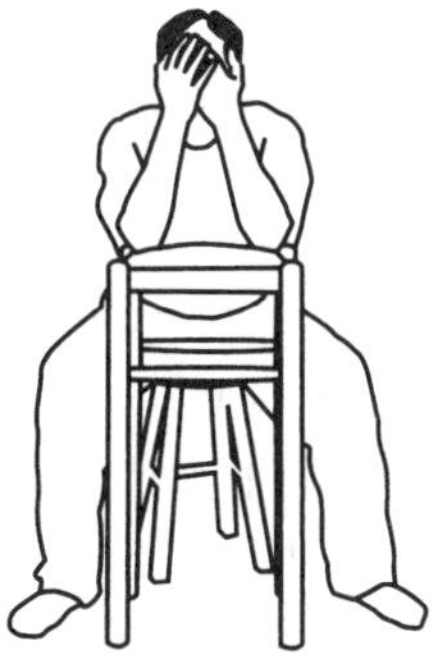

Isaac aprendera tudo isso nos livros dados por Miriam, que relatavam o trabalho pioneiro do dr. William Bates. O dr. Bates foi um oftalmologista americano que trabalhou na virada do último século e descobriu, por meio de pesquisas extensas e altamente originais, que a mente desempenha um papel importante na visão. Segundo Bates, o *stress* físico ou mental é a causa principal dos problemas dos olhos. Quando os olhos relaxam, as células certas são usadas e a visão não se altera. A chave dos ensinamentos do dr. Bates é o uso correto dos olhos, isto é, usá-los de forma que funcionem quando relaxados. De acordo com essa idéia, o dr. Bates desenvolveu e ensinou um sistema de exercícios para os olhos destinado a promover-lhes um funcionamento perfeito.

A oftalmologia, desde então, sempre desacreditou as descobertas do dr. Bates e os seus exercícios. Creio que a principal razão para isso é o tempo, a disciplina e a paciência necessários para praticar os exercícios, e nem todo mundo está disposto a empregar tanto esforço para melhorar a visão. Mas eu daria qualquer coisa no mundo para poder enxergar. Eu estava pronto para fazer qualquer coisa que Isaac me pedisse.

Sentindo-me eufórico depois da sessão com Isaac, corri para o ônibus e fui direto para casa a fim de contar à minha família tudo o que acontecera. Todos se mostraram bem-educados, mas completamente incapazes de compreender ou de me incentivar. Eu me sentia como se estivesse começando uma nova vida e queria que todo mundo — meus amigos, minha família, meus professores — soubesse. Mas somente Isaac e Miriam eram capazes de me entender.

Isaac e eu voltamos a nos encontrar uma semana depois, e dessa vez ele me ensinou o *sunning*, outro importante exercício para os olhos criado pelo dr. Bates, que se faz olhando para o sol com os olhos fechados e virando a cabeça suavemente de um lado para outro, assegurando um movimento completo de 180° com o pescoço e o torso. Depois de fazer isso por algum tempo, Isaac me fez descansar praticando o *palming*, para depois voltar ao *sunning*. Perguntei-lhe: "Como funcionam o *sunning* e o *palming*?". "Não vou lhe dizer", respondeu ele. "Simplesmente faça-os." Isso me pareceu enlouquecedor. Mesmo assim, a partir de então, eu ia várias vezes por dia ao terraço no topo do nosso edifício a fim de praticar esses exercícios.

Na semana seguinte, Isaac foi ao nosso apartamento. Eu me sentia ansioso, em parte por ser a primeira vez em que ele ia à minha casa, mas principalmente porque naquela noite eu ia sair pela primeira vez com uma menina. Eu acabara de tomar banho e me arrumar quando ele chegou e não pôde deixar de notá-lo. "Nossa", disse ele, "você está ótimo!" Isso aumentou a minha confiança e fomos para o terraço do prédio para eu poder mostrar-lhe o meu *sunning*. Isaac observou por algum tempo e logo me disse, rispidamente: "Bom, agora pare com isso! Sente-se!"

Fiquei surpreso, e ele explicou, em poucas palavras, que não se tratava de mover a cabeça de um lado para outro, mas sim fazer isso lentamente e de forma suave. Lembrou-me de alternar o *sunning* com freqüentes períodos de *palming*. Depois de um tempo, Isaac começou a me encorajar a relaxar e a curtir os exercícios e não ficar tenso enquanto eu os estava fazendo. Em seguida, sentou-se em silêncio durante meia hora, enquanto eu seguia suas instruções, e, pela primeira vez na vida, aprendi o que significava relaxar. Se bem que fosse uma sensação com a qual eu não estava familiarizado, era maravilhosa, e até ajudou-me a ficar mais calmo para o encontro com a garota.

A sessão com Isaac revelou-se mais satisfatória do que o meu primeiro encontro amoroso. Eu devo tê-la aborrecido muito com toda a minha conversa sobre *sunning* e *palming*. Chamar a atenção para as minhas lentes grossas e falar sobre os meus olhos que não paravam de se movimentar com certeza deve ter feito com que ela ficasse indiferente a mim; porém, o fato de finalmente ter saído com uma garota ajudou a minha auto-estima.

Depois que comecei a fazer regularmente os exercícios e a me relaxar de verdade, descobri o quanto meus olhos eram incrivelmente sensíveis à luz. Até com as pálpebras fechadas, eu os sentia esquivarem-se do sol e, quando os cobria com as palmas das mãos, estrelas brilhantemente coloridas enchiam a escuridão, às vezes por horas a fio. Isso me perturbou de tal maneira que telefonei para Isaac. "Não me aborreça com isso, você está dando importância demais a isso", foi tudo o que ele me disse.

"Está bem", respondi. "Vou procurar a resposta em um livro."

"Você não vai encontrá-la em nenhum livro", riu ele. "Na realidade, é muito simples, tão simples que parece uma brincadeira! Mas terá de descobrir sozinho!" E desligou o telefone. Senti-me tão frustrado que tive vontade de chorar, mas não havia nada que eu pudesse fazer. Aquele era justamente o modo de ser de Isaac.

Continuei a praticar o *sunning* e o *palming*, religiosamente, todos os dias. Ficava praticamente todo o meu tempo livre no terraço do prédio. O *sunning* passou a ser mais que um simples exercício de visão para mim, era a minha vida.

Durante a nossa sessão seguinte, Isaac me ensinou a usar o ato de piscar como exercício. O dr. Bates descobrira que abrir e fechar as pálpebras freqüentemente, de um modo relaxado, alivia a pressão dos olhos, evita franzi-los, mantendo-os úmidos e aumentando o fluxo de sangue para os globos oculares. Esta é a maneira que os olhos funcionam. Quando Isaac me mostrou o exercício de piscar, compreendi quanta tensão havia em meus olhos.

No princípio do verão, Isaac me levou à praia a fim de praticar *sunning, palming*, piscar e também para me mostrar diversos exercícios de alongamento para o corpo. Gostei tanto que, durante o resto do verão, fui à praia sempre que pude.

Em meados de junho, quando o sol estava mais alto no céu, eu gostava especialmente de praticar o *sunning* e os outros exercícios para os olhos. Depois de praticar o *sunning* por bastante tempo, eu me sentava e fazia o *palming* por horas a fio. A princípio, minhas dores de cabeça crônicas e nos olhos pareciam estar piorando. Mas aprendi que elas eram causadas pelos exercícios de relaxamento, que finalmente permitiam ao corpo sentir todos os anos de tensão acumulada. Ao entender isso, continuei a fazer os exercícios para os olhos e os alongamentos ainda mais assiduamente, e em agosto a dor começou a diminuir. Isto foi encorajador, e o meu entusiasmo pelos exercícios aumentou ainda mais.

Havia ocasiões em que minhas dores de cabeça eram tão fortes, que eu não podia me mover. Certa noite, na casa da minha avó, sentei-me diante da televisão e, à medida que eu forçava os olhos para ver, a dor de cabeça tornou-se insuportável. Meu tio Zvi, que morava com Savta, sentou-se ao meu lado e começou a massagear minhas têmporas. Era doloroso, mas ele me assegurou que a massagem poderia ajudar a dissolver a dor de cabeça. E a dor realmente começou a diminuir. Apesar de Zvi nada saber a respeito de massagens, sabia instintivamente o que era preciso fazer.

Depois que aprendi que massagear as têmporas e o couro cabeludo podia aliviar a dor de cabeça, comecei a fazer isso eu mesmo; acabei descobrindo que, depois de massagear as minhas têmporas e melhorar a circulação dos meus olhos, os contornos e as formas ficavam um pouco menos desfocadas, um pouco mais nítidas.

Expandindo meus horizontes

Naquele verão apaixonei-me pela primeira vez. Eu não podia ver o objeto de minha paixão, mas imaginava-a belíssima (embora não tivesse a menor idéia do que isso significava). Embora a minha paixão fosse uma completa fantasia, uma coisa era certa: eu estava tomando consciência das garotas, do som, do cheiro, da forma e do toque que elas tinham. Eu não sabia o que significava "ser bonito", mas todos pareciam concordar que certas garotas eram bonitas e que eu não era.

Quando eu era menino, as outras crianças me chamavam de "macaco", o que em hebraico tem uma conotação de extrema feiúra. Acreditei nelas, e hoje, quando olho para fotografias daquele tempo, vejo que tinha algo semelhante a um macaco. Mas Savta sempre me achava muito bonito, e eu acreditava mais nela do que naquelas crianças. Costumava esmagar o meu nariz contra o espelho e berrar: "Não sou macaco! Sou lindo!" Porém, quando se tratava de um possível relacionamento com uma menina, eu me sentia de novo como um macaco.

Apesar disso, começava pela primeira vez a ter uma certa autoconfiança e tinha a esperança de poder superar a minha deficiência. À medida, porém, que a minha visão melhorava, eu relutava em utilizar o meu sentido de tato. Como resultado, comecei de novo a ir de encontro aos muros e às pessoas, a cair de escadas e a tropeçar na calçada e estatelar-me na rua. Somente Miriam parecia compreender os problemas dessa transição e animou-me a seguir adiante! Foi então que me ensinou também algumas técnicas básicas de massagem.

Miriam nunca me falou muita coisa a respeito de si mesma e de seu treinamento, mas contou-me umas poucas histórias. Desde os 7 anos de idade tivera inúmeras enfermidades e descobrira que o movimento era de grande auxílio para superá-las. Tinha os pés muito chatos, com dois dedos paralisados, e um famoso ortopedista prescreveu-lhe uma bota pesada, dizendo-lhe que a sua condição iria degenerar progressivamente. Totalmente convencida de que o diagnóstico dele estava errado, lamentou a sorte de todas as pessoas a quem ele estaria "ajudando". Em vez de seguir o que lhe recomendara, foi para casa e começou a fazer exercícios na banheira, movendo os dedos dos pés em círculos dentro da água. Andava todos os dias e participava de longas caminhadas uma vez por semana, conseguindo, assim, vencer a paralisia.

Miriam sofria de um problema cardíaco crônico; seus batimentos eram rápidos e irregulares. Um professor de educação dos movimentos mostrou-lhe como mover várias partes do corpo enquanto ele lhe massageava o peito em torno do coração, e isso não somente regularizou as pulsações, como também lhe ensinou as conexões sutis entre as diferentes partes do corpo.

Depois de dar à luz o seu primeiro filho, Miriam sofreu prolapso do útero, mas disse à médica que em dois meses voltaria ao normal. Realmente, bastou-lhe um mês de exercícios pélvicos intensivos para que seu útero voltasse ao lugar.

Miriam deixava claro que a sua profunda compreensão do corpo se baseava mais na intuição e na experiência do que em um conhecimento técnico. Respeitava o conhecimento dos médicos, mas freqüentemente se questionava em relação ao modo com que os médicos usavam esse conhecimento. Tinha um sentido intuitivo muito forte do movimento e gostava de fazer experiências, explorando todas as maneiras possíveis de mover o corpo. E gostava de compartilhar os seus conhecimentos.

Eu estava massageando minhas têmporas, mas, até Miriam me mostrar algumas técnicas, nunca pensara em massagear as sobrancelhas, as pálpebras, os cílios e todos os ossos, músculos e pele em volta dos olhos. Enquanto me livrava, por meio de massagens, das dores de cabeça, elas eram substituídas por uma sensação de ardência nos olhos. Eles começaram a sentir a fadiga acumulada em anos de franzir os olhos e de olhar fixo. O esforço que eu fazia para ver me impedia de piscar o suficiente. Isaac me explicou a importância do piscar para descansar, massagear e umedecer os olhos.

Iniciei a décima primeira série com um sentimento confiante e relaxado em relação ao futuro. Os horizontes que imaginara ao entrar na escola secundária pareciam pequenos em comparação com o que eu visualizava agora. Seis meses antes Isaac me prometera que, dentro de um ano, eu estaria enxergando bem; eu estava resolvido a tornar isso uma realidade.

Depois de meses de prática fanática do *sunning*, do *palming* e do piscar, Isaac me ensinou o *shifting*, exercício para melhorar a acuidade visual. No meu caso, também ajudaria a controlar o meu ainda horrendo nistagmo. O nistagmo é um tremor involuntário dos olhos que pode prejudicar seriamente a visão. O *shifting* ajudou-me a aprender a focalizar objetos específicos e apresentou-me a "visão consciente", ou seja, a visão tanto com a mente quanto com os olhos. Visto que, com ou sem óculos, eu só conseguia enxergar um grande borrão, Isaac me instruiu a procurar os detalhes. Por exemplo, disse ele, quando eu olhasse para os prédios, deveria tentar descobrir a posição das janelas. Com isso ele queria dizer que, ao olhar, supondo que o prédio tivesse janelas, eu deveria tentar localizá-las.

Havia um edifício alto pelo qual eu passava a caminho da praia, não muito longe de onde eu morava. Todos os dias, durante várias semanas, eu parava lá, tentando relaxar os meus olhos para que o nistagmo diminuísse e as imagens aparecessem. Imaginei como seriam as janelas e tentei encontrá-las nos lugares em que supunha estarem. E, finalmente, uma sexta-feira à noite, eu as vi. Telefonei para Isaac contando o meu triunfo, mas ele não se impressionou. Disse-me: "Agora procure os aparelhos de ar condicionado. Eles ficam na parte inferior das janelas". Claro que eu nunca tinha visto um aparelho de ar condicionado e não podia imaginar como seriam. Mas pratiquei o *shifting* por horas a fio, todos os dias, e, depois de apenas uma semana, pude distinguir o que, para mim, deveriam ser os aparelhos de ar condicionado.

Dessa forma, aos poucos, comecei a educar os olhos para ver. Até então eu vira o mundo como uma simples unidade borrada. Agora estava aprendendo a dividir esta entidade em detalhes. Ao desenvolver o hábito de procurar coisas específicas onde elas deveriam estar, ativei gradativamente os meus olhos e o cérebro para o processo de ver. Durante dezesseis anos, aprendera a não olhar, a não ver, a não tentar encontrar coisa alguma. Outra pessoa qualquer sempre encontrava as coisas para mim; ninguém, nem mesmo eu, acreditou que um dia eu viesse a enxergar. Mas agora os meus olhos estavam cheios de janelas e ar-condicionados, e meu cérebro começava a funcionar de maneira diferente.

Depois de seis meses de exercícios para os olhos, eu já não precisava da lente de aumento cilíndrica, mas apenas de um par de óculos. Minha optometrista, pasmada, teve de diminuir o grau dos meus óculos pela metade. Sem óculos, eu via formas, o claro e o escuro e um ligeiro movimento; com óculos, eu via formas e desenhos, as meninas da minha classe e até o meu rosto no espelho; podia distinguir o contraste entre a cor do meu cabelo e a da minha pele; e podia ver o meu nariz, lábios, orelhas e até uma espinha no queixo! Seis meses antes eu não enxergava sequer o rosto, e agora, quando olhava com bastante atenção, via até os meus olhos.

Resistência da minha família

Foi difícil para a minha família aceitar o meu progresso. Eu sabia que a minha visão estava melhorando, mas meus familiares ainda me consideravam cego, especialmente pelo fato de o meu "médico" ser um adolescente e minha terapia alguns "movimentos sem sentido". Tentaram convencer-me a interromper os exercícios para os olhos. Aquele enfoque não-convencional parecia ameaçar tudo aquilo em que eles acreditavam. Os exercícios e aonde eu estava tentando chegar não lhes dizia nada. Assim como os professores de braile esperavam que eu aceitasse o meu destino e aprendesse a conviver com ele, também minha família receava que minhas expectativas fossem otimistas demais e que eu, mais tarde, viesse a sofrer uma grande decepção.

Meu avô era especialmente duro comigo. Ele gostava de ficar doente para se transformar no centro das atenções. Tinha todos os sintomas descritos em livros, apesar de as causas serem vagas. Ele os chamava de "ataques". Tratar-me como um inválido parecia fazê-lo sentir-se melhor; aconselhava-me a não carregar pacotes pesados, a não disputar jogos violentos, a não brigar, a não fazer praticamente nada que pudesse oferecer o menor perigo. Quando eu não encontrava alguma coisa, gostava de me mostrar onde ela estava e como tinha sido fácil localizá-la. "Você continua cego como sempre", me dizia sarcástico. "Seus exercícios não lhe estão fazendo bem algum!"

Meu avô odiava o fato de eu estar dando as costas para os médicos "de verdade". "Esse Isaac é mais moço do que você", zombava ele. "Você está querendo me convencer de que um pirralho de 16 anos, que abandonou a escola, pode curar a sua cegueira?"

Eu esperava que o meu tio-avô Moshe fosse mais compreensivo do que o meu avô. Ele fizera um enorme esforço para me ajudar com a leitura e sempre lutara para ser reconhecido por suas idéias não-convencionais. Mas ele tampouco foi capaz de compreender que um garoto de 16 anos pudesse me ajudar e não me deu muito apoio.

Aos 80 anos, tio Moshe contraíra câncer na garganta, e eu o visitava regularmente no hospital. Um dia, ao entrar no seu quarto, encontrei-o dormindo. Sentei-me em silêncio e pus-me a observá-lo com minha visão limitada. Parecia que um sorriso se formava em seu rosto, e a mim pareceu que a sua respiração estava se tornando mais profunda e regular. Naquele momento pude ver meu tio como que banhado em luz. Pude distinguir-lhe os olhos cerrados, o cinza de sua barba, até o suave movimento do abdômen para cima e para baixo, enquanto respirava. Devo ter ficado ali sentado por meia hora, e a minha visão foi se tornando cada vez mais brilhante. Vi um velho próximo da morte capaz de sonhar com a sua vida, satisfeito. Então ele começou a acordar para a realidade do quarto do hospital e para a dor. O sorriso deixou-lhe o rosto e, para mim, voltou a ser difícil vê-lo. Conversamos tranqüilamente por algum tempo, e logo depois fui embora.

No dia seguinte, Isaac estava perturbado com alguma coisa e precisava falar comigo. Isso era raro, de modo que fiquei em casa para ouvir o que ele tinha para me dizer e, conseqüentemente, não fiz minha visita regular ao meu tio. A mulher dele me telefonou e perguntou furiosa por que eu não fora ao hospital. No dia seguinte, ao visitar tio Moshe, encontrei-o também transtornado, e ele se pôs a me questionar. "A troco do que esse Isaac o está ajudando de graça? Deve ser algum homossexual." Não pude acreditar que ele tivesse dito isso. Eu estava tão perturbado que voltei para casa correndo e me joguei na cama, aos soluços. Ninguém conseguia dar a Isaac o valor que ele merecia. Minha mãe entrou no quarto e me acariciou os cabelos, me acalmando. Ela foi a primeira a ver o progresso nos meus olhos e, apesar de não ter confiado no Isaac a princípio, sempre o julgou um bom menino. O apoio de minha mãe nessa ocasião foi crucial. Era quase insuportável tentar convencer o resto da família de que o trabalho realizado nos meus olhos tinha valor.

Continuei a visitar tio Moshe no hospital e sabia que ele estava morrendo. Ficávamos sentados juntos durante horas a fio, conversando sobre as idéias dele e as minhas. Ele nunca se queixava de dor, e isso era para mim uma fonte de inspiração. Sua força e resistência espirituais mantinham-no distante da dor e dos sórdidos aspectos da morte. Ele dava a impressão de estar vivendo em outro nível de consciência.

Chegaram, afinal, os terríveis últimos dias. Certa manhã, tia Esther telefonou-me para dizer que o tio Moshe falecera. Não consegui dizer nada, mas, depois do enterro, apesar da tristeza, senti uma grande paz. Enquanto todos estavam de luto, eu tinha vontade de sorrir. Eu sabia que meu tio, na realidade, não morrera, apenas seu corpo deixara de funcionar. Senti que era esse um segredo maravilhoso que eu não poderia compartilhar com ninguém. Sua vigorosa afirmação de vida ainda continua comigo, e até hoje sou capaz de vê-lo dormindo no hospital com aquele sorriso tranqüilo e radiante.

Um ponto baixo

Pouco depois, a pedido da minha oftalmologista, fui a Jerusalém para que meus olhos fossem examinados novamente. Durante a minha estada lá, visitei meu tio Sadi, engenheiro de prestígio, e seu irmão mais moço, tio Zvi, que também estava ali de visita. No jantar, minha tia Nayima, esposa de Sadi, interrogou-me a respeito de Isaac. Expliquei como Isaac se sustentava sempre vendendo uma coisa ou outra e contei-lhes muitas outras coisas a seu respeito. As perguntas foram se tornando cada vez mais hostis, até que a namorada do tio Zvi acudiu em minha defesa. "O que vocês todos querem de Meir, afinal? Por que todos se opõem tanto ao que ele está fazendo? Pois eu acho isso formidável. Se não querem encorajá-lo, tudo bem; mas por que, pelo menos, não o deixam em paz?" Isso provocou um enorme rebuliço familiar. Mandaram-na calar a boca e me chamaram de idiota e otário. Fiquei arrasado. Que maneira de falar com um jovem que procurava com tanto zelo um novo modo de vida!

Tio Sadi ficou com a palavra final: "Ouça, garoto, eu troquei suas fraldas e limpei sua bunda; por isso ouça o que vou lhe dizer!" Em seguida, traçou o que supunha ser um desenho do olho e explicou que, no meu caso, estavam faltando as pupilas e, por isso, eu nunca seria capaz de enxergar normalmente. Ele não tinha a menor idéia de que a pupila é simplesmente um espaço vazio no meio do olho. Meus olhos, naquela época, eram tão sensíveis à luz que as pupilas se mantinham sempre contraídas, formando um ponto do tamanho de uma ponta de alfinete. Mas o meu tio simplesmente sabia que havia alguma coisa irreversivelmente errada nos meus olhos e que eu devia abandonar toda a esperança de ainda enxergar normalmente.

Esse foi um período triste da minha vida. Feliz e coincidentemente, Isaac estava em Jerusalém nessa ocasião e levou-me ao hospital para a consulta. Ele sabia que eu estava aborrecido, pois o meu nistagmo, que vinha melhorando, voltara a piorar. O nistagmo reage imediatamente ao *stress*. Assim, o resultado não foi bom, e a optometrista receitou lentes apenas um pouco mais fracas. Quando falei a meu tio Sadi sobre esse progresso, ele disse: "Isso é tudo? Bem, você ainda é legalmente cego". "Talvez eu deva desistir de convencer as pessoas", pensei. "Elas não querem aceitar a verdade de que os meus olhos estão melhorando, mesmo quando é tão evidente." Mas sabia que era importante para mim convencer os outros, especialmente a minha família, e percebi que a única maneira de fazer isso era mostrar-lhes.

Logo depois de voltar de Jerusalém, fui visitar os meus avós. Meu avô estava na cama, tendo um de seus "ataques". As mãos e os pés dele estavam gelados. Eu estava praticando as técnicas de massagem da Miriam em mim; assim peguei a sua mão direita e a massageei suavemente, movimentando todas as articulações, para aliviar a rigidez. Senti como pequenos grânulos debaixo de sua pele na palma e nos dedos, e continuei a massagear até desaparecerem. Pouco a pouco, a cor voltou à sua pele, e eu consegui ver isso! Ele começou a sentir calor nas duas mãos e nos pés, apesar de eu só ter trabalhado em uma das mãos. "O que você é? Uma espécie de mágico?", ele riu, nervoso. "Mas veja, você se sente melhor", observou Savta. "Está bem, eu me sinto melhor. Mas ele está agindo como um mágico."

Um momento decisivo

Na nossa sessão seguinte, algumas semanas depois, Isaac examinou meus olhos bem de perto e disse: "Não acho que você precise mais do cilindro". Logo depois disso, meus olhos foram examinados por uma médica, e ela confirmou que eu não mais precisaria usá-lo, dizendo: "Isto é impossível. Nenhum astigmatismo pode ser corrigido". Mas, de fato, eu conseguia ler a tabela de optotipo melhor sem usar o cilindro. De modo que ela diminuiu o grau dos óculos e me disse que depois da redução seguinte eu não mais seria considerado legalmente cego.

Isaac disse que eu também deveria usar esses óculos novos para leitura. Foi difícil me adaptar a ler sem usar o cilindro. No início, levei quatro horas para ler uma página. Precisava de uma luz muito forte e, mesmo assim, algumas vezes pulava letras ou até palavras inteiras. Minha mente divagava. Era difícil me concentrar por todo esse tempo, e era um enorme esforço para o resto do meu corpo. Numa ocasião eu tentei com tanto empenho ler uma única página que repentinamente vomitei. "Leva tempo demais", reclamei para Isaac. "Então use o seu tempo livre", retrucou.

Ele me observou lendo e disse: "Você está pulando palavras". Mostrou-me então um exercício para me ajudar a mover os olhos e mudar o foco de um ponto para outro, assim eu não perderia os detalhes. Explicou-me que mudar o foco dessa forma permite usar a mácula, a parte do olho que vê com maior nitidez, mas que só consegue enxergar um detalhe de cada vez. Ao aprender a focar em pequenos detalhes e desenvolver o hábito de ver cada detalhe nítida e separadamente, eu podia usar a mácula, e a minha visão melhorava continuamente.

Um dia, jogando futebol na escola, entrou um pouco de areia nos meus olhos. Isso foi bastante irritante, e fui até a enfermaria pedir para a enfermeira lavar os meus olhos. Mas ela simplesmente pingou um colírio e sugeriu que eu continuasse a usá-lo em casa. Depois de vários dias usando o colírio, meus olhos ardiam tanto que fui obrigado a faltar às aulas. O *sunning* não ajudou; na verdade, só piorou. Eu me fechava em um quarto totalmente escuro, deitava-me e fazia o *palming* cobrindo meu rosto e minhas mãos com uma toalha, enquanto ficava ouvindo *rock-and-roll*. A música me fazia companhia, e o *palming* e a escuridão ajudavam a relaxar os olhos e a trazer umidade para eles. Eu tinha certeza que estava fazendo a coisa certa. Então, comecei a piscar, mais rápido que jamais fizera. No começo os meus olhos ficaram mais úmidos por causa do descanso e do *palming*, mas depois começaram a secar de novo. Mas algo me fez continuar a piscar por um longo tempo, talvez por mais de uma hora. No final, a coceira por causa da secura passou, e meus olhos começaram a lacrimejar bastante, lavando não só as partículas de poeira mas também o colírio.

Continuei a piscar, cobrindo os olhos suavemente com as palmas das mãos, e as lágrimas continuaram a correr como se eu estivesse chorando. Foi totalmente incrível. Fiz o *palming* por mais duas horas e depois tentei fazer novamente o *sunning*. Dessa vez o sol não me perturbou, e meus olhos não mais arderam. A partir de então, meus olhos são muito menos sensíveis à luz e podem se proteger melhor contra a poeira e o clima. O *sunning* provavelmente ajudou um pouco, mas eu acredito que foi o piscar rapidamente e o *palming* num quarto escuro por várias horas que produziram esse resultado incrível. Isaac vinha me dizendo que eu não piscava o suficiente, e a partir desse dia comecei a piscar muito, tanto que as pessoas me olhavam espantadas. Meu corpo estava sempre tenso por causa da tensão em meus olhos. O fato de ser capaz de reconhecer e de reagir às necessidades do meu corpo claramente indicavam o quanto os meus olhos estavam melhorando.

CAPÍTULO 3

MIRIAM: A ALEGRIA DO MOVIMENTO

Um domingo, à noite, Miriam me convidou para ir à sua casa para um lanche. Enquanto tomávamos chá e comíamos bolo de chocolate, contei-lhe sobre a profecia de Isaac, segundo a qual eu iria ver perfeitamente em um ano. Ela respondeu: "Mesmo se você não chegar lá e ainda tenha que usar óculos, é muito melhor usar os seus olhos corretamente do que continuar a usá-los de forma errada; é melhor ter olhos que se tornam mais vivos com o movimento do que simplesmente ficar olhando fixo. Ela quis saber sobre os exercícios para os olhos, e depois perguntou-me: "Você trabalha com o resto do seu corpo também?". "Às vezes", respondi. "Os músculos da panturrilha estão conectados com a visão, sabia?", disse ela. Mesmo sabendo que minhas panturrilhas eram finas e meus tornozelos e pés tensos e contraídos, fiquei abismado quando ela fez a ligação com a visão.

À medida que Miriam avançava na explicação, eu ia ficando cada vez mais entusiasmado. Havia 56 anos que ela fazia exercícios, sempre tentando ajudar o seu corpo a se sentir melhor. Cada dia ela descobria algo novo. Seu entusiasmo era contagiante, e imediatamente reconheci que eu também queria tentar essa terapia de movimento sobre a qual ela estava me falando. Perguntei-lhe: "Por que precisamos de movimento, e qual é a maneira certa de fazer um movimento?"

"Precisamos de movimento porque a vida é movimento", respondeu. "Não existe uma pessoa totalmente doente, nem tampouco uma pessoa totalmente saudável. Apenas há pessoas que se movimentam mais e outras que se movimentam menos. O movimento no corpo humano é contínuo. Uma vez que a pessoa pare de se movimentar, ela morre. Existe tanto a restrição de movimento quanto a liberdade de movimento, e a pessoa pode escolher uma ou outra. O movimento correto é circular, rotatório e fluido, não angular nem aos trancos. Os movimentos circulares são benéficos porque a estrutura básica das células é redonda e os nossos músculos querem se movimentar dessa forma. Ela continuou, e seu sotaque russo foi ficando mais forte à medida que ela se animava: "O corpo humano tem seiscentos músculos, mas a média das pessoas usa somente cerca de cinqüenta. Nosso potencial é enorme! Poderíamos usar muito mais músculos do que usamos!" Fiquei pasmo. Eu nunca pensara nisso antes.

Miriam começou a me mostrar alguns exercícios. Ficamos em pé e movimentamos nossos calcanhares para cima e para baixo, mantendo os dedos do pé no chão. Depois, com os calcanhares no chão, movimentamos os dedos do pé para cima e para baixo. Ficamos de quatro e movimentamos os ombros em círculos. De pé, apoiamos as mãos na parede e, com os cotovelos retos, mudamos a pressão de um punho para o outro, para alongar os ombros. Por fim, giramos só a cabeça. Depois disso, minhas costas pareciam mais eretas e minha cabeça mais alta. Quando acabamos de comer e falar por mais uma hora, Miriam anunciou: "Meir, acho que daqui a uns dois meses você vai estar me ensinando".

Quando cheguei em casa, estava excitado demais para praticar os exercícios naquela noite. Mas na noite seguinte e em todas as noites seguintes, eu me sentava, alongava meu pescoço e girava a cabeça durante vinte minutos antes de me deitar. Descobri também que, fazendo esse alongamento antes de ler, as palavras pareciam estar mais claras na página. Quando fazia os exercícios dos ombros que Miriam me ensinara, meus ombros pareciam mais soltos e fortes.

Todos os dias, depois da aula, eu fechava a porta do meu quarto e me exercitava durante uma hora: primeiro alguns exercícios de alongamento que Isaac me ensinara, depois os exercícios que eu e a Miriam fizéramos. Também corria no lugar, levantando os joelhos bem alto e deixando meus pés caírem com força para soltar a tensão dos músculos dos pés. Depois de um mês, os músculos das minhas coxas tinham se fortalecido nitidamente, e novos músculos começaram a aparecer nas minhas panturrilhas.

Quando Miriam me viu de novo, a mudança em minha postura era nítida. E quando eu lhe mostrei o novo exercício de correr no lugar que descobrira, ela me disse: "Eu sabia que você iria me ensinar". Dessa vez Miriam me ensinou a importância de respirar. "Você deve sempre respirar através do nariz, como na yoga. Sua respiração deve ser profunda e confortável, sempre dirigida para o seu abdômen. Ela sugeriu que eu fosse à praia e fizesse meus exercícios em pé, no raso; o movimento das ondas estimula os músculos dos pés e das panturrilhas. Um novo mundo se abria para mim. No final da sessão, senti que recebera um presente precioso, um conhecimento valioso sobre o corpo.

Esses movimentos "anticalistênicos" não eram apenas exercícios: refletiam uma atitude extraordinária sobre o corpo. Os movimentos circulares envolviam o uso de mais músculos, e de forma mais equilibrada do que os movimentos verticais ou laterais. Miriam sempre tentava ativar o maior número possível de músculos. Compreendia intuitivamente que muitos dos problemas físicos se devem à falta de movimento e que eles podem ser aliviados aprendendo a fazer movimentos corretos. Ela enfatizou especialmente a importância da respiração correta. Ela acreditava que a falta de oxigênio leva à doença.

Sob a orientação de Miriam, comecei a dedicar-me intensamente à prática e ao estudo do movimento, da respiração, da coordenação e dos ritmos suaves do corpo. Sempre que podia, no verão ou no inverno, eu ia à praia e ficava em pé no raso com as ondas batendo em meus pés, levantando um pé por vez, e movimentando a cabeça de um lado para outro. Era uma alegria pura e completa.

Meu encontro com a yoga na praia

Certa vez, eu estava na água com os olhos fechados e um senhor de idade, que estava por perto, gritou: "O que você está fazendo?" Tomado de surpresa e meio envergonhado, respondi: "Exercícios para a visão". "Ah, exercícios para a visão", disse ele. "Posso lhe mostrar exercícios de yoga que são muito melhores. Venha."

Eu estava quase respondendo que não havia nada melhor para os meus olhos do que aquilo que eu estava fazendo, mas ele já se afastara e estava a uns dezoito metros de distância. Assim, fui até onde ele estava para ver o que tinha para me mostrar.

O rosto dele era moreno e enrugado, e o pouco cabelo que ainda tinha era branco. Mas seu corpo parecia muito forte, muitos anos mais jovem do que seu rosto. "Meu nome é Shlomo", disse ele. Depois me mostrou um exercício muito suave, do qual eu logo gostei. Com a mão esquerda, segurei a parte posterior da minha cabeça e a movimentei de um lado para outro, enquanto, ao mesmo tempo, com a mão direita eu pressionava firmemente a testa. Esse exercício soltava o meu pescoço e massageava minha testa ao mesmo tempo, o que era muito estimulante para os meus olhos. Shlomo desculpou-se, pois precisava ir embora, mas disse que vinha à praia todos os dias, e que eu o procurasse.

Naquela tarde, encontrei-me com Miriam e lhe perguntei o que ela achava da yoga. "É boa", respondeu, "contanto que você não a faça mecanicamente, nem passivamente. Se conseguir fazer yoga ativamente e com consciência, ela é maravilhosa."

No dia seguinte, encontrei Shlomo liderando um grupo de homens e mulheres mais velhos, fazendo exercícios de yoga. Quando alguém tinha alguma dificuldade, ele corrigia. Seus alongamentos me pareciam inusitados no início, mas percebi que na verdade eram simples e refletiam sua compreensão clara do corpo. Eu estava bastante fraco e tenso, e percebi que os exercícios eram difíceis para mim, mas conseguia entender o sentido deles e aos poucos fui me juntando ao grupo.

Shlomo me disse: "Sabe, não há truques, nem segredos. Nem mesmo exige algum grande esforço. Simplesmente é um modo de movimentar cada parte do corpo, desde a ponta dos pés até o topo da cabeça". Era exatamente o que Miriam dissera!

Shlomo me mostrou vários exercícios que ele descobriu que eram adequados para o seu corpo. Ele disse que, apesar de suas costas serem um pouco tensas, ele mal conseguia incliná-las antes de começar a se exercitar. Sempre tivera uma tendência para ter dores porque os discos da sua coluna haviam se deteriorado, resultado do trabalho físico pesado que fizera como pioneiro em Israel. Agora, porém, ele parecia ter a força e a flexibilidade de um jovem de 30 anos; ele conseguia mover cada vértebra separadamente quando se inclinava.

Shlomo estava satisfeito com o meu interesse pelo seu trabalho e me mostrou vários exercícios. Movimentou seus braços em círculos: primeiro todo o braço, depois só o antebraço. Com uma das mãos atrás da cabeça e o outro braço nas costas, com as mãos entrelaçadas, inclinava o torso para frente e girava a coluna. Depois, deitava-se de um lado e, apoiando a cabeça na mão, na posição que chamava de "a posição do filósofo", trazia um joelho até o peito, depois levantava a cabeça com a mão para tocar o joelho na testa. A flexibilidade daquele velho era incrível!

Shlomo me contou que fazia muitos outros exercícios todos os dias, e que era necessário fazer um exercício vinte vezes ou mais, consecutivamente, para realmente ativar as articulações e os músculos.

Shlomo e eu passamos a maior parte do verão juntos, fazendo alongamento e yoga. Um dia, ele me levou para uma aula em Tel-Aviv, dada por Moshe Feldenkrais, o pioneiro do movimento terapêutico. Aprendi coisas importantes lá. Como Miriam, Feldenkrais reconhecia que cada movimento deve levar em conta o corpo todo, e que o movimento mais eficaz não é o forçado, mas o movimento suave.

Shlomo deu uma grande contribuição para o fundamento das minhas idéias sobre exercício e trabalho corporal. Eu tinha apenas 17 anos e ele 77; aprendi muito com ele. Sua flexibilidade e seu sentido inato de movimento causaram-me uma profunda impressão.

Que verão maravilhoso aquele, o clímax do ano mais importante da minha vida! Primeiro, Isaac me ensinara exercícios para os olhos e me falou que iria ver sem os óculos. Depois, Miriam me ensinara movimentos suaves e respiração. E agora Shlomo me mostrara alongamentos para relaxar e fortalecer ainda mais o meu corpo. Eu sabia que chegara a um ponto decisivo.

CAPÍTULO 4

MEUS PRIMEIROS PACIENTES

Num dia de outono, durante meu último ano no colégio, enquanto eu praticava o *sunning* depois do almoço, um colega de classe chamado David veio até mim e me perguntou o que eu estava fazendo. Contei-lhe sobre os exercícios e o quanto eles estavam me ajudando. David era um dos poucos alunos que mostrara um interesse positivo pelo meu trabalho, e sempre foi agradável comigo. Algumas vezes chegara até a me pedir conselho sobre algum problema de saúde.

David me contou que a sua namorada, Adina, a garota mais linda da nossa turma, estava com dores de cabeça horríveis e mal conseguia dormir. Tinha também pesadelos com freqüência e medos irracionais. Recomendei que eles falassem com Isaac, e me ofereci para marcar um encontro. Pouco depois, David e Adina vieram até a minha casa para uma bem-sucedida sessão com Isaac. No final do encontro, Adina me agradeceu por tê-la ajudado. Eu lhe disse: "O único agradecimento que eu quero é que você trabalhe em si mesma". Eu estava feliz em ajudar, mesmo que fosse apenas indiretamente.

Por conta própria

Alguns dias depois, porém, Isaac desapareceu, e o seu desaparecimento acabou se estendendo por vários meses. Nas melhores ocasiões, ele só estava disponível quando tinha vontade, mas agora estava me abandonando e a Adina também. Durante esse tempo, senti que eu realmente precisava de orientação e direção, mas Isaac não estava disponível. Apesar de toda a minha preocupação e de estar magoado, a influência e o exemplo de Isaac permaneciam fortes; continuei a sentir como se ele estivesse continuando a guiar os meus esforços.

Algumas vezes eu ia até a rua Allenby, onde estavam as barracas de felafel, e comprava um para comer. Isso me lembrava Isaac, que adorava felafel. Ao longo de um dos lados da rua havia uma fileira de barracas, cada qual dirigida por uma família, que seguia receitas secretas, muito bem guardadas, misturando farinha de grão-de-bico com especiarias, azeite e outros ingredientes, tudo em forma de bolinhos, que depois eram fritos. O felafel servia então de recheio para um pão árabe, com legumes e manteiga de gergelim; podia-se levá-lo para casa ou comê-lo ali mesmo, em mesinhas. Havia sempre longas filas diante de cada barraca.

Eu não tinha nenhum desejo especial por felafel, mas estar na rua Allenby, de um modo ou de outro, me fazia sentir ligado a Isaac. Lembrava-me as longas horas que costumávamos passar ali, geralmente acompanhados de alguma garota que ele trazia, falando de toda sorte de coisas. Apesar de isso não ser o centro da nossa conversa, eu tinha a impressão de estarmos sempre falando dos meus olhos ou de saúde em geral, os assuntos que mais me interessavam, é claro. Eu absorvia tudo o que Isaac dizia com uma sede tremenda e lutava para ler-lhe a expressão, a fim de apreender o significado que estava por trás das palavras. As coisas que ele dizia, de grande importância para mim, me influenciavam muito. Lembro-me de ouvi-lo dizendo: "Toda doença é curável. Os seus problemas de visão, Meir, podem ser curados definitivamente, apesar de todas as cirurgias e das lentes grossas que você tem usado a vida toda. Seus olhos logo estarão curados e você enxergará perfeitamente".

Embora eu me sentisse triste por ter sido abandonado por Isaac, eu estava especialmente aborrecido por ele ter abandonado o tratamento da Adina. Eu achava que ele deveria ter continuado a vê-la, pelo menos até que ela mostrasse alguma melhora. Um dia, fui à biblioteca da Miriam e, por acaso, Adina estava lá. Ela pareceu contente em me ver, mas o seu estado parecia ter piorado e ela vinha sentindo muita dor. Miriam nos ouviu conversar e se prontificou a mostrar alguns exercícios a Adina. Mas, antes de fazê-lo, disse: "Por que o Meir não lhe mostra alguns exercícios que ele sabe?" Adina imediatamente ficou interessada, mas eu hesitei. Finalmente me deixei persuadir a ir vê-la em sua casa, na semana seguinte. Depois que ela saiu, Miriam me disse: "Eu não vou mais trabalhar com você, a não ser que você trabalhe com Adina".

Nessa semana, fui diariamente à biblioteca para aprender alguns exercícios com a Miriam que poderiam ajudar a aliviar a dor de cabeça da Adina. Depois, ia para casa para testá-los. Por fim, fui à casa da Adina e ensinei-lhe vários exercícios, que achei serem especialmente bons para ela. Adina começou a praticá-los regularmente, e eu voltava lá uma vez por semana para trabalhar com ela. Depois de um mês, as suas dores de cabeça diminuíram consideravelmente.

Durante as sessões com Adina, fiquei sabendo que ela tomava antidepressivos, receitados por um psiquiatra. Disse-lhe que receava que os remédios lhe fizessem mal e que eu achava que ela deveria parar de tomá-los. Quando ela contou isso para os pais, eles ficaram furiosos.

Miriam achava que eu não deveria me indispor com os pais de Adina; ela tinha muito respeito pelos pais em geral e jamais faria alguma coisa contra a vontade deles. No dia seguinte a esse incidente, ela repentinamente anunciou que não mais estaria disponível para ajudar Adina ou a mim, por dois motivos: "Primeiro, já estou trabalhando demais. A segunda razão eu não posso lhe dizer. Você vai ter que descobrir por si só".

Primeiro, sem Isaac, e agora, sem Miriam. Fiquei atônito! O que eu iria dizer a Adina? Ela vinha fazendo seus exercícios diligentemente e depositara muita confiança em Miriam e em mim. No dia seguinte eu me encontrei com Adina na escola e tentei dar-lhe alguma desculpa, mas a verdade veio à tona. Adina ficou chocada e quase sem palavras. "Mas a Miriam me prometeu!"

Pensei em Adina o dia inteiro. Enquanto fazia meus exercícios em casa, à tarde, eu me concentrei em sua cabeça e na tensão nos ombros. Comecei a sentir como se o meu corpo se tornasse o dela, experimentando a sua tensão vindo de dentro. Deitei-me no chão, levantei meu torso e girei minha cabeça e meus ombros. Isso aliviou bastante a tensão e fez com que aquela região ficasse mais solta e forte. Era um novo exercício para mim, e tinha certeza de que seria bom para Adina. Passei o resto da tarde descobrindo novos exercícios para ela.

No dia seguinte, mostrei os exercícios para Adina, pedindo-lhe desculpas: "Eu não sou muito bom nisso". "Não diga isso", protestou. "Acho que você é tão bom quanto Isaac e Miriam. Na verdade, é melhor; você continua aqui. Você tem talento, Meir, e eu confio em você." Adina foi a minha primeira paciente, e esse elogio foi um grande encorajamento para mim.

Durante os meses seguintes, as dores de cabeça e a insônia de Adina desapareceram completamente. Tive uma enorme sensação de realização. Adina me ajudara a acreditar em mim mesmo. Ela reafirmara o que sentia dentro de mim, e isso foi muito bom.

Um dia, depois de quatro meses sem ver Isaac, encontrei-me com ele por acaso. Na verdade, eu não o vira quando passei por ele na calçada, foi ele que me viu. Bateu nas minhas costas e disse: "Ainda não está falando comigo, né?", como se fosse eu que o tivesse abandonado. Mas fiquei tão contente de ouvir a voz dele que não pude ficar bravo.

Conversamos enquanto Isaac esperava pelo ônibus, e ele me disse: "Sabe, Meir, sinto que o meu trabalho com você foi importante, não só pelo que isso vai fazer por você, mas porque sei que você ajudará outras pessoas. O seu instinto é aguçado e o seu sentido de toque já está mais bem desenvolvido do que o de outras pessoas com vinte anos de experiência. Espero que você se torne um grande professor".

Voltei para casa cheio de inspiração. Este breve encontro mudou a minha vida. Sonhara em me tornar um diplomata, ou talvez ministro das Relações Exteriores. Mas quando Isaac sugeriu que o meu trabalho se voltasse para a cura, eu sabia que ele tinha razão. A confiança dele despertou em mim a consciência que estava adormecida. O trabalho que eu estava fazendo podia se tornar o trabalho da minha vida.

Um aliado e um novo desafio

Durante a mesma semana em que a Miriam cortou minha dependência dela, ela também parou de trabalhar com a minha amiga Dorit, uma vítima de pólio que já tinha se submetido a treze cirurgias em suas pernas. Miriam tinha conhecido Dorit quando ela estava prestes a se submeter à décima quarta cirurgia e a convenceu a tentar os exercícios, em vez de operar-se. Miriam então apresentou Dorit a mim para que pudéssemos nos encorajar mutuamente e aprender um com o outro. Embora os nossos problemas fossem bastante diferentes, sentimos uma forte ligação; trabalhávamos juntos com deficiências "incuráveis". Tínhamos que vencer nossas atitudes negativas e depois vencer nossos próprios problemas. Precisávamos decidir que não seríamos aleijados.

Dorit tinha dores excruciantes nas duas pernas. As operações tinham lhe causado muitos danos. Por sugestão de Miriam, Dorit exercitava-se duas horas por dia, e algumas vezes continuava por mais três ou quatro horas. Ela fazia os exercícios da Miriam e outros que encontrara em livros, além de alguns que ela mesma inventara. Dorit queria se tornar fisioterapeuta, porém seus pais achavam que não era apropriado para ela, por ser uma judia ortodoxa; eles queriam que ela se casasse e cuidasse da casa. Isso era frustrante para ela, e eu a ouvia e apoiava.

Apesar da dor, Dorit adorava andar, e freqüentemente caminhávamos juntos. Um dia, tínhamos andado uma grande distância para ir buscar um novo par de sapatos ortopédicos feitos especialmente para ela. Dorit mancou um pouco no caminho para casa, mas o seu andar não era de todo mal. Em casa, ela me disse:

"Não foram os meus músculos que me permitiram continuar, eles estão muito cansados. Foi só a minha força de vontade. Andei mais do que jamais consegui andar antes". Dorit não queria apenas andar sem o uso de bengalas, nem queria escalar montanhas. Ela queria andar exatamente como qualquer outra pessoa e faria o que fosse necessário para conseguir isso.

Um jovem chamado Eli, muito afetado pela distrofia muscular, estava tendo muita publicidade em Israel naquela época. Ele estava tentando ser aceito no exército para mostrar que uma pessoa gravemente incapacitada poderia contribuir para o seu país. O argumento dele era que poderia servir a Israel com sua inteligência, apesar de o seu corpo ser paralisado. Eu apoiei a sua causa, mas foi Dorit que teve a idéia de lhe telefonar e oferecer ajuda.

Dorit lhe disse que ele estava lutando demais contra a sociedade e não o suficiente contra sua distrofia muscular. Eli respondeu que não havia nada que pudesse fazer sobre a sua doença e que ele estava em boa forma comparado com muitos outros que tinham o mesmo tipo de distrofia muscular. Dorit insistiu: "Há muito que você pode fazer com a sua doença, se você quiser". Eu também conversei com ele e consegui interessá-lo na possibilidade de podermos ajudá-lo.

Alguns dias depois, Dorit e eu fomos até a casa de Eli, em Tel-Aviv. Eli tinha um rosto bonito e sensível, mas seu corpo era o mais deformado que Dorit e eu jamais víramos. Sua cabeça pendia sobre um dos seus ombros e muitos dos seus ossos estavam fora de lugar.

"Vocês estão chocados com a minha aparência?", perguntou. "Não, não estou", respondi; e eu realmente não estava. Estava muito ocupado pensando sobre o que poderíamos fazer para ajudá-lo.

"Quando nasci", nos contou Eli, "os médicos disseram que eu não teria três anos de vida. Minhas vértebras estavam totalmente desalinhadas; elas se curvavam tanto para a esquerda quanto para a direita. Minhas costelas estavam totalmente tortas, e isso empurrava o coração para a axila direita. É engraçado quando os médicos me examinam com seus estetoscópios e nem mesmo conseguem encontrar meu coração!" Ele disse que a temperatura do seu corpo era alta e as palmas das mãos e dos pés geralmente suados e que suspeitava que era esse calor que o mantinha vivo.

Expliquei nosso trabalho para Eli: "Os movimentos circulares ajudam todos os músculos que estão envolvidos no movimento a trabalharem juntos, e aprendemos a trabalhar e a descansar, alternadamente. Dessa forma, podemos ativar todos os seus músculos. Depois Dorit contou-lhe dos benefícios da massagem para músculos tensos, rijos, fracos ou lesionados, dizendo: "O mais importante é adaptar o toque ao seu corpo". Eli nos contou que, embora tivesse feito fisioterapia e hidroterapia, nunca recebera massagem nas costas. Dorit insistiu que todo o seu corpo precisava de massagem, e Eli prontamente cedeu. Quando Dorit e eu saímos de sua casa, estávamos totalmente de acordo. Dorit sentia que, de nós dois, ela sabia melhor como trabalhar com o corpo dele, e ela tinha dado a entender isso várias vezes. Eu não liguei; na verdade, estava feliz em trabalhar com alguém que se sentia tão preparada e confiante.

Uma semana depois, Dorit e eu começamos a trabalhar com Eli. Dorit inicialmente pediu conselhos a Miriam de como trabalhar com ele, mas depois de pouco tempo ela continuou por si só. "Agora o mundo tem o Método Dorit", brincou Eli.

Os braços e as pernas de Eli eram tortos e ele não conseguia endireitá-los sozinho. Seus músculos eram finos e as mãos tão fracas que seus dedos magros se curvavam nas palmas. As costelas estavam completamente disformes, saltando em alguns lugares e com reentrâncias em outros. Era curioso como eu conseguia vê-lo tão bem; provavelmente isso se devia ao meu enorme interesse.

Depois de apenas duas sessões, Eli já conseguia segurar a cabeça mais ou menos ereta por uns dez minutos e podia mover livros pesados sobre a sua escrivaninha. Até os músculos dos dedos e dos antebraços mostravam ter mais força.

Dorit e eu começamos a trabalhar com Eli em diferentes ocasiões, e também treinamos as pessoas de sua família adotiva a trabalhar com ele. A melhora de Eli, apesar de pequena, foi um grande encorajamento para mim.

De repente, do nada, Dorit me disse: "Eli e eu vamos nos casar". Eu não conseguia acreditar! Não era a condição física de Eli que me perturbava, mas o fato de Dorit ter 18 anos e eles terem decidido se casar depois de se conhecerem por apenas quatro semanas. Caí na gargalhada e disse: "Você está brincando!" Mas eles estavam falando sério. Fiquei surpreso e cético, mas minha reação foi suave comparada com a das outras pessoas. Os pais dela ficaram horrorizados com a idéia e se recusaram até mesmo a ouvi-la. Eram extremamente religiosos, e nem conseguiam imaginar que Dorit pudesse escolher o seu próprio marido, muito menos fazer a escolha que fizera! Até Miriam ficou espantada. "Será que ela não sabe que ele vai morrer dentro de alguns poucos anos? Que tipo de casamento vai ser esse?

O casamento, porém, nunca aconteceu. Os pais de Dorit conseguiram impedi-lo. A questão foi finalmente decidida pelo rabino, que lhe arranjou um estudante de rabinato de Nova York, para ela se casar. Apesar de sua rebeldia contra os pais, Dorit não podia ir contra a vontade do rabino; ele representava o espírito da sua religião. Durante três noites de insônia, ela se debateu com a decisão e, finalmente, decidiu não se casar com Eli.

Eli ficou arrasado, mas depois de pouco tempo ele se recuperou e eu comecei a trabalhar com ele sozinho. Era encorajador vê-lo se fortalecendo. Depois de apenas dois meses, ele conseguia manter a cabeça erguida por uma hora. Eu sabia que ele podia ser ajudado e que em cinco anos poderia andar se ele trabalhasse o seu corpo.

Infelizmente, o lado emocional de Eli continuava sendo uma montanha-russa. Apenas quatro meses depois de se recuperar por ter sido abandonado por Dorit, ele anunciou seus planos de se casar com Tsippi, sua irmã adotiva. A mãe adotiva dos dois lhes deu duas horas para fazerem as malas e irem embora. Eles ficaram na minha casa por duas semanas até encontrar um lugar para morar. Três dias antes do casamento, a mãe biológica de Tsippi foi até o apartamento deles, tentou matar Eli, gritando que sua filha não se casaria com aquele aleijado. A polícia prendeu a mãe de Tsippi, que permaneceu na cadeia até depois do casamento.

Não demorou muito para Eli perder o interesse pelos meus tratamentos. Quando eu chegava para trabalhar com ele, ficava claro que ele não se exercitara nos intervalos de minhas visitas. Apesar de o seu corpo ter melhorado incrivelmente em um período curto, ele não estava disposto a ir além daquele ponto. Fui obrigado a aceitar a sua decisão. Eu podia apenas dar-lhe assistência; não podia curá-lo magicamente.

O meu próprio progresso

Neste ínterim, eu continuava a fazer progressos com os meus olhos. Meu objetivo era poder ler sem óculos, e eu passava horas por dia trabalhando para isso. Eu tinha parado de usar as lentes microscópicas cilíndricas alguns meses antes e estava lendo somente com meus novos óculos. Levava quase quatro horas para ler uma página, o que conseguia fazer em dez minutos com os cilindros, mas eu estava determinado a fazê-lo.

Algumas vezes meus olhos se cansavam de tentar ler, então eu tirava os óculos e colocava meu nariz grudado na página. Para meu espanto, às vezes as letras apareciam! Então, tentava adivinhar qual seria a palavra que continha aquelas letras e, para minha surpresa, aparecia uma palavra inteira. Mas me lembrava de Isaac me dizendo para ler somente com os óculos, assim eu os colocava de volta. Outras vezes, pegava os óculos da minha avó, com lentes muito mais fracas, e até com eles eu conseguia ler por um tempo. Porém, o desafio de ler sem óculos era para mim irresistível, e eu tentava sempre, cada vez com maior freqüência.

Minha visão começara a se desenvolver, e o mundo externo começava a tomar forma. Ao mesmo tempo, uma decisão gradualmente se formava em minha mente, cada vez mais firme: um dia eu seria capaz de ver claramente o que estava à minha volta. Isaac prometera que eu teria uma boa visão em seis meses, aproximadamente. Não foi bem assim que aconteceu, mas meus olhos melhoraram o suficiente e eu não fiquei desapontado. Nem sempre percebemos a melhora enquanto ela acontece, mas eu conseguia perceber que os meus olhos estavam ficando mais fortes e eu continuaria nesse caminho. Primeiro, eu estava lendo muito mais facilmente com a ajuda das minhas lentes especiais de aumento. Não só isso, mas eu começara a ler com ambos os olhos. Meu olho mais fraco, o esquerdo, não mais trazia uma imagem borrada para o meu campo de visão ao focar em cada letra; tornara-se forte o suficiente para ter um papel ativo no processo de ver. Penso que os centros nervosos no meu cérebro provavelmente começaram a se ajustar a essa situação nova, de melhora. O meu problema de nistagmo, que era tão sério, tinha diminuído tanto, que eu conseguia, até certo ponto, controlar os movimentos dos meus olhos. Estava caminhando para uma vida completamente diferente.

Nunca parei de trabalhar os meus olhos, mesmo durante as aulas. Enquanto ouvia a professora, eu movimentava os olhos de um canto para o outro da sala nos pontos em que ficavam os alto-falantes, pois agora eles já haviam se fortalecido o suficiente para se beneficiarem com isso. Freqüentemente eu fazia o *palming*, especialmente durante a aula de música, quando podia fazê-lo por quarenta e cinco minutos enquanto escutava as aulas ou as sinfonias.

Um dia a professora de geografia me perguntou: "Como você pode esperar ter uma nota boa, se está sempre fazendo exercícios com os olhos sem prestar atenção ao que eu falo?" Disse-lhe que estava fazendo as duas coisas ao mesmo tempo, mas isso só piorou a situação. "Como você pode movimentar os olhos e ao mesmo tempo ouvir a minha voz?" Ela deve ter percebido como essa pergunta era ridícula, principalmente quando falei que as pessoas usam os ouvidos e os olhos, ao mesmo tempo, o dia todo. Mesmo sendo um pouco perturbador para meus professores e colegas, os exercícios eram uma necessidade para mim. E alguns deles, professores e alunos, aceitavam o que eu fazia.

Ainda no colégio, decidi fazer um curso de uma escola vocacional de massagem para melhorar as minhas técnicas corporais. Infelizmente, tudo o que aprendi lá foi que Miriam sabia mais sobre massagem do que os instrutores. Eles nos ensinavam um programa rígido de técnicas; algumas eram úteis, mas a maioria não. Nunca diziam para prestar atenção às necessidades individuais de uma pessoa. Não ensinavam, por exemplo, qual deveria ser a posição do corpo do terapeuta quando trabalhava com um paciente e nunca mencionavam diferentes tipos de toques para corpos diferentes, nem a importância do relaxamento e da presença do próprio terapeuta. Apesar de ter feito o curso durante seis meses, decidi não me inscrever para o certificado de massagem que ofereciam. Meu principal ganho desse curso foi a sensação de confiança no que eu estava fazendo. Também aproveitava as massagens gratuitas que recebia quando trocávamos massagens uns com os outros.

Naquela época, eu já estava usando massagem e movimento para ajudar várias pessoas, que eu encontrava na praia, outras que Miriam me enviava e amigos dessas pessoas. Alguns queriam muito me pagar pelo meu trabalho. Eu sempre recusara, mas depois de ter completado o curso de massagem comecei a achar que eu poderia aceitar pagamento por isso.

Danny

Poucas semanas antes de me formar no colégio, Miriam me telefonou. Eu ficava sempre contente de falar com ela. Contou-me sobre um rapaz, chamado Danny, recém-chegado em Israel, vindo do Irã, que estava com dificuldades para andar por causa de uma distrofia muscular progressiva. Falou que o problema dele era grave e esperava que eu pudesse vê-lo.

Depois de algumas semanas, Danny me ligou, perguntando-me se eu poderia fazer algo por ele. "Minha situação parece ruim. Todos os médicos dizem que não há nada para se fazer. Você tem certeza que pode me ajudar?" Falei-lhe sobre Eli que, naquela ocasião, ainda estava melhorando sistematicamente. Danny ficou bastante bem impressionado; assim, marcamos um encontro.

A primeira vez em que vi Danny, pensei que ele era apenas um menino. Eu era só um ano mais velho que ele e um pouco mais alto, porém, ele parecia ter a metade da minha altura. Seu rosto tinha uma expressão de aflição e suas mãos tremiam; porém, havia algo de carismático nele. Ele era muito franco e direto, muito intenso. Durante os anos seguintes, Danny tornou-se não só meu paciente, mas também meu professor e o meu melhor amigo.

Examinei Danny e testei a força de suas pernas. Os dedos dos seus pés se curvavam para cima porque os músculos não eram suficientemente fortes para mantê-los em seus lugares. As pernas eram muito finas, e as coxas mais finas do que as panturrilhas. Sua perna mais forte, que sustentava a maior parte do seu peso quando ele se erguia e andava, estava endurecida por causa dos músculos contraídos. Seus dedos eram finos como os de um bebê, e os braços quase não tinham músculos. Ele só conseguia erguê-los até a altura do peito. Os ombros estavam tão emaciados que poderiam ser deslocados se alguém puxasse seus braços. O rosto era magro e havia na sua expressão algo de infeliz e assustado.

Distrofia muscular é uma doença progressiva que causa a degeneração das fibras musculares. Como Eli, Danny tinha o diagnóstico de Duchenne, um tipo de distrofia muscular que leva a uma morte lenta, em que o paciente no final fica fraco demais para conseguir respirar. Os sintomas de Danny, entretanto, não eram tão graves quanto os de Eli.

Danny e eu discutimos uma estratégia para o tratamento, e eu lhe disse: "Você definitivamente pode se curar". Naquela ocasião, eu estava confiando mais na minha intuição do que no meu conhecimento. Ele me olhou espantado. Não tinha certeza se podia acreditar em mim, mas mesmo a possibilidade de adiar a degeneração e a morte pareciam para ele uma salvação.

Durante nossas duas primeiras sessões, fiz todo o trabalho. Mostrei a Danny como esfregar as mãos para aquecê-las, porém, no início, ele só conseguia fazer isso algumas poucas vezes, antes de ficar exausto. Eu massageava seus dedos para estimulá-los e aumentar a circulação e trabalhava por horas em seus braços e ombros, massageando-os suavemente e fazendo movimentos circulares com eles. Depois de várias sessões, a força de Danny aumentou. Ele conseguia esfregar as mãos por alguns minutos, aquecendo-as.

Miriam me contara que a pessoa não deveria permanecer passiva quando recebesse uma massagem; senão, ela estaria recebendo estímulo, mas não distribuía nem liberava energia. Durante nossa terceira sessão, pedi a Danny que fizesse alguns movimentos enquanto eu trabalhava nele, como mover a cabeça de um lado para outro ou dobrar e esticar o joelho.

O abdômen de Danny era tenso e duro. Ensinei-o a respirar pelo nariz, e isso ajudou a expandir e relaxar seus músculos abdominais e o diafragma. Suas pernas, porém, precisavam da maior parte do trabalho, especialmente a perna mais forte, cujos músculos contraídos estavam duros como pedra. Demorou vários meses até que as pernas de Danny relaxassem, mas, quando isso ocorreu, todo o seu corpo começou a relaxar. Sua respiração, que era extremamente superficial, aos poucos ficou mais profunda.

Comecei então, a massagear a cabeça de Danny. Não era fácil, porque no começo ele não conseguia suportar que o tocassem ali. Quando ele tinha 7 anos de idade, perdera a audição de um ouvido depois de uma batida de carro, e pouco depois disso começaram a surgir os sintomas da distrofia muscular. Fiquei surpreso com o fato de que os seus médicos não vissem a batida como um fator na sua doença.

Qualquer que tenha sido a causa, a doença de Danny manifestou-se aos 7 anos. Parecia ter estacionado por um tempo, enquanto Danny crescia rapidamente, mas durante a adolescência o processo de degeneração se tornou evidente. Aos 17 anos, quando o conheci, Danny tinha tanta dificuldade em andar que estava prestes a ir para a cadeira de rodas. Depois de nos conhecermos, ele me contou que decidira se suicidar antes de ir para uma cadeira de rodas.

Danny era uma pessoa especial e muito perturbada. Falou-me que a vida tinha tanto sentido quanto a poeira, e que não via razão para viver. Sentia-se atraído pelos filósofos pessimistas como Sartre e Camus. Para Danny, a vida não passava de uma prisão, e a morte poderia ser uma libertação. Porém, depois de trabalharmos juntos por alguns meses, Danny começou a perceber que havia uma saída. Considerava o seu trabalho comigo como um possível tempo extra. Quando conseguiu andar com um pouco mais de facilidade e levantar os braços duas vezes mais alto, começou a acreditar que havia a possibilidade de uma cura.

Danny era disciplinado no seu trabalho corporal. Fazia exercícios quatro horas por dia. Desenvolveu seu próprio sistema de trabalho: enquanto assistia à televisão ou ouvia música, fazia movimentos muito simples, cada um por até meia hora. Trabalhava mãos, braços, ombros, pernas, estômago e peito, e massageava onde pudesse alcançar. Depois de três meses, Danny decidiu parar de trabalhar comigo e continuar sozinho. Durante os nove meses seguintes, trabalhou sozinho e se recusou a me ver. Considerava o trabalho corporal como um tipo de exercício de escultura e não queria me mostrar até que estivesse satisfeito com os resultados. Permanecemos em contato durante esse período, mas demorou um certo tempo até nos encontrarmos novamente.

Mais sucesso com a Distrofia Muscular

Meu paciente seguinte de distrofia muscular chamava-se Yankel, um ourives. Certo dia, meu avô veio até o nosso apartamento para me contar que me recomendara para um "homem que só tinha uma perna e queria uma massagem". Acrescentou que era uma sorte para mim o homem ter só uma perna, porque eu só precisaria fazer metade do trabalho. Ele pensou que isso era engraçado. Disse-lhe: "Se esse homem só tem uma perna, ele precisa de mais trabalho; além de uma massagem, precisa de um tratamento mais especializado". Meu avô respondeu com irritação: "Você está querendo me dizer como fazer uma massagem?" (Ele nada sabia sobre massagem, mas achava que, por ser mais velho do que eu, sabia mais sobre tudo.) "Bem, como você é tão entendido no assunto", brinquei, "por que não está dando aulas no curso de massagem que eu estou fazendo?" "Levaria cinqüenta anos para você aprender tudo o que eu sei", ele respondeu. "Este é o telefone dele. Não se esqueça de usar talco."

Yankel me ligou alguns dias depois. Disse-me que tinha distrofia muscular progressiva, e eu concordei em ir à sua casa. Quando cheguei, sua esposa me disse: "Não há tratamento médico que possa ajudar Yankel, portanto, estamos dispostos a tentar de tudo". Yankel entrou na sala com órteses (aparelhos sustentadores) nas duas pernas e apoiado em duas bengalas. Apesar de suas pernas serem extremamente finas, ele não era um "perneta" como dissera o meu avô. Como conseqüência de sua vida sedentária, suas pernas finas tinham que dar suporte a um corpo gorducho.

Comecei a trabalhar nas pernas de Yankel imediatamente, e a massagem lhe causou um enorme alívio. Sua respiração parecia ter se tornado mais fácil. As pernas e os pés, que eram frios e tensos, agora estavam quentes e relaxados. Depois de eu ter terminado, Yankel escreveu um generoso cheque sem mesmo perguntar quanto eu cobrava. Sua apreciação pelo meu trabalho realmente foi um incentivo para a minha autoconfiança.

Yankel estava pronto para continuar o tratamento comigo, assim logo me tornei um visitante regular em sua casa. Yankel e sua esposa eram romenos calorosos; eles me recebiam generosamente como um membro da família.

Mostrei-lhe exercícios suaves para as pernas e aconselhei-o a mantê-las se movimentando sempre que possível, pois seu trabalho era sedentário. Por suas panturrilhas serem muito finas, aconselhei-o a movimentar os pés em círculos para fortalecer os músculos da panturrilha, depois visualizar aquele movimento por um período de tempo e em seguida movimentar novamente os pés. Ensinei-lhe a fazer movimentos muito pequenos com os dedos dos pés o dia todo, fortalecendo os músculos dos pés e das panturrilhas. Era-lhe difícil dobrar os joelhos completamente, por isso eu lhe disse para se deitar de costas e virar os pés de um lado para outro, aumentando a circulação e fortalecendo os músculos da panturrilha. Depois de oito sessões, ele conseguiu dobrar os joelhos.

Depois disso, Yankel se deitava de costas sobre um cobertor com os pés no chão, joelhos dobrados, e fazia círculos com os pés no chão, movimentando os joelhos indiretamente. Eu o massageava suave e rapidamente para aumentar a circulação enquanto ele fazia isso. Outra técnica era colocar as pontas dos meus dedos no músculo e agitar minhas mãos muito rápido para que o músculo vibrasse, o que criava uma sensação de eletricidade. Yankel melhorou rapidamente, mostrando claros progressos na força e no tamanho dos músculos das pernas. Seus pés se tornaram mais flexíveis e passaram a se mover com mais facilidade, e seu equilíbrio quando estava em pé melhorou. Depois de dois meses, começou a andar sem as órteses da perna e logo decidiu desistir de usar uma das bengalas.

Na verdade, o progresso de Yankel era tão grande que ele se tornou confiante demais. Um dia, quando estava descendo as escadas, ele jogou uma perna para o lado, como fazia quando usava a órtese. A perna frágil bateu na parede, e, sem o aparelho para protegê-la, ela se quebrou facilmente. Em parte, a culpa era minha; eu via a sua ânsia por melhorar, sabendo como eu também queria tanto me livrar dos óculos, mas não percebi como seus velhos padrões no andar estavam tão arraigados. Eu havia lhe mostrado também como andar corretamente, levantando cada pé e cuidadosamente colocando-o no chão, mas como ele ainda tinha o hábito de jogar a perna para um lado acabou engessado.

Yankel ficou engessado durante seis semanas, e nesse período trabalhei com ele freqüentemente. Ele ficava sempre contente em me ver. Depois da perna se recuperar, Yankel usou a órtese por um tempo, depois desistindo novamente dela. Apesar de achar difícil andar corretamente, estava indo muito bem... até que um dia, enquanto se exercitava segurando em uma cadeira, ele começou a se exibir para sua esposa. Fingindo dar-lhe pontapés, perdeu o equilíbrio, caiu e quebrou a perna de novo! Dessa vez, ficou engessado durante três meses.

Apesar dos reveses, Yankel continuou a se refazer. Gostava dos exercícios, e eles lhe faziam bem. Suas pernas ficaram mais grossas e fortes. Um dia, ele me disse: "Sabe, Meir, você me deve um dinheiro". Fiquei nervoso. "O que eu fiz? Que dinheiro?", perguntei. "O dinheiro que eu gasto com meu alfaiate, para ajustar as minhas calças", disse com uma careta. Yankel perdera quinze ou vinte quilos, resultado dos exercícios. A perda de peso o ajudava, pois lhe era difícil dar apoio a um tronco tão pesado com as pernas tão finas. Em quatro meses, diminuíra o tamanho de suas roupas em quatro números!

Levei Yankel para andar na praia algumas vezes, e sua força e confiança aumentaram. Seu entusiasmo se mostrou maior do que sua paciência; Yankel tinha dificuldade para aceitar uma melhora gradativa. Duas fraturas na perna e o prognóstico de um progresso lento fizeram com que ele perdesse o interesse em trabalhar o seu corpo. Fiquei triste com isso, pois sentia que Yankel poderia se recuperar completamente.

O começo de um trabalho

Apesar da minha frustração com Eli e Yankel, eu sabia que cada um deles me ensinara muito sobre a natureza da doença neuromuscular e a necessidade de paciencia e perseverança. Eu tinha 18 anos, era recém-formado no colégio e já tinha trabalhado com três pacientes de distrofia muscular. Amigos e parentes começaram a contar aos outros sobre o meu trabalho, e de repente eu me vi com uma clientela. Mais de vinte pessoas vinham até mim para receber massagem, fazer exercícios e tratamentos, com diferentes problemas musculares, da coluna e neurológicos. Quanto maior o número de pessoas com quem eu tinha de trabalhar, mais o meu toque ficava sensível. Miriam me ensinou que as pessoas são diferentes e que eu deveria instintivamente adaptar o meu toque e os meus exercícios a cada uma delas; cada vez mais, percebi que conseguia fazer isso.

Compreendi que um terapeuta nunca deve fazer pressão nos músculos a ponto de causar dor. Especialmente em pacientes graves, isso pode causar danos ao sistema nervoso e, algumas vezes, ao corpo todo. O toque deve ser agradável, não doloroso. A pressão pode ser aumentada gradativamente, à medida que a pessoa esteja pronta para suportá-la. Um terapeuta deve ter mãos sensíveis para saber qual toque é ideal para cada situação. Eu sentia gratidão por ter desenvolvido a sensibilidade nos dedos durante todos aqueles anos em que estudei braile.

Não havia no meu trabalho nenhum segredo mágico. Eu não era uma pessoa que curava de forma fantástica, que de repente tinha as mãos cheias de eletricidade e um poder misterioso. Eu tinha que trabalhar em mim constantemente e precisava massagear minhas mãos com freqüência, especialmente antes de trabalhar nos pacientes. Minhas mãos, que tinham sido fracas, estavam ficando mais fortes. Eu sentia, porém, que começava a desenvolver algo novo, uma abordagem ímpar em relação ao corpo.

CAPÍTULO 5

VERED: APRENDENDO COM A PÓLIO

Como agora eu estava trabalhando com pacientes, surgiu a questão das credenciais. Vários amigos e parentes me falaram que eu poderia ir para a cadeia por "estar praticando medicina sem ter uma licença". Assim, no verão seguinte à minha formatura, comecei a procurar escolas que oferecessem o curso de fisioterapia. O diretor de uma das escolas me disse que eu não poderia estudar lá por causa do meu problema visual. Uma outra diretora ficou tão escandalizada pelo trabalho que eu já estava fazendo sem ter um diploma, que nem quis considerar o meu pedido de admissão.

Bella, minha irmã, que já morava em São Francisco havia uns dois anos, pensou que seria mais fácil eu ser aceito em uma escola nos Estados Unidos. Gostei da idéia, mas estava fora de cogitação; simplesmente não tínhamos o dinheiro para isso.

Um dia minha tia Esther, a viúva do tio Moshe, me telefonou. Ela tinha sido totalmente contra o meu trabalho com os meus olhos e com o meu trabalho com outras pessoas. Mas, vendo minha determinação para continuar, ela se ofereceu para me ajudar a conseguir obter um diploma profissional em fisioterapia. Não que de uma hora para outra ela aprovasse o meu trabalho; simplesmente ela queria fazer de mim uma pessoa respeitável. No passado, ela sugerira que eu me tornasse professor de estudos bíblicos ou de literatura, e eu recusara. Quando ela finalmente entendeu que eu escolhera uma direção diferente a seguir, decidiu me ajudar a conseguir isso, mas sob certas condições.

"Não posso pagar para você ir aos Estados Unidos", disse-me, "mas você pode ir para algum lugar mais próximo, como a Itália. Se você não pode estudar em Israel, você não deveria perder o seu tempo aqui." Fiquei-lhe muito grato pela oferta. Como ela se opusera veementemente ao meu trabalho por mais de um ano, a mudança era muito bem-vinda, mesmo sabendo que a sua motivação não era um interesse verdadeiro pelo meu trabalho, e sim um desejo seu de me "tornar alguém". Apesar de me ressentir dos seus motivos, eu sabia que ela estava certa: eu deveria aproveitar a oportunidade e ir estudar no exterior. Assim, aceitei a sua oferta.

Tentando entrar para uma escola profissionalizante

Preparei-me para partir para a Itália. Estudei italiano e me registrei no consulado italiano. Depois de quatro meses de planejamento e um atraso de um mês durante a guerra de Yom Kippur com a Síria e o Egito, parti para a Itália. Depois de doze dias, voltei para casa novamente.

Aconteceu que eu não havia sido devidamente orientado, pelo consulado italiano, a respeito das condições para ser aceito pela escola. Havia 270 candidatos para vinte vagas, onze das quais tinham sido preenchidas antes de minha chegada. Eu também soube que o diploma italiano em fisioterapia não seria reconhecido fora da Itália.

Eu havia levado o equivalente a US$ 450, uma soma considerável na época, e voltara para casa com pouco mais da metade. Minha família me disse, em particular, que eu fora bobo de não aproveitar para viajar pela Europa e tirar umas férias. Senti, porém, que tinha ido com uma finalidade séria e não queria gastar o dinheiro da minha tia com férias. A mudança abrupta de planos foi um tanto decepcionante, mas estava feliz por estar em casa. Havia muito a ser feito.

Tia Esther começou a me sugerir que eu tomasse outro rumo. Novamente começou com a idéia de que eu deveria me tornar professor de literatura ou filosofia. Disse-lhe que isso não me interessava e que eu tinha meus objetivos e estava ansioso por continuar a ir atrás deles. "Você não tem uma direção", insistia ela. "O que você está fazendo é perda de tempo."

Finalmente eu lhe disse que preferiria ser um massagista em uma sauna a desistir do meu trabalho. "Isto é uma desgraça!", gritou. "Você fala como uma pessoa de baixo escalão." Achei engraçado que minha tia, uma fundadora do Partido Socialista dos Trabalhadores de Israel, de repente estivesse dando tanta importância à sua classe social.

Nada faria com que minha tia mudasse de idéia. Até mesmo Savta concordou com ela: "Esther está completamente certa. Você deveria estudar literatura e parar de tentar ganhar a vida esfregando as costas das outras pessoas". Fiquei profundamente magoado de ver que até ela pensava dessa maneira, mas não havia nada mais que eu quisesse fazer do que aquilo que eu vinha fazendo.

Eu me tornava cada vez mais bem-sucedido no meu trabalho e cada vez surgiam mais pessoas interessadas nele. Isso era fácil de acontecer em Israel, porque nós somos bastante comunicativos — ou deveria dizer barulhentos? —, sempre interessados no que as outras pessoas estão fazendo. A oposição partia mais mesmo da minha própria família.

Na realidade, eu estava bastante satisfeito com a direção que a minha vida tomava. Eu até mesmo tinha uma namorada, uma linda garota chamada Yaffa, que ouvia os meus problemas com simpatia e amor. Sua compaixão me ajudou a prosseguir apesar da pressão. E o meu trabalho continuava a ser uma grande fonte de satisfação.

Miriam sempre fazia o que podia para me ajudar. O período em que ela me evitara foi curto. Um dia, ela arranjou um encontro meu com um fisioterapeuta licenciado que trabalhava em um hospital; ele sugeriu que eu tentasse entrar para uma escola de fisioterapia para cegos, na Inglaterra. Pareceu-me uma boa idéia, mas naquele momento eu queria continuar em Israel.

No outono de 1973, matriculei-me na Bar Ilan, uma universidade religiosa fora de Tel-Aviv. Eu queria entrar para o programa de biologia, mas todos os departamentos de ciências estavam lotados na época em que me matriculei, assim fui para o departamento de filosofia. Isso, obviamente, deixou minha família feliz, e eu estava contente o suficiente. Sempre me interessara por filosofia, especialmente a filosofia judaica, e esse departamento em Bar Ilan era excelente. Meu plano era entrar no programa de biologia assim que surgisse uma vaga.

O trabalho com a pólio de Vered

Um dia, na Bar Ilan, uma linda mulher marroquina de cabelos negros sentou-se ao meu lado na lanchonete, ofereceu-me um biscoito e uma xícara de café e, sendo bem direta, perguntou: "Além de estudar, o que mais você faz?" Disse-me que seu nome era Vered, e eu contei um pouco do meu trabalho com meus olhos e com os meus pacientes. Ela me perguntou: "Você acha que pode me ajudar? Eu tive pólio". "Claro!", disse-lhe. Combinamos de nos encontrar na minha casa no dia seguinte.

Vered submetera-se a cinco cirurgias na perna afetada pela pólio. Durante uma delas, um pouco de cimento foi implantado no seu dedão do pé para mantê-lo reto. Os músculos da sua coxa eram muito finos, e a panturrilha e a nádega do lado fraco quase só tinham osso. Isso a forçava a andar e ficar em pé com quase todo o seu peso sobre a outra perna. Andar era tão doloroso que ela precisava parar e descansar a cada cinco ou seis passos.

Vered tinha dores de cabeça freqüentes e paralisantes, que muitas vezes a impediam de ir à aula. Aulas maçantes lhe causavam um grande desconforto. Ela era também muito tímida para entrar na sala de aula se estivesse alguns minutos atrasada. Era uma perfeccionista em tudo o que fazia; quando não conseguia fazer algo de modo perfeito, desistia.

A família de Vered era muito pobre, e ela odiava isso. Seu pai tinha um problema físico, e nem ele nem sua mãe trabalhavam, assim a família vivia do seguro desemprego. Vered ganhava um pouco de dinheiro trabalhando depois das aulas.

Por causa do seu charme e da sua inteligência, Vered fazia amigos facilmente, mas ela sempre sentia que estava enganando as pessoas. Seus relacionamentos pareciam maravilhosos no início, mas ela aos poucos se fechava. Havia um pouco de medo nela que a impedia de se abrir totalmente para as outras pessoas. Talvez fosse por causa da sua doença ou da sua pobreza. Qualquer que fosse o motivo, essa pessoa complexa e contraditória era a mulher mais atraente que eu jamais vira. Ela tinha um tipo de beleza misterioso, com um sorriso à Mona Lisa. Era muito linda quando estava de bom humor, mas seu humor oscilava bastante.

Vered era também a pessoa mais inteligente que eu conhecera. Não somente por causa de seu amplo conhecimento e da sua memória quase perfeita, mas também por ser totalmente honesta e aberta para coisas novas. Ela sabia ouvir, e sempre entendia as novas idéias; não só ela entendia o que era dito, mas o que estava por trás das palavras. Portanto, relutava em se olhar muito de perto, com medo de sua visão tão clara e intransigente. Ela podia apreciar as coisas boas do seu caráter, mas muitas vezes se espantava com seu próprio comportamento, e se perturbava quando não conseguia se controlar. Algumas vezes ela achava a vida maravilhosa, mas, na maioria das vezes, exaustiva e impossível.

Vered muitas vezes passava dias e noites inteiros na cama, paralisada pela dor, depressão e cansaço. A maioria das pessoas ocasionalmente acorda cansada, não querendo enfrentar o dia, mas Vered sentia-se assim quase o tempo todo. Quanto mais permanecia na cama sem fazer nada, pior se sentia em relação a si própria e ao mundo.

Apesar disso, com todas as suas frustrações, Vered continuava a fazer novos amigos e a abraçar novas experiências. Ela parecia dar um passo à frente no mundo com grande segurança, mas por baixo da superfície o seu espírito, como seu corpo, era frágil e incerto.

Quando Vered foi até minha casa para a primeira sessão, comecei por testar sua perna fraca. Ela não podia nem tolerar meu toque suave no seu joelho por causa da dor provocada pela cirurgia. Ao menor toque ela gritava. A perna estava torcida para um lado porque os músculos estavam muito fracos para sustentá-la reta. Todas as operações tinham sido prejudiciais a ela. Tive vontade de chorar, ao ver aquela perna fraca e desgastada, destruída pelo bisturi dos cirurgiões. Mas eu sabia que ela poderia ser bastante ajudada e que nós teríamos que começar fortalecendo essa perna fraca. Mostrei-lhe alguns exercícios simples, e combinamos de nos encontrar de novo.

Encontrei-me com Vered várias vezes na escola antes da nossa sessão seguinte. Ela me perguntou se eu precisava de ajuda para leitura. Quando eu disse que sim, ela de bom grado sentou-se e leu para mim os livros de estudo. Sua voz era clara e linda.

Levei Vered para conhecer Miriam, que também ficou encantada com ela. Ela mostrou para Vered um livro checo para dançarinos, ilustrando posturas corretas e incorretas para ficar em pé, sentada e andar, e demonstrou alguns exercícios que ela achou que pudessem ajudar Vered. Um deles era uma técnica de dança do ventre que consistia em girar os quadris isolados do resto do corpo. Miriam sentiu que Vered entendeu esse trabalho como poucas pessoas, e ela ficou satisfeita com o trabalho que estávamos fazendo juntos.

Vered era incrivelmente sensível à dor; mesmo um afetuoso aperto de mão poderia trazer lágrimas aos seus olhos. A dor que sentia na perna era terrível. Doía quando eu trabalhava com ela, mas Vered fazia um grande esforço para agüentar. Eu usava óleo para diminuir o atrito e mostrava-lhe como respirar profundamente, o que a ajudava a relaxar um pouco e assim reduzir a dor.

Eu pedia para Vered balançar os braços para cima e para baixo enquanto movia sua cabeça lentamente de um lado para outro. Isto soltava a tensão nos ombros e no pescoço que naturalmente se acumula nas pessoas que têm dificuldade para andar. Depois eu pedia que, ao mesmo tempo que fazia isso, movimentasse um pé. Seu pé só se movia um pouco, mas no final de uma hora sua circulação melhorava bastante, tanto que eu conseguia tocar em seu joelho cheio de cicatrizes sem que ela sentisse tanta dor. Ela me contou que sentia como se estivesse acordando de um sonho terrível. Depois de várias sessões, Vered começou a notar que só às vezes o meu toque era doloroso, e apenas nos lugares onde as incisões mais profundas tinham sido feitas. O tecido logo abaixo das cicatrizes ainda estava profundamente danificado, e alguns dos ossos nunca tinham sarado.

Vered fazia os seus exercícios com o tipo de determinação que antes eu só vira em Danny e em mim. Ela tinha uma consciência cinestésica natural, diferente de qualquer pessoa que eu conhecia. Depois de apenas duas sessões, ela estava pronta para criar novos exercícios para complementar os que eu lhe trazia.

À medida que o nosso trabalho progrediu, comecei a massagear Vered embaixo d'água na banheira. Água morna relaxa os músculos, e o movimento fica mais fácil embaixo da água. Alguns dos músculos que normalmente ela não conseguia mexer moviam-se debaixo da água, onde há menos resistência gravitacional. Depois de três meses, ela conseguia dobrar e esticar os joelhos por igual, na água; em seis meses, ela conseguiu fazer isso fora da água.

Quando ela andava, os joelhos de Vered tinham a tendência de dobrar para trás e travar, mantendo a sua perna rígida. Isso colocava muita pressão no joelho, fazendo-o estalar a cada passo. Esse fenômeno era causado pela fraqueza dos músculos em torno do joelho, e Vered e eu nos concentramos em fortalecer esses músculos. Um exercício que ela fazia durante horas era deitar de barriga para baixo e lentamente levantar e abaixar a panturrilha da perna fraca. Ela foi progredindo, girando a panturrilha e trabalhando lenta e suavemente todos os músculos em torno do joelho. No começo ela mal conseguia levantar a perna, mas aos poucos Vered aumentou a amplitude do movimento, até que conseguiu tocar as nádegas com o pé.

Ela também começou a fazer automassagem, especialmente no joelho. Miriam sempre tinha me dito que, antes de fazer massagem, é melhor esfregar as mãos uma na outra até que se aqueçam, e que a melhor maneira de fazer isso é com os dedos entrelaçados enquanto se esfrega a palma da mão uma na outra em movimentos circulares. Com as mãos assim aquecidas, Vered massageava os joelhos. Ela fazia isso quase o tempo todo, constantemente.

Vered gostava especialmente do exercício da dança do ventre. Seus músculos pélvicos estavam dolorosamente contraídos, e um quadril era mais alto do que o outro; este exercício soltava suavemente a pelve e os quadris. A rigidez pélvica era causada pela mesma razão da maioria de seus outros problemas: o desequilíbrio no seu andar causado pela perna fraca. Esse desequilíbrio fazia com que alguns músculos trabalhassem demais e fossem forçados, enquanto outros eram negligenciados e ficavam atrofiados. A meta do seu tratamento era criar um equilíbrio. Isso era bastante trabalhoso, pois uma perna tinha menos da metade de grossura da outra, desde os quadris.

Apesar de a pólio ser uma doença rara hoje em dia, observando os problemas de uma vítima de pólio, podemos aprender sobre outras doenças também. Cirurgiões ortopedistas consideram a pólio como um problema mecânico, como se esses pacientes fossem máquinas que não funcionassem bem. Eles cortam os músculos, aumentando alguns e diminuindo outros, quebram ossos, mudam pedaços de osso de uma perna para outra. Nos casos de pólio, os músculos que são operados são fracos e atrofiados; eles não têm função nervosa nem circulação sangüínea adequadas. A cirurgia só diminui ainda mais a capacidade de eles funcionarem.

Muitos fisioterapeutas tentam ativar os músculos dos pacientes de pólio, mas não enfatizam o movimento equilibrado. Os pacientes são levados a andar de bicicleta, nadar ou fazer algum outro exercício "terapêutico", mas nada é feito para mudar a sua maneira habitual de se movimentar e usar o corpo, a respiração ou a sua concepção mental sobre o movimento. Em vez de sugerir mudanças fundamentais, os fisioterapeutas muitas vezes tentam ajudar seus pacientes a melhorar, receitando atividades extenuantes. Encorajam o uso pesado dos membros já mais fortes, em lugar de tentar fortalecer os fracos, simplesmente porque eles acham impossível fortalecer membros fracos. Esse modo de pensar é semelhante ao dos meus professores, que queriam que eu negligenciasse os meus olhos. Hoje, estamos vendo os resultados dessa abordagem desequilibrada na forma de ataques cardíacos e derrames entre os pacientes de pólio, resultado daquilo que os médicos chamam de "síndrome pós-pólio". Esse problema parece ser causado pelo esforço excessivo de uma parte do corpo de um paciente de pólio — um braço ou uma perna — durante o período de terapia ou exercício.

Vered e eu estávamos tentando mudar a forma como o corpo dela funcionava, para fortalecer os músculos que estavam parcialmente atrofiados e para encorajar daí para diante os músculos não usados a fazer o trabalho dos músculos que tinham se degenerado. Tentamos equilibrar os seus movimentos para que as duas pernas pudessem funcionar juntas, igualmente e em coordenação.

Vered trabalhou nisso tanto com exercícios físicos como com consciência mental. Cada vez que ela soltava parte de seu corpo de sua tensão habitual, ela percebia que poderia, na realidade, melhorar sua condição física. Essa experiência transformou sua atitude em relação a ela mesma e à sua doença. *Uma pequena mudança de atitude pode fazer a diferença entre melhorar e deteriorar.*

A excepcional inteligência de Vered e sua capacidade de assimilar novas idéias eram uma imensa ajuda para a sua terapia. Ela estava sempre criando novos exercícios para si mesma, que eu podia depois usar com outros pacientes com excelentes resultados. Eu pedia que ela visualizasse a perna fraca como sendo forte e saudável e para se imaginar andando como se tivesse duas pernas normais. Os resultados foram incríveis. A diferença no tamanho entre as duas pernas diminuiu visivelmente. Como a maioria das pessoas com pernas fracas, Vered sempre tensionava os braços e os ombros quando andava. Porém, por meio da respiração e de exercícios para as pernas, lentamente, alternando as duas pernas para que nenhuma delas se cansasse, ela relaxava grande parte da sua tensão.

Vered e eu íamos freqüentemente à praia para fazer exercícios; primeiro andar no raso para acostumá-la com o movimento das ondas, depois um pouco mais no fundo com água até a nossa cintura. Ali ela ficava parada, levantando um joelho por vez até a altura dos quadris. Fora da água, ela mal conseguia levantar a perna, mas na água isso era fácil. Isso fazia com que ela treinasse a perna mais fraca a se levantar com os seus próprios músculos e ajudava a quebrar o hábito de andar arrastando-a quando estava fora da água. Os músculos existiam; eles apenas precisavam das condições certas para poder se desenvolver.

Quando eu conheci Vered, ela precisava descansar a cada cinco ou seis passos quando andava. Mas, com os exercícios, sua força aumentou a ponto de ela poder andar até cinco quilômetros sem problema. Ela trabalhou gradativamente para conseguir percorrer essa distância, e os seus músculos doíam à medida que ela ia aumentando o percurso. Vered, porém, aprendeu a aliviar a dor e o cansaço fazendo suaves exercícios de alongamento e massagem. Sua melhora foi nada menos do que fenomenal.

Channi: outra pessoa com pólio

Vered me apresentou a sua amiga Channi, que também tinha pólio. Channi já tinha consultado vários "curadores" e não queria mais nada com eles. Mas Vered a convenceu que eu não era um "curador", mas um professor de movimento, assim ela concordou em se encontrar comigo. Como Vered, Channi tinha contraído pólio quando criança. Sua perna direita era a mais forte; ela a chamava de "minha linda perna". Sua perna esquerda era rígida e fina como uma vareta; ela a chamava de "minha perna interessante". A perna "interessante" tinha sobrevivido a nove cirurgias. Seu tornozelo tinha se tornado tão fraco que, para evitar que seu pé ficasse dependurado, os cirurgiões tinham instalado um pedaço do seu osso do quadril no tornozelo. Isso permitia que ela andasse sem órtese, mas ela não conseguia dobrar o joelho nem movimentar o pé.

Channi era atraente, mas o dano na sua perna tinha ferido sua auto-estima. Ela andava com uma bengala e, como se a bengala fosse um obstáculo que a impedisse de ser bonita, ela não cuidava da sua aparência.

Como Vered, a perna fraca de Channi era extremamente sensível à dor. Para que ela tolerasse mais do que meio minuto de massagem nessa perna, eu tinha que constantemente mudar o tipo de toque que usava, algumas vezes batendo levemente, outras acariciando, outras beliscando leve e rapidamente, sempre mudando e adaptando o toque. À medida que a sua tolerância a isso aumentou, a massagem trouxe mais circulação para as áreas afetadas, ajudando-as a se sentirem mais vivas.

A perna de Channi tinha a tendência de ficar quente, especialmente quando ela andava muito ou se sentava numa posição incômoda. A maioria dos pacientes de pólio tem pernas que são frias ao toque, pela falta de circulação. No caso dela, entretanto, a tensão fazia com que o sangue subisse à superfície, impedindo-o de atingir os tecidos mais profundos. Eu massageava a sua perna suavemente com um movimento de vibração, assim como fizera com Yankel, e o fluido acumulado que fazia com que sua perna ficasse superaquecida lentamente se dispersava. A massagem pode regular a temperatura do corpo, se o corpo estiver excessivamente aquecido ou gelado, pois isso pode ser conseqüência de má circulação. Channi aprendeu a fazer isso por conta própria, e foi o seu primeiro sucesso na terapia. Apesar de ser muito cética, uma vez que começou a perceber sua melhora, ficou ávida para continuar com o tratamento. À medida que ela passava mais tempo fazendo um trabalho comigo, percebi que ela começava também a cuidar melhor de sua aparência.

Channi e eu freqüentemente íamos à praia para fazer exercícios. Isso já seria saudável para ela, mesmo se fosse só pelo sol e pelo ar puro do mar, mas minha principal finalidade era ajudá-la a se adaptar a andar em diferentes condições. Queria que ela aprendesse a andar na areia, onde o pé afunda com cada passo e é necessário levantar a perna para tirá-lo de lá. Os pacientes de pólio arrastam caracteristicamente as pernas desde os quadris, em vez de levantá-las do chão; assim, aprender a andar na areia era muito útil. Eu a ajudava também a aprender a andar nas ondas perto da praia e a fazer exercícios para a perna dentro da água, sentada no raso ou em pé. É um desafio para as vítimas de pólio manterem o equilíbrio e ficarem eretas enquanto estão em pé com as ondas batendo.

Channi achava difícil andar na areia; ela perdia o equilíbrio e tropeçava a cada passo. O mesmo acontecia dentro da água: uma onda que não afetaria um bebê, a derrubava. Mas ela ia atrás dessas metas gradativamente, passo a passo. Eu lhe passava exercícios de respiração, massageava suas pernas antes e depois de ela tentar andar e pedia que ela "andasse" na areia de joelhos. Eu até alongava as suas pernas arrastando-a pela praia, segurando-a pelos pés.

Pouco a pouco, o equilíbrio de Channi e sua força melhoraram. Depois de umas doze sessões na praia, ela conseguiu ficar em pé na água e andar na areia por uns dez metros, sem cair. Depois disso, ela passou a andar muito melhor em terreno sólido com sua bengala, mesmo com o pé ainda sem movimento.

A grande melhora de Channi aconteceu com as suas coxas. Ensinei-a a se ajoelhar com os calcanhares debaixo das nádegas, depois separar as pernas e sentar-se no chão, entre seus calcanhares. Dessa posição, ela se levantava e ficava de joelhos, depois se abaixava de novo. Isso a forçava a usar as duas coxas igualmente. Em um movimento comum, ela mal movimentava a coxa da perna fraca.

O exercício mais eficaz para Channi, de longe, foi um exercício mental. Para ajudá-la a desenvolver o movimento de seu tornozelo afetado, que tinha sido totalmente imobilizado depois que os médicos colocaram um pedaço de osso para endireitá-lo, eu pedia para ela girar o tornozelo mais forte, e, ao mesmo tempo, visualizar o outro tornozelo girando. Quando experimentou, ela me disse que sentiu dor no tornozelo paralisado, como se ele estivesse na verdade se movimentando. Eu lhe disse que isso era um bom sinal, e que devia continuar o exercício. Depois de seis meses de prática constante, Channi desenvolveu uma mobilidade limitada no tornozelo. A partir daí ela deixou de usar a bengala durante muitos anos.

Muitos anos mais tarde, voltei a Israel para dar um *workshop*. Channi compareceu e me disse com orgulho que a sua bengala estava guardada no armário, sem ser usada, há mais de dez anos.

A pólio mais grave de Frieda

Logo depois, comecei a trabalhar com uma terceira mulher que tinha pólio. O problema de Frieda era ainda mais sério do que o de Channi ou de Vered. Suas duas pernas estavam paralisadas e os músculos abdominais estavam extremamente contraídos por terem que fazer o trabalho das pernas. Ela sofria de distúrbios digestivos crônicos, como muitos pacientes de pólio, por causa de músculos abdominais desequilibrados e contraídos.

Frieda também tinha um sério problema nas costas. No começo de sua infância, os médicos observaram que ela não conseguia manter as costas eretas. Eles se preocuparam com a possibilidade de uma degeneração progressiva da coluna, assim, implantaram um pino de platina nas suas costas. Ela usava órteses nas duas pernas e colar cervical. Quando eu a examinei, descobri que um pé parecia ter algum potencial de movimento e que o joelho da mesma perna também se movimentava um pouco. Pensei que isso poderia ser desenvolvido mais tarde para conseguir movimento suficiente para ativar e fortalecer a perna e, no final, eliminar a necessidade da órtese.

Com a minha terapia, Frieda melhorou a ponto de poder mover um pouco o pé. Depois, quando ela estava desenvolvendo algum movimento na perna mais forte, parou de vir me ver. Em vez disso, ela começou a ver um terapeuta Feldenkrais, que se concentrou na melhora dos seus músculos das costas para que ela pudesse ficar mais confortável. Ele não tentou melhorar as pernas dela. Eu vejo isso acontecer com freqüência: uma pessoa que percebe uma certa melhora fica com medo e se afasta da terapia.

Aprendendo enquanto sigo em frente

Chegou um momento em que eu não mais precisava buscar novos exercícios para mim ou para os outros; eles simplesmente vinham quando eu precisava deles. Enquanto eu trabalhava em mim, meditava no que eu estava tentando alcançar, e a inspiração para novos exercícios vinha, exatamente o exercício certo para as minhas costas, as minhas pernas, os meus olhos. Isso também começou a acontecer em relação aos meus pacientes; ao sintonizar-me com eles e com suas necessidades, eu sabia o que fazer com eles.

As necessidades das pessoas com problemas físicos ou mentais são basicamente as mesmas de qualquer outra pessoa. Devemos ativar partes do corpo adormecidas e que não estão sendo usadas e fortalecer o resto do corpo para criar um funcionamento correto e equilibrado. Quando as pessoas começam a trabalhar em si mesmas, os seus movimentos são freqüentemente abruptos, forçados e insensíveis. Quando elas se massageiam, geralmente no início são um pouco pesadas. Para essas pessoas ajuda muito aprender a massagear os outros antes de tentar se automassagear. Depois de aprender a ser sensível e cuidar do corpo de outra pessoa, é mais fácil fazer a mesma coisa para si mesmo. Isso é especialmente verdade para pessoas com problemas físicos, que muitas vezes sentem ódio do próprio corpo.

Aprendi muito trabalhando com pessoas com problemas físicos como Vered, Channi e Frieda. A maioria das pessoas não usa o corpo corretamente e tem uma grande resistência a aprender como fazer isso. Isso é especialmente bastante pronunciado nos casos de deficiências físicas. Essas pessoas tentam separar-se das partes problemáticas do próprio corpo, assim é difícil para elas trabalharem essas partes.

Minha tarefa era tentar ajudar meus pacientes com problemas físicos a tocar o seu corpo do qual se tinham alienado. Eu tentava ajudá-los a regenerar aquelas funções das quais eles tinham desistido de ter esperança de algum dia recuperar, ou até mesmo de ganhar funções que nunca souberam que tinham. Eu estava descobrindo algo sobre a psicologia da doença, junto com a fisiologia. Aprendi que a pessoa deve querer se recuperar para poder superar as limitações:

CAPÍTULO 6

NOSSO PRIMEIRO CENTRO

Minha prática continuou a crescer. Um dos meus pacientes, Lyuba, conhecia o diretor da Sociedade Vegetariana, a principal organização de medicina alternativa e complementar de Israel. Lyuba comentou com ele a meu respeito, e ele me convidou para dar uma palestra lá.

Fiquei emocionado! Nunca havia feito uma palestra e aguardava ansiosamente a oportunidade para falar em público sobre o que eu estava fazendo. A perspectiva da minha primeira palestra, porém, não durou muito. Quando me encontrei com o diretor da sociedade para conversarmos sobre os detalhes, ele descobriu que eu não era vegetariano; assim, retirou o convite e sugeriu, em vez disso, que eu marcasse uma hora para conversar com vários dos médicos no consultório da sociedade.

Foi assim que eu conheci o dr. Frumer, que sofrera dois ataques cardíacos e subseqüentemente percebera que precisava mudar a sua maneira de viver para evitar um outro ataque. Ele se submeteu a um jejum de vinte dias, e isso baixou a sua pressão sangüínea e normalizou o seu peso. Depois, começou a se exercitar, vinte minutos por dia, fazendo uma dieta vegetariana equilibrada e levando uma vida menos estressada. Sua melhora foi imediata, e ele se tornou um fervoroso defensor dos exercícios e da boa alimentação.

Essa mudança não foi bem recebida pelos pacientes do dr. Frumer nem pelos seus superiores, que preferiam o alívio usual dos sintomas com o uso de remédios e cirurgia. Uns poucos pacientes acolheram os novos métodos e realmente quiseram mudar seus estilos de vida, e para eles o método dele funcionou. A maioria, no entanto, ficou zangada e aborrecida com as mudanças sugeridas. Estes, ou não queriam mudar ou estavam convencidos de que os remédios constituíam o tratamento mais eficaz. Queixaram-se junto à clínica em que o dr. Frumer trabalhava, reclamando de seus métodos pouco ortodoxos de trabalho (dietas com sucos, jejum em vez de usar antibióticos para reduzir a febre e assim por diante). Seus superiores ouviram as reclamações, mas não deram ouvidos às suas histórias de casos bem-sucedidos, até mesmo um caso de gangrena que ele tratara com sucesso usando jejum. Simplesmente, disseram-lhe que ele deveria seguir as práticas médicas comuns ou sair da clínica.

O dr. Frumer pediu demissão e foi trabalhar na Sociedade Vegetariana, onde encontrou um nicho para si, principalmente como um defensor de um regime alimentar para emagrecer bastante conhecido, direcionado às mulheres obesas. O seu novo consultório não era grande, mas ele apreciava o ambiente sem tensão, pois ali ele podia usar métodos simples e naturais para trabalhar com os pacientes. Quando conheci o dr. Frumer, ele ficou entusiasmado com o que eu dizia, e cheguei a despertar-lhe o interesse para cuidar de seus próprios olhos. Por fim, ele convenceu a Sociedade Vegetariana a permitir que eu desse a minha palestra e para atender pacientes da clínica.

O nascimento de um novo centro de terapia

Mais ou menos nessa época, Vered e eu decidimos começar um centro onde poderíamos atender pacientes e ensinar as técnicas terapêuticas que desenvolvíamos. Vered tinha dom para esse trabalho e ela começou a me ajudar com alguns dos meus pacientes. Decidimos convidar Danny para trabalhar conosco. Apesar de Danny estar se tratando independentemente de mim, nós tínhamos permanecido em contato. Eu o via uma vez por semana para receber a melhor massagem que já experimentara. Espera-se que os pacientes com distrofia muscular degenerem; Danny, porém, estava melhorando. Não só agora ele conseguia levantar os braços normalmente, mas até mesmo conseguia levantar alguns pesos leves. Conseguia subir bem as escadas e seus dedos tinham deixado de parecer finos como lápis e tinham ficado grossos e fortes, com energia e sensibilidade incríveis. Eu sabia que ele seria um trunfo para o nosso centro.

Como vocês podem imaginar, a possibilidade de ter tal local despertou em mim um entusiasmo quase incontrolável. Não só poderíamos tratar dos pacientes, mas poderíamos nos tratar uns aos outros, ajudar os pacientes uns dos outros e aprender juntos. Quando falei sobre isso com Danny, ele se mostrou um pouco reticente em se unir a nós. Achava que não poderia se comunicar suficientemente bem com seu hebraico limitado e não se sentia qualificado para tratar de pacientes. Lembrei-lhe que ele tinha o melhor toque entre todas as pessoas que eu conhecia, inclusive Miriam, e pedi-lhe que simplesmente olhasse para o próprio corpo se ele precisava de provas da sua capacidade. Finalmente, ele concordou.

Encontramos um apartamento perto da rua Dizengoff, uma das principais áreas comerciais de Tel-Aviv, com lojas e locais de lazer. Planejáramos simplesmente começar um centro para trabalho corporal, mas logo ficou claro que esse também seria um bom local para morarmos. Vered tinha o seu próprio quarto, e Danny e eu dormíamos juntos num quarto grande. Levei um tempo para ganhar o suficiente para comprar uma porta de correr e dividir o quarto; até instalá-la, Danny e eu tínhamos pouca privacidade. O quarto de Vered ficava no outro lado do corredor. Nenhum de nós tinha morado fora de casa antes, e este "centro" era tudo o que queríamos: salas para trabalhar, nossa própria cozinha, duas grandes varandas, abertas para o sol, que Vered encheu de vasos com flores e plantas. O ambiente era caloroso, de um lar.

Vered e eu trabalhávamos em pacientes usando um colchão no chão, e eu comprei uma maca para o Danny porque era difícil para ele sentar-se no chão. A maca rangia e balançava, mas funcionava, e nós três nos sentíamos no céu.

Minha família se resignara à minha escolha de profissão e me dava apoio enviando pacientes para nós. Além dos pacientes a quem minha família nos recomendava, também nossos amigos e outros pacientes nos recomendavam, e a clínica da Sociedade Vegetariana sugeria para vários de seus pacientes para que viessem tratar-se comigo. Destes, apenas dois foram, e um deles, na verdade uma senhora mais velha que não parava de falar, conseguiu fazer com que várias pessoas se interessassem pela nossa terapia.

Eu gostava de trabalhar na clínica da Sociedade Vegetariana. Estava em contato com médicos licenciados que também indicavam pacientes para mim. Isso era não só uma lisonja, mas significava que eu estava sob a proteção deles e que tinha o apoio de uma sociedade que contava com dois mil membros. Depois de apenas algumas semanas lá, minha agenda estava repleta.

Quando dei finalmente a minha primeira palestra na Sociedade Vegetariana, umas 150 pessoas compareceram e prestaram bastante atenção. Falei sobre o trabalho com os meus próprios olhos e sobre o trabalho do dr. Bates. Depois da palestra, o público fez muitas perguntas. Apesar de ter havido algumas objeções a pontos específicos que eu mencionara, como minha nítida desaprovação a óculos de sol (que eu explicarei mais tarde no capítulo 8), no geral a palestra foi bem recebida. Comecei até a ter mais procura de pessoas que queriam marcar hora.

Trabalhar com problemas de visão

Muitos dos meus primeiros pacientes tinham problemas nos olhos. Um deles, o sr. Vardi, tinha catarata em ambos os olhos, uma das quais estava tão madura que o seu cristalino estava quase totalmente opaco. Ele conseguia ver apenas um pouco de luz e sombra. Eu achava que talvez não pudesse ajudar o seu olho mais fraco, mas passei-lhe alguns exercícios para o olho melhor. Mostrei-lhe cinco exercícios básicos de visão: *palming*, *sunning*, *shifting*, piscar e balanço (*swinging*).

Exercício de visão: balanço

No balanço, você permanece em pé, num lugar, estende o indicador à frente do seu rosto, cerca de 60 cm, e gira o corpo de um lado para outro, sempre olhando para o dedo. Você gira sobre os metatarsos e observa o campo visual como se estivesse se movendo na direção oposta. Fazer este exercício aumenta a visão para os detalhes e esse movimento se torna automático.

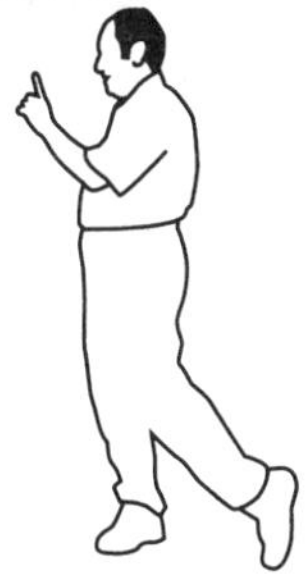

Depois de quatro meses, o sr. Vardi conseguiu ver seus dedos usando o olho fraco, uma grande melhora para ele. Tentei ajudá-lo mais, mostrando-lhe a maneira correta de ler. A maioria das pessoas lê uma palavra ou uma sentença, ou até uma linha inteira por vez. Para usar melhor os olhos, devemos ver apenas um ponto por vez. Em vez de pegar um grupo maior, como linhas ou sentenças, devemos ler palavra por palavra, letra por letra e depois ponto por ponto.

Boa visão consiste em ver os detalhes centrais nitidamente e a periferia menos claramente. O ponto central da retina, que é chamado de mácula, é a parte do olho que vê com maior acuidade, porém só pode ver uma pequena parte do campo visual por vez. Portanto, para poder usar completamente a mácula, nós precisamos constantemente deslocar o nosso ponto de foco de um pequeno detalhe para o próximo. Olhos que podem ver bem, fazem isso automática e inconscientemente. Olhos que vêem mal devem conscientemente reaprender o hábito de deslocar ("*shifting*"), pois adquiriram o hábito de olhar fixo e forçadamente para conseguir ver todo o campo visual de uma só vez; assim se perde o uso da mácula, tornando quase impossível uma visão nítida. Isso é especialmente verdade ao ler, quando as mentes ávidas agarram toda um sentença por vez, forçando os olhos a ver de maneira diferente daquela para a qual são feitos, o que pode danificar os olhos permanentemente e até mesmo causar catarata. Ler ponto por ponto é diferente da maneira como a maioria das pessoas aprendeu, mas é como os olhos funcionam naturalmente.

Foi um verdadeiro desafio para o sr. Vardi distinguir cada letra, ou até mesmo as palavras; durante muitos anos, ele desenvolvera o hábito de ler uma linha inteira por vez. Embora as suas cataratas não tenham desaparecido, ao praticar esses exercícios ele conseguiu evitar a cirurgia e sua visão melhorou consideravelmente.

Uma senhora idosa chamada Tovah também foi me ver; ela passara por três cirurgias: de catarata, descolamento de retina e glaucoma. Estava quase totalmente cega; só o que conseguia ver era um pouco da luz do sol. "Algumas pessoas vêem me ver tarde demais", eu disse ao secretário da Sociedade Vegetariana, e nunca esqueci a resposta que ele me deu: "As pessoas chegam a você como elas estão, e é aí que você começa". Tovah conseguiu, na realidade, perceber uma certa melhora depois de trabalhar em seus olhos. Um dia, enquanto estava sentada na frente do correio, ela conseguiu ver as pessoas indo e vindo. Isso foi apenas temporário, mas lampejos de visão semelhantes começaram a ocorrer mais vezes, e ela ficou bastante encorajada.

Tovah trouxe sua neta, Mazel, que também tinha problemas de visão. Mazel não só aprendeu os exercícios, como também se interessou pela teoria que os acompanhava. Começou a observar detalhadamente como os seus próprios olhos trabalhavam e como reagiam em várias situações. Sentiu em si a resistência de ver claramente, algo que muitas pessoas com problemas de visão experimentam. Mazel percebeu que a sua extrema sensibilidade à luz e a substâncias como a água clorada das piscinas era resultado de uma ansiedade geral em relação ao seu ambiente. À medida que aprendeu a relaxar os olhos, Mazel começou a ter prazer em ver. Começou a fazer terapia e conseguiu usar seus olhos de forma a ficar mais à vontade consigo mesma e com o que estava ao seu redor.

Diferentes estilos terapêuticos

Danny, Vered e eu tínhamos pontos de vista diferentes em relação às nossas experiências de curar a distrofia muscular, a pólio e a cegueira. Juntos, conseguimos ajudar uma série variada de pacientes.

Danny tinha um senso aguçado de como os músculos se enrijeciam e de como relaxá-los. Ele geralmente trabalhava diretamente na região mais tensa do paciente, soltando lentamente a tensão até que os tecidos ficassem macios e relaxados. Apesar de ele só trabalhar em alguns músculos contraídos, o corpo todo do paciente ficava muito mais relaxado. Eu nunca trabalhei dessa forma: a parte mais tensa do paciente era a última parte que eu tocava. Em vez disso, eu trabalhava todos os pontos relacionados. Por exemplo, para uma pessoa com dor de cabeça, eu trabalhava o pescoço, os ombros, as costas e o estômago antes de até mesmo tocar a cabeça.

Os exercícios de Danny também eram muito mais simples e mais diretos do que os meus. Em seu próprio tratamento, ele seguia a mesma rotina todos os dias. Achava que era muito importante que um exercício tivesse uma relação direta com o problema. Ele precisava ver que o exercício fortalecia o músculo ou relaxava a sua tensão. Novamente, a minha abordagem era diferente. Eu estava mais interessado nas inter-relações das diferentes partes do corpo. Eu buscava ativar todo o corpo, levando o paciente a uma condição totalmente diferente. Meus movimentos eram direcionados para mudar todo o ritmo do corpo.

Vered pendia para a minha maneira de trabalhar, mas tanto ela como Danny encontravam técnicas melhores para eles mesmos. Assim como o paciente precisa ter uma abordagem única para realmente melhorar, um terapeuta deve encontrar uma maneira específica para ajudar cada paciente. A experiência de trabalhar no nosso próprio corpo geralmente determina a maneira como trabalhamos com os outros.

Danny, Vered e eu estávamos desenvolvendo uma relação de trabalho e uma grande atmosfera de camaradagem. Muitas vezes exercitávamos juntos, depois conversávamos sobre as nossas descobertas e experiências. Era como se compartilhássemos uma meditação de corpo e espírito. Era uma ligação profunda de três pessoas com limitações físicas que decidiram superá-las e estavam trabalhando juntas para atingir essa meta. Compartilhávamos uma verdade que ia além da ignorância e dos preconceitos do mundo à nossa volta. Nosso centro era caloroso, um lugar protegido onde podíamos ser nós mesmos, sem medo.

Essa camaradagem não se limitava a nós. As pessoas adoravam visitar o nosso centro. Alguns pacientes ficavam grudados ao nosso centro feito chiclete, como dizia Vered. As pessoas sentiam um ambiente de segurança, garantia e otimismo que vinha da nossa convicção de que nós iríamos melhorar. Todos sabíamos que a minha visão melhoraria, que a perna de Vered ficaria mais forte e que Danny se recuperaria totalmente.

Felizmente, quando abrimos o nosso centro, já tínhamos o apoio e a aprovação de um médico. O dr. Frumer, da Sociedade Vegetariana, estava sempre ao nosso lado. Ele nos indicava muitos pacientes, e se certificava de que eram pacientes com quem podíamos trabalhar com segurança. Quando ele achava que a condição de um paciente poderia deteriorar apesar dos nossos bons trabalhos, ele não nos indicava, apenas para ter certeza de que não teríamos nenhum problema legal.

Danny, Vered e eu percebemos que o estado natural do corpo é o de ser saudável. Compartilhávamos essa compreensão com a Sociedade Vegetariana, onde os médicos achavam que as causas das doenças podem sempre ser encontradas, apesar de acreditarem que um regime alimentar era geralmente o principal fator. Concordávamos com eles que uma dieta desequilibrada traz efeitos ruins e que uma boa dieta é benéfica, mas achávamos que o modo como a pessoa se movimenta e respira são mais importantes. Chegamos à conclusão de que uma vez que o corpo estivesse relaxado, a respiração correta e todas as articulações completamente flexíveis, dificilmente uma doença iria se instalar.

Aprendendo a nos relacionar com os pacientes

Muitas vezes, Danny, Vered, ou ambos, juntavam-se a mim no meu trabalho com a Sociedade Vegetariana. Tínhamos muitos tipos de pacientes, a maioria com problemas menores. Muitos eram idosos, e seus problemas decorriam de anos de uso incorreto do corpo. A maioria não vinha nos ver com a idéia de aprender a se curar; simplesmente queriam ser "tratados", massageados, ou receber apenas um pouco de atenção. Raramente faziam exercícios em casa e pareciam estar satisfeitos com o alívio temporário que recebiam durante a sessão. Como membros da Sociedade Vegetariana, já possuíam algumas idéias sólidas sobre saúde e conseguiam apreciar o nosso trabalho e utilizá-lo até certo ponto, mesmo que não fosse na sua totalidade.

Alguns poucos pacientes eram verdadeiros hipocondríacos que realmente não queriam sarar. Vinham experimentar o nosso trabalho e depois de algumas poucas sessões nas quais o que lhes afligia ainda permanecia da mesma forma, eles se sentiam satisfeitos por ao menos ter tentado o tratamento mais recente, e que esse, também, não os podia ajudar.

Dedicávamos toda a nossa atenção a cada paciente, sem pensar se a reação ao nosso trabalho seria enorme ou mínima. Sempre explicávamos aos pacientes o que iríamos fazer e como eles poderiam se ajudar. Era muito claro para mim que o tempo gasto com cada um nunca era perdido. Nossos instintos e intuições sobre as pessoas ficavam mais aguçados e logo conseguíamos reconhecer para que tipo de pessoa esse trabalho era especialmente compensador. Comecei mesmo a sonhar em fundar um hospital em que os pacientes poderiam ser treinados nesses métodos de autocura.

A essa altura, já contávamos com uma boa clientela. Nosso trabalho continuava a crescer em conseqüência das minhas palestras e da publicidade que a Sociedade Vegetariana fazia, junto com o reconhecimento e as indicações de vários outros médicos. Começamos a entender e demonstrar a maior parte dos fundamentos sobre doenças e curas que se tornaram a base do Método de Autocura. Percebemos a importância da meditação nas curas de nossos pacientes. Miriam costumava me dizer que eu precisava pensar horas antes de cada sessão sobre a pessoa que iria tratar, e eu achei isso essencial. Danny, Vered e eu percebemos que nossas mãos muitas vezes sabiam muito melhor do que a nossa cabeça o que era melhor para um tratamento específico.

Sempre que alguém chegava até nós, primeiro eu examinava o paciente, depois era Danny e Vered. Geralmente, os prognósticos de Vered eram mais pessimistas e os de Danny mais otimistas. Nunca recusamos um paciente por achar que ele não poderia ser ajudado; Danny sentia que todos podiam ser curados de qualquer doença.

Uma ocasião, muito antes disso, quando eu levara um amigo para ir visitar o tio Moshe no hospital, esse amigo me disse: "Independentemente de quão rico, sábio, famoso ou inteligente você for, você sempre acaba aqui". Isto muitas vezes é verdade, mas agora gostaria de acrescentar: independentemente do seu problema ou de seu estado físico, há uma grande força dentro de você que pode sempre curá-lo, ou pelo menos melhorar a sua situação. Não importa o quão isolado você se sinta, o seu ser superior está sempre presente para ser o seu melhor amigo. Sabendo disso, você não precisa se sentir isolado, desamparado ou ter medo. Nosso poder de cura existe em cada músculo do nosso corpo, cada célula do cérebro, cada fibra nervosa, cada vaso sangüíneo. Nascemos com o poder de nos curar e só precisamos redescobri-lo. Encontrar esse poder é como abrir um armário e achar aquilo que você esteve procurando por toda parte. Ele esteve sempre lá, mas simplesmente você não conseguia enxergar. Nós procuramos em toda parte curas para as nossas doenças, sem perceber que há uma força interior em nós que tem uma infinita capacidade de curar o corpo. Essa capacidade é muito mais poderosa do que qualquer doença. A doença existe somente quando não enxergamos esse poder de cura.

Ao contrário da compreensão comum de doença como algo ruim, descobrimos que a doença tem um lado positivo. A doença é uma indicação do estado de ser de uma pessoa, e os sintomas são uma afirmação clara sobre como essa pessoa usa o seu corpo. Vimos, por exemplo, que os pacientes com catarata provavelmente usaram seus olhos rigidamente por anos, tensionando-os, olhando fixamente e não piscando o suficiente. O nosso trabalho era o de ajudá-los a se tornarem conscientes dos hábitos que criaram e que causavam esse problema e para ajudá-los a aprender hábitos melhores. Isso era necessário para que uma cura real pudesse ocorrer.

Na vida moderna, a maioria de nossas atividades é programada para ser realizada num curto espaço de tempo. Raramente temos tempo para relaxar e prestar atenção em como estamos nos sentindo e do que o nosso corpo precisa. Como uma criança, o corpo precisa de atenção, e até mais ainda quando tentamos ignorá-lo. Quando ficamos doentes ou com problemas, o corpo nos força a ouvi-lo.

A maioria das pessoas é bastante passiva em relação à doença. A medicina moderna nos encoraja a nos preocuparmos com o tratamento dos sintomas e a permitir que o nosso corpo seja manipulado como uma máquina. É muito óbvio e muito amedrontador olhar cuidadosamente e tentar descobrir a fonte do problema. Um exemplo óbvio é o paciente com enfisema que continua a fumar.

Shlomo, o senhor idoso que me ensinara exercícios na praia, compreendia a importância de dar ao corpo uma atenção amorosa. Ele se cuidava durante duas horas todos os dias. Algumas pessoas que foram ao nosso centro conseguiam compreender que cada doença tem a sua própria causa e a sua própria cura, e que havia uma razão para os seus problemas, uma causa para os seus sintomas e uma maneira de resolver esses problemas. Essas pessoas se tratavam conosco até aprender exatamente como se cuidar por si sós; aprendiam o que nós lhes mostrávamos e aprendiam a fazer suas próprias descobertas sobre seu corpo e sua mente e sobre o que os ajudaria. Essas pessoas sempre encontravam as melhores maneiras para trabalhar em si próprias. Cada pessoa que sofre de uma doença deve descobrir como chegar à causa, depois aprender como encontrar a cura. Esse processo é difícil, e infinitamente recompensador.

Resistência interior à cura

Vered é um bom exemplo da dificuldade e das recompensas desse processo. Ensinei-a a usar a sua perna mais fraca em vez de protegê-la demais, a levantá-la e a não arrastá-la. Foi extremamente difícil para ela fazer isso. Para conseguir, ela precisava da forte voz interior que constantemente a fazia lembrar de suas metas. Mesmo depois de ela perceber que estava andando incorretamente, Vered tinha uma profunda resistência a mudar. Quando seu andar finalmente começou a mostrar uma melhora, ensinei-a a subir escadas usando igualmente as duas pernas. Isso no início era quase impossível, pois a sua perna direita era quase totalmente paralisada, porém, ela aprendeu. Também aprendeu a andar na areia, o que exigia o envolvimento de novos músculos. Com todos esses exercícios, o progresso de Vered foi enorme. Mas quando atingiu o ponto em que ela poderia ficar quase completamente livre da claudicação, ela hesitou. O fato de mancar tornara-se uma parte integral de sua identidade e era difícil abandoná-lo. Eu achava que Vered fosse mais consciente dos seus sentimentos verdadeiros do que a maioria das pessoas. Nenhum de nós quer se livrar de um comportamento ao qual estamos acostumados. É difícil ter consciência dessas atitudes arraigadas que geralmente vão para o lado oposto da razão e do discernimento.

Outro exemplo foi um paciente nosso chamado Reuven, que tinha uma circulação sangüínea muito ruim nos pés e na cabeça. Quando veio nos ver, o seu rosto estava azulado; por causa da má circulação, uma bochecha estava parcialmente paralisada. Também tinha dificuldade para respirar e às vezes sofria de crises de asma e problemas digestivos; porém, seu problema básico era sua baixa auto-estima.

Reuven só tinha 28 anos, mas se sentia derrotado, tendo sido internado várias vezes durante a maior parte de sua vida adulta, sem um diagnóstico definitivo. Ele tentara inúmeros regimes alimentares e terapias. Durante a nossa primeira sessão com Reuven, o seu rosto adquiriu uma cor rósea normal, graças à massagem e aos exercícios que fizemos. Ele começou a vir regularmente e parecia aproveitar as sessões. Depois de apenas uns poucos meses, ele estava se encaminhando para uma recuperação completa; a bochecha já não estava tão paralisada, a circulação melhorara sensivelmente, a respiração estava livre e relaxada e a circulação nos pés era quase normal. Foi quando parou de vir ao nosso centro. Algumas vezes, nesse ponto crucial, a resistência inconsciente do paciente para novos padrões o impede de dar o último passo em direção à cura ou ao sucesso. Reuven descobriu que antigas radiografias mostravam que tinha uma cavidade pulmonar. Embora isso de forma nenhuma impedisse sua recuperação total, repentinamente ele nos afirmou que o seu problema era incurável e nada poderia remediá-lo.

O poder da mente

Por essa ocasião, comecei a observar a importância da mente na cura do corpo. Eu vinha levantando e abaixando meu braço lentamente, tentando relaxar e respirar profundamente. Foi quando percebi que eu não estava prestando atenção ao movimento do braço ou às sensações dele. Levantei novamente o meu braço, e dessa vez percebi que eu o sentia pesado e tenso. Repeti o movimento algumas vezes, e continuava a senti-lo pesado. Para minha surpresa, descobri que o braço parecia tenso e pesado, mesmo na minha imaginação! Continuei a visualizar o movimento até poder imaginar o braço leve e o movimento como sendo muito fácil. Depois tentei fazer o movimento novamente, e o braço na verdade pareceu bem mais leve e se moveu com mais facilidade.

Fiquei muito entusiasmado com essa descoberta. Pratiquei essa técnica por um longo tempo, visualizando o braço como sendo leve, depois pesado, e descobri que eu podia influenciar bastante o meu movimento. Imediatamente percebi as implicações que isso tinha para o trabalho com os meus pacientes. Vi que a mente pode ajudar a conseguir o relaxamento, os movimentos sem esforços e que é possível fazer grandes mudanças no funcionamento do corpo apenas tendo consciência do que estamos fazendo.

CAPÍTULO 7

ÓRTESE PARA RIVKA

Um pouco antes de abrir o nosso centro, Miriam nos indicou uma menina chamada Rivka para Vered e eu trabalharmos com ela. Rivka tinha 9 anos de idade e estava numa cadeira de rodas por causa da pólio desde os 2 anos. Usara por três vezes órteses nas pernas, mas como não conseguia endireitar o joelho esquerdo, o seu andar colocava muita pressão nas órteses e elas sempre se quebravam.

Vered e eu fomos juntos à casa de Rivka. Esta ficava em uma rua lateral de uma área bastante industrial de Tel-Aviv. Uma longa escadaria com degraus quebrados nos levou até o apartamento da família, localizado no segundo andar. O pequeno apartamento de três quartos abrigava onze pessoas; Rivka era a sétima de nove filhas. Seu pai quebrara a coluna, o que o paralisara permanentemente e, portanto, ele não trabalhava. A mãe também não trabalhava fora de casa, assim a família era sustentada principalmente pelo governo, apesar de algumas das filhas trabalharem. Uma irmã era enfermeira, a outra, soldado, e as outras ainda estavam estudando. O apartamento era escuro e desolado. Rivka estava sentada em sua cadeira de rodas olhando para o chão, os olhos escondidos atrás de grossas lentes. Era uma menina tímida e muito pequena para a sua idade.

Examinamos a perna afetada de Rivka. As duas eram muito finas e estavam a caminho de se tornarem paralisadas. As costas dela eram curvas, com uma curvatura lateral no meio da coluna. Um de seus braços era muito fraco e ela só conseguia levantá-lo até a altura do peito, e mesmo assim com grande esforço. O outro braço era relativamente normal. Os músculos do pescoço eram tão fracos que ela mal conseguia segurar a cabeça erguida.

Vered e eu tentamos convencer as irmãs de Rivka de que ela poderia ser ajudada. Expliquei que a primeira coisa de que ela precisava era de massagem para melhorar a circulação e trazer calor para os seus membros frios; depois disso, alguns movimentos suaves poderiam trazer flexibilidade e força. Mostrei-lhes que ela tinha alguma capacidade para se movimentar, mesmo com a perna semiparalisada, e que o movimento em todos os membros poderia ser melhorado. Enfatizei, entretanto, que melhorar a circulação era o primeiro passo e era essencial. A irmã que era enfermeira, tentou discutir comigo. Na escola de enfermagem, ela aprendera que a circulação só poderia melhorar por meio do estímulo nervoso. Ela acreditava que o sistema nervoso de Rivka tinha sido excessivamente danificado pela pólio, impedindo a circulação necessária. Interrompi-a, dizendo: "Sim, mas o fluxo sangüíneo também pode aumentar o estímulo nervoso. Por que então você ao menos não deixa que ela tente a nossa abordagem?"

Depois, Vered, muito calma e confiante, contou às irmãs de Rivka sobre o nosso progresso com o seu próprio problema com a pólio, no início trabalhando comigo e depois continuando sozinha. Elas concordaram em tentar a nossa terapia, tendo Vered como a principal terapeuta de Rivka. Vered aceitou esse trabalho com certa relutância; ela já estava trabalhando, tinha um volume enorme de trabalho na faculdade, tendo que lidar com suas próprias limitações físicas e cuidar de suas próprias pernas. Ela sentia uma certa relutância em acrescentar uma longa viagem de ônibus mais a caminhada até o apartamento da Rivka, duas vezes por semana. Nesse momento, Vered também não tinha total confiança na sua capacidade. Mas mesmo com todas as suas dúvidas e objeções, ela estava entusiasmada com a possibilidade de tratar de uma paciente com pólio sozinha e, por isso, aceitou o desafio.

Início do trabalho com Rivka

No começo, a família de Rivka ofereceu pouco apoio para seus esforços. Toda a cooperação se resumia no fato de uma das irmãs tentar encorajar Rivka a fazer os exercícios que Vered lhe mostrava. A menina não ajudava muito no começo, deixando bem claro que ela gostava dos exercícios tanto quanto qualquer criança gosta de fazer lição de casa. A princípio, Vered achou esse trabalho com Rivka frustrante. Mas depois de quatro visitas, Rivka mostrou uma certa motivação e as mudanças começaram a ocorrer. Seus pés gelados começaram a esquentar mais rapidamente com cada sessão. Ela se tornou capaz de fazer alguns movimentos limitados. Conseguia mover os pés de lado, para trás e para frente. Muitos dos músculos das pernas e dos braços ficaram mais fortes e pareciam se desenvolver mais. Ela até conseguia se deitar de costas e levantar as pernas por alguns instantes.

O maior problema de Rivka era sua dificuldade em se cuidar quando Vered não estava presente. A casa de Rivka era pequena e com muita gente, e havia pouca privacidade ou espaço para fazer os exercícios. Vered se preocupava, achando que isso talvez interferisse no entusiasmo de Rivka, que começava a aumentar. Depois de conversarmos a esse respeito, Vered e eu decidimos que o que Rivka mais precisava era de um lugar melhor. Naquele momento, acabáramos de abrir o nosso centro, assim, pedimos à família de Rivka para levá-la até lá para as sessões. Primeiro, ela conseguia ir até o centro, acompanhada por uma de suas irmãs, numa das peruas que transportavam crianças com defeitos físicos para as escolas especiais. Depois da sessão, nós a enviávamos para casa num táxi; tínhamos lhe dado um enorme desconto no preço simbólico que cobrávamos, para que ela pudesse ter o suficiente para pagar o táxi de volta. Depois de um tempo, o motorista da perua achou que o nosso centro era longe demais, fora do seu caminho e decidiu que não a levaria mais. Não tivemos outra alternativa a não ser deixar de cobrar pelas nossas sessões para que ela pudesse tomar táxi na ida e na volta.

No começo, a maioria dos exercícios que passamos para Rivka era feita com ela deitada de bruços sobre um colchonete. Nessa posição, ela podia levantar o pé de sua perna mais forte, depois abaixá-lo até as nádegas. Depois, com grande esforço, usando os músculos das costas e do estômago, ela levantava a perna e a abaixava para o colchonete. Esse exercício era extenuante para ela, e ela só conseguia fazê-lo depois de várias tentativas, alternando com a visualização do pé se levantando e abaixando. Depois de algumas semanas de prática, ela conseguia fazer o exercício durante cinco minutos de cada vez, antes de precisar descansar. Ela alternava exercício com descanso, continuando assim durante horas.

Os músculos das pernas de Rivka eram tão contraídos que suas pernas ficavam sempre dobradas nos joelhos. Tentávamos endireitá-las girando-as suavemente. Rivka também exercitava os braços, primeiro virando os pulsos; depois, com grande esforço, fazendo o mesmo com os cotovelos. Era muito importante para nós estimular a sua circulação deficiente para que o seu corpo quase paralisado pudesse desfrutar ao menos a sensação do movimento.

Quando Rivka chegava no nosso centro, ela ficava se exercitando durante horas. Deitava-se num sofá na varanda, e muitas vezes nós olhávamos pela janela para ver o que ela estava fazendo. Ela se sentava ali movimentando o pescoço, depois os braços, depois as mãos, ou ficava deitada de bruços virando os pés e respirando profundamente. Freqüentemente a víamos simplesmente sentada com os olhos fechados ou olhando para o céu. Quando eu lhe perguntava o que estava fazendo, ela dizia: "Estou descansando". Eu a deixava descansar por cinco minutos e depois gentilmente insistia para que ela voltasse a trabalhar. Ela precisava bastante desses descansos. Mesmo assim, ela passava três ou quatro horas trabalhando seu corpo, cada vez que vinha nos ver. Danny era menos paciente e mais insistente para que ela trabalhasse duro, e ela geralmente trabalhava com mais afinco se ele estivesse olhando.

Um empecilho

Quando já trabalhávamos com Rivka havia três meses, nós três decidimos ter uma reunião para determinar qual seria o próximo passo no tratamento dela. Decidimos que era o momento certo para ela voltar a usar uma órtese e começar a andar. Ela estava sofrendo de falta de estímulo, tanto físico como mental; nem sua casa nem sua escola para deficientes podiam fornecer tal estímulo. Somente no nosso centro ela tinha a experiência de liberdade e atividade de que necessitava. Concordamos que era essencial para ela adquirir mais mobilidade, que ela precisava ficar mais ativa. "Precisamos fazer com que ela ande", disse Danny. "Se não andar, ela não vai usar os seus músculos o suficiente."

Conversamos com a família de Rivka e sugerimos que eles pedissem para o ortopedista da escola encomendar as órteses para ela. O ortopedista entretanto se recusou a pedir a ajuda do governo para pagar pelas órteses. Quando ouvi isso, decidir ir falar pessoalmente com ele. Pedi à irmã de Rivka, Rachel, que concordara que ela precisava das órteses, para me acompanhar e me ajudar a convencê-lo.

O ortopedista parecia um pouco nervoso, recebendo Rachel bastante formalmente. Rachel me apresentou como um grande amigo da família. Ele nos convidou para sentar e perguntou com certa rispidez porque tínhamos ido vê-lo. Quando Rachel explicou que queríamos repetir o pedido da família para as órteses, ele ficou impaciente. Disse-nos que não tinha a intenção de pedir as órteses para Rivka naquele momento porque ele planejava operar os joelhos da menina nos próximos seis meses, e ela precisaria, depois da operação, de outro tipo de órteses. Ele não queria gastar os impostos dos contribuintes para pedir órteses diferentes.

Expliquei que Rivka estava tentando uma nova terapia que poderia fazer com que essa cirurgia não fosse necessária. Não me apresentei como sendo o terapeuta, mas falei sobre a terapia em si. O ortopedista ouviu com surpreendente paciência. Ele não esperava nada mais do que um pedido de rotina, com o qual ele iria concordar ou que recusaria. Mas à medida que ele foi ouvindo, o seu interesse cresceu e a rispidez desapareceu. Ficou curioso a respeito do nosso trabalho, o suficiente para que eu decidisse contar-lhe que eu era o terapeuta de Rivka. Falei-lhe de alguns movimentos que usávamos para relaxar e fortalecer os músculos dela, e ele então perguntou com um toque sarcástico: "Então para que você precisa das órteses?" Expliquei-lhe que precisávamos das órteses para que Rivka tivesse maior mobilidade, para lhe dar apoio durante o seu processo de aprender a andar.

Ele me perguntou: "O que você está estudando?" Quando lhe respondi que estudava filosofia, ele retrucou: "Então, por que você quer discutir medicina? Não é o seu campo. Deixe os assuntos médicos comigo". "Com enorme satisfação deixo os assuntos médicos com o senhor", eu disse, "mas no momento Rivka está precisando das órteses."

Ele me dirigiu um sorriso gentil, paciente, e disse: "Veja bem, rapaz, você está tentando fazer o impossível. Os joelhos dela não podem se endireitar porque os músculos estão em constante espasmo. Ela quebrou suas órteses muitas vezes no passado porque, ao tentar andar, isso colocava mais pressão nela do que elas agüentava, apesar de serem feitas para dar apoio para pessoas bem mais pesadas. Só existe uma solução para o problema: nós vamos quebrar o joelho dela cirurgicamente para poder endireitar a perna. Depois, ela poderá usar as órteses sem quebrá-la.

Perguntei-lhe: "E se eu puder endireitar-lhe o joelho?" "Não há jeito nenhum no mundo de você poder fazer isso", ele respondeu, e depois acrescentou: "Você sabe, eu sou mais inteligente do que você pensa". E continuou a contar uma série de histórias para demonstrar a sua inteligência. "Nunca deixo ninguém impor nada a mim", terminou, "e não vou deixá-lo fazer isso tampouco. Mas estou disposto a fazer um acordo com você. Eu recomendo as órteses; depois vamos fazer um documento, registrado em cartório, assinado por duas testemunhas, que, se você não conseguir endireitar o joelho dela em seis meses, você pagará pelas órteses." Não me intimidei. Agradeci-lhe e disse que pensaria no assunto. "Leve o tempo que precisar", sorriu. "Fico aguardando um encontro, caso você aceite este acordo."

Rachel e eu saímos do consultório dele com emoções variadas. Tínhamos feito algum progresso, mas sabíamos que seria muito difícil prever quanto tempo seria necessário para endireitar a perna de Rivka. Podia muito bem levar mais do que seis meses. O fato de que o médico tinha programado a operação nesse prazo não garantia que a perna de Rivka poderia agir dentro da programação dele. Endireitar e fortalecer a perna dela pelo nosso método, sem dúvida, era um processo lento e penoso.

A maioria dos terapeutas tentaria endireitar a perna de Rivka forçando-a a alongar-se. Mas os seus músculos estavam muito tensos para serem esticados dessa forma. Eu tinha certeza de que a única maneira de endireitar a perna de Rivka era relaxar os músculos e gradativamente endireitá-la, e que a única maneira de conseguir isso era manter os músculos da perna funcionando e se movendo. Eu sentia que os movimentos usados para andar seriam especialmente benéficos. Era absolutamente necessário que ela usasse as órteses e começasse a andar.

Comentei com Rachel que, mesmo que nós não conseguíssemos endireitar a perna de Rivka em seis meses, pelo menos ela conseguiria as órteses se nós aceitássemos a proposta do ortopedista. Eu estava disposto a me responsabilizar por pagar por ela, se falhássemos. Rachel ficou muito emocionada. Entretanto, sua irmã Mazel não gostou nem um pouco da idéia; ela insistia que o governo deveria pagar pela órtese. Como enfermeira, ela estava acostumada a que o governo fornecesse tudo o que um paciente necessitasse.

Com ou sem apoio do ortopedista, Rivka, suas irmãs e eu estávamos todos convencidos que as órteses eram essenciais. Ela precisava se movimentar, de variedade, de um novo ambiente e de uma escapada da atmosfera sufocante da sua casa e da escola. Era difícil e inconveniente para ela ser sempre carregada ou empurrada na cadeira de rodas. Ela precisava das órteses para conseguir uma certa liberdade.

Discuti o problema com os meus amigos. Um deles sugeriu que eu pedisse mais tempo para o ortopedista. Concordei, tanto porque eu duvidava que em seis meses tivéssemos tempo suficiente e também porque eu tinha medo que o prazo me forçasse a trabalhar intensamente demais com ela, o que seria prejudicial para ambos. Portanto, decidi ir falar com o médico e mudar os termos do acordo.

Depois de duas semanas, Rachel e eu voltamos ao consultório do ortopedista. Ele nos recebeu com um sorriso desafiador e disse: "Então, o que você decidiu? Temos um aposta?" "Sim", respondi, "mas eu quero que o senhor me conceda dois anos."

Seu queixo caiu de surpresa, depois o insulto substituiu o choque. "Saia daqui, charlatão", disse. Isso fez com que Rachel ficasse brava e ela gritou para o ortopedista: "Eu não quero que minha irmã faça essa operação se o senhor não estiver disposto a nos ajudar agora!" "Eu só estou tentando ajudar Rivka", ele respondeu pacientemente. "Tudo o que eu quero é o melhor para ela." Virou-se para mim e perguntou: "Que tal oito meses?"

"Esqueça", eu respondi. "Não estamos num mercado. Se me der dois anos, ela terá uma perna reta. Estou disposto a apostar que mesmo em oito meses a perna dela estará visivelmente mais direita." "Não", ele respondeu. "Não vou fazer nenhum acordo com um impostor. Quero ver uma perna reta em seis ou oito meses, senão você terá que pagar pela órtese." Nesse ponto nós fomos embora. Estava claro que teríamos que encontrar outra solução.

Eu estava em estado de choque. Ninguém jamais me chamara de impostor antes, e eu já trabalhava com pessoas havia anos. Quando Tia Esther ouviu a história, ela sorriu e disse: "Bem, você aprendeu a sua lição. É melhor se preparar para ouvir a mesma coisa de outras pessoas".

O médico de Rivka se recusou até mesmo a considerar que o nosso trabalho tinha alguma validade. Senti que isso era um insulto, não somente a mim, mas à verdade. Muitos outros médicos que eu encontrara teriam feito tudo o que estivesse em seu poder para encontrar qualquer método que pudesse ajudar seus pacientes. Mesmo se não tivesse a imaginação para entender o trabalho em teoria, os resultados poderiam falar por si só. Realmente, eu não esperara que ele concordasse com o meu plano, mas mesmo assim eu estava desapontado e um tanto deprimido. Permaneci em um certo estado de choque por um longo tempo depois do nosso encontro.

Quando contei ao dr. Frumer o que o ortopedista me dissera, ele achou inacreditável; ele me disse claramente que discordava do outro. Foi um alívio saber que eu tinha o apoio de um médico estabelecido que compreendia e aprovava o que eu estava fazendo. Eu não estava disposto a repetir a experiência que tivera com o médico de Rivka, mas à medida que o choque ia passando eu recuperava meu equilíbrio. Eu não tinha medo de que o ortopedista movesse uma ação contra mim, apesar de ter me considerado uma fraude. Percebi que, embora ele duvidasse das minhas habilidades e rejeitasse a minha proposta, na verdade não se opusera a mim. Ele simplesmente não conseguia me apoiar.

Foi então que entendi que há uma grande diferença entre "opor-se" e "não aceitar". Quando você não pode aceitar algo, uma parte de você sabe, no nível do consciente ou do inconsciente, que está se deparando com suas próprias limitações. No caso do ortopedista, havia um elemento de medo envolvido. Ele estava com medo de descobrir que algo tão contrário ao seu treinamento, educação e crença poderia funcionar, poderia ser, na realidade, justamente o que os seus pacientes precisavam. Ele não queria colocar à prova o seu treinamento e a sua experiência.

Mesmo se o ortopedista quisesse se opor a mim, ele não teria justificativas para fazer isso; eu poderia mostrar resultados que provavam a validade de minha abordagem. Mas o médico não estava disposto nem mesmo a investigar o meu trabalho. Se ele tivesse ido nos ver trabalhando com Rivka, usando massagem suave, movimentos circulares nas articulações e alongamentos lentos e graduais para os músculos, poderia ter sido bem possível que ele tivesse mudado de atitude.

A gentileza de estranhos

Sabíamos que precisávamos conseguir as órteses para Rivka de uma forma ou de outra. Mas a questão era: como? A solução veio quase como uma surpresa. Na época, uma amiga de Vered morava com uma amiga chamada Tirza, que era assistente do produtor de um programa semanal de rádio. Tirza se interessou pelo trabalho que nós fazíamos. Quando ela se ofereceu para nos entrevistar no programa, ocorreu-me que aquele talvez fosse uma excelente maneira de angariar fundos para as órteses de Rivka. Eu queria que o público soubesse como era importante para nós conseguir ajuda para Rivka e para outras pessoas como ela.

O horário marcado para a entrevista era o ideal. Ela iria ao ar na sexta-feira à noite, com quinze minutos de duração, logo após a hora que as pessoas chegavam em casa do trabalho, mas um pouco antes de começarem os programas de televisão à noite. O programa tinha sido bem divulgado nos jornais, e podíamos calcular que umas quinhentas mil pessoas iriam ouvi-lo. A gravação durou umas cinco ou seis horas, mas, depois de editado para chegar aos quinze minutos, ficou bastante diferente do que nós esperávamos; os entrevistadores tentaram tornar o nosso trabalho sensacionalista. No lugar das entrevistas informais e pessoais que tínhamos feito, eles criaram um tipo de documentário oficial.

Mesmo assim, o programa teve um bom impacto e atraiu bastante a atenção. Conseguimos levantar fundos suficientes para comprar as órteses para Rivka, e uma boa parte veio da própria Tirza. Era uma maneira excelente de reforçar a terapia de Rivka!

Melhora formidável

Para poder andar com as órteses, Rivka também precisava usar muletas. E para isso ela precisava fortalecer os braços. Ela se exercitava praticando a visualização de suas mãos se erguendo por si sós, sem esforço, e esse exercício de imagem começava a ter efeito. Certa vez, ela sofrera de uma total falta de funcionamento dos músculos deltóides da parte superior dos braços, mas agora eles estavam evidentemente ficando mais fortes, até que finalmente ela conseguiu levantar os braços. Quando ela conseguiu fazer isso e já praticara durante uns dois meses, nós lhe demos alguns "pesos" para levantar: uma grapefruit, depois um melão cantalupo. Nessa época Rivka era capaz de trabalhar sozinha, horas a fio, sem precisar de nossos estímulos constantes. Quando saíamos, ela continuava a fazer os exercícios e, quando voltávamos, ela ainda estava trabalhando neles.

Depois de receber as órteses novas, o progresso de Rivka acelerou-se rapidamente. No começo, começamos a levá-la para passear antes do jantar e então a convidávamos para que jantasse conosco. Primeiro, ela só conseguia dar uns quinze passos por vez, e eu tinha que carregá-la para descer os poucos degraus do nosso apartamento até a rua. Mas, em pouco tempo, ela já conseguia descer sozinha e, muito em breve, ela pôde andar um quarteirão inteiro, algumas centenas de metros, sozinha. Eu costumava lhe dizer para não comer batatas fritas, que ela adorava, especialmente as que eram vendidas em um lugar perto de nossa casa, pois eles usavam o mesmo óleo para fritar várias vezes. Porém, um dia em que andara uns oitocentos metros até lá, ela quase desmaiou por causa do enorme esforço; então eu cedi e lhe comprei uma porção grande de batatas fritas. Ela comeu com enorme prazer, sabendo que merecia essa recompensa.

No início, ela sempre precisava que eu estivesse por perto quando andava, para ajudá-la a manter o equilíbrio e evitar que caísse. Precisava também sentir a minha segurança e o meu apoio moral. Mais tarde, ela passou a ir sozinha dar a volta no quarteirão. Seu andar era lento e trabalhoso, mas por dentro ela estava nas nuvens.

Rivka começou também a despertar como pessoa. Antes ela era totalmente indiferente a si mesma, sentia-se inútil e desprezada. Agora, ela começava a sentir que era importante. Antes estava quase totalmente imobilizada, só conseguia dar alguns passos com as órteses, ou ajoelhada. Agora ela conseguia sair sozinha para o mundo, usando as próprias pernas.

Uns três meses depois de receber as órteses, e quase exatamente seis meses depois da minha discussão com o ortopedista dela, Rivka deu um salto enorme no seu progresso: ela conseguiu andar oitocentos metros em vinte minutos, o que antes levava uma hora e meia. Seu andar fortalecera os músculos do joelho e reativou os músculos da parte inferior das costas, que tinham estado tão adormecidos e contraídos que davam a impressão de ser carne morta. Tornou-se mais fácil para nós girar e esticar as suas pernas e, como resultado, Rivka começou a usar as órteses durante quatro a cinco horas por dia, enquanto antes ela não conseguia tolerar isso por mais de meia hora.

Além disso, os braços antes paralisados de Rivka agora tinham total mobilidade e estavam ficando cada vez mais fortes. Aos poucos, aumentamos os pesos para ela levantar, até que chegamos a dez quilos. Depois de seis meses usando as órteses, ela conseguia andar um quilômetro e meio em pouco mais de meia hora, próximo à velocidade normal para se percorrer essa distância.

Um dos grandes triunfos de Rivka foi também meu. Um dia, ela chegou atrasada para a sessão. Chegou acompanhada de uma de suas irmãs, que anunciou:

"Estamos atrasadas porque hoje viemos de ônibus!" E, dirigindo a Rivka um olhar de admiração e orgulho, acrescentou: "Sabe, esta foi a primeira vez que Rivka andou de ônibus. Ela subiu no ônibus sozinha". Tentei segurar as lágrimas, mas meus olhos ficaram úmidos. Carreguei Rivka para cima, para que ela não precisasse fazer mais força, tirei suas órteses e massageei-lhe os pés e as pernas, que tinham ficado tensos com o esforço. Eu estava exultante ao pensar na nova independência de Rivka; ela era como um pequeno pássaro tímido engaiolado e agora, finalmente, tinha se libertado.

Pensei sobre o plano do ortopedista de quebrar a perna dela. Nem por um minuto ele acreditara que ela conseguiria que suas pernas voltassem a funcionar, ele nunca esperou que ela conseguisse desenvolver os músculos gastos; nunca imaginou que ela pudesse andar mais do que alguns passos com as órteses. Ver Rivka ficar cheia de vida fez com que o mundo todo se tornasse mais vivo para mim e para todos nós. Vered disse: "Você deveria ter aceitado aquela aposta; você teria ganhado".

Mas, com ou sem a aposta, ficou claro que todos ganharam; não só Rivka, não só nós três, mas o mundo ganhou algo em ter uma menina aleijada a menos. Pois eu realmente acredito profundamente que o sofrimento que aflige uma pessoa afeta o mundo inteiro, e que o estado do mundo todo se reflete na vida de cada indivíduo.

PARTE 2

TERAPIA DE AUTOCURA

CAPÍTULO 8

PROBLEMAS DE VISÃO

Durante o tempo em que trabalhei na Sociedade Vegetariana e meu consultório prosperava, uma mulher, que com minha orientação tinha melhorado consideravelmente a visão, perguntou se eu poderia me encontrar com o seu filho, o dr. Zimmerman. Ele era o chefe do departamento de oftalmologia de um hospital onde trabalhava um outro colega meu. Eu senti uma certa hesitação em me encontrar com uma pessoa cujas idéias sobre o tratamento dos olhos seriam por certo opostas às minhas, mas sua mãe me garantiu que ele era uma pessoa com uma mente aberta. Depois eu soube que ela fizera o mesmo com ele, para convencê-lo a se encontrar comigo.

Na manhã antes do meu encontro com o dr. Zimmerman, passei um longo período fazendo meus exercícios de visão. Assim relaxado e confiante com relação ao meu trabalho, deixei-me ser conduzido por sua mãe até o consultório dele. O dr. Zimmerman era um jovem muito simpático, com um lindo e amplo sorriso. Ele ouviu com grande interesse a minha história e minhas teorias. Quando olhou para os meus olhos, ele disse que teria feito um trabalho melhor em meus olhos com cirurgia e que meus cristalinos pareciam vidros que tinham sido derrubados e pisoteados. Em seguida, examinou as minhas vistas e simplesmente não conseguia acreditar no quanto eu conseguia enxergar.

O dr. Zimmerman e eu discordamos em muitas coisas. Ele não podia acreditar que óculos são prejudiciais. Expliquei-lhe a idéia do dr. Bates que os óculos enfraquecem os olhos, impedindo-os de trabalharem por si próprios. Também lhe contei que os óculos focam mais luz na mácula (o centro da retina que propicia a visão detalhada) do que ela poderia aceitar confortavelmente. O conceito de exercícios para os olhos era novo para o dr. Zimmerman, mas intuitivamente fazia sentido. Entretanto, ele não podia aceitar a idéia de que o formato dos olhos podia verdadeiramente mudar.

Depois da nossa conversa, que foi bastante cortês e estimulante para ambos, o dr. Zimmerman deixou claro que não teria muito interesse em seguir o meu método e, assim que nos despedíssemos depois de terminada a conversa, não mais nos encontraríamos. Sua mãe, impávida, decidiu que se o seu filho não queria trabalhar comigo, ela encontraria outro médico disposto a fazê-lo. Ela foi falar com um dos amigos do filho sobre isso, para ele experimentar o meu trabalho.

O dr. Shem tinha, ele próprio, problemas de visão, e nós nos conhecemos na casa da sra. Zimmerman. "Não se pode fazer nada fora do convencional no hospital", ela me dissera.

Eu ensinei a ele exercícios de relaxamento e *sunning*, e no final da sessão ele estava tão relaxado que caiu no sono. Exercitar os olhos era algo totalmente novo para ele.

Depois da sessão, o dr. Shem praticou os exercícios para os olhos regularmente e sentiu uma melhora em sua visão. Ele adorou, não só por causa da melhora, mas porque ele se sentia mais corajoso e ousado. E continuou a fazer os exercícios durante meses, e sua visão melhorou consideravelmente.

Conheci outro oftalmologista na casa da sra. Zimmerman, que me disse diretamente que exercícios para os olhos não tinham o menor valor. Disse que era impossível objetivamente medir qualquer melhora na visão como resultado de exercícios para os olhos. Achei isso engraçado, pois as conclusões "objetivas" dos exames oftalmológicos variam de um dia para o outro, mesmo de uma hora para a outra, se os exames forem repetidos. Como eles só ficam com os pacientes por alguns minutos, os médicos oftalmologistas não notam as mudanças constantes na acuidade visual que cada pessoa experimenta; eles baseiam seu conhecimento só no que concluem durante esses poucos minutos. Quase todo mundo parece piorar quando está cansado, trabalhando demais ou passando por um período difícil. Por que isso não é compreendido comumente pelos oftalmologistas é um mistério para mim.

A abordagem do dr. Bates

Apesar de ser grato pelos desenvolvimentos em oftalmologia que ajudaram a muitas pessoas, fico preocupado com o fato de não haver uma ciência preventiva em oftalmologia. Tenho certeza de que as teorias claras e avançadas do dr. Bates algum dia serão endossadas pelos oftalmologistas convencionais, e não apenas pelas pessoas que conseguem melhorar sua visão usando métodos naturais. Aguardo ansiosamente o dia em que os oftalmologistas encaminhem os seus pacientes para instrutores que lhes ensinarão como prevenir a deterioração da visão e a usar melhor os seus olhos.

O método do dr. Bates é muito eficaz e se baseia em idéias sólidas e funcionais. Bates tinha uma abordagem que realmente ajudava as pessoas a curar seus problemas de visão, e não só os problemas simples, mas algumas das doenças degenerativas também. Ele não achava que as suas conclusões iam de encontro ao espírito de sua profissão, mas sim eram um meio de abrir os horizontes da oftalmologia. Entretanto, nenhuma profissão jamais conseguiu abraçar mudanças desse porte em suas práticas. Bates não só foi desacreditado, mas perdeu a licença para praticar a oftalmologia. Apesar de suas idéias terem sido rejeitadas pela oftalmologia convencional, ele continuou a ajudar milhares de pessoas a superarem seus problemas visuais. Pioneiros em qualquer campo muitas vezes são perseguidos e forçados a lutar por aquilo que eles consideram ter valor e ser verdadeiro.

Bates sempre enfatizou que o seu método não era um conjunto fixo de técnicas, mas deveria ser sutilmente ajustado às necessidades de cada pessoa. Ao descrever os seus exercícios, acrescentou também que, se um paciente não era ajudado pelos exercícios do seu livro, essa pessoa deveria tentar desenvolver novos exercícios, fazendo tentativas, como ele próprio fizera. Bates compreendia que não havia uma técnica que ajudasse a todos. O relaxamento é o único fator consistentemente eficaz.

Bates explicou também que os problemas de visão podem resultar de preocupações e *stress*, assim como de um ambiente insalubre. Fatores ambientais que podem prejudicar a visão abrangem luz fraca, barulho, poluição no ar e a falta de horizontes distantes que dão aos olhos a oportunidade de "se alongarem".

O tédio é outro fator. Quando estamos entediados, temos a tendência de parar de focar e deixamos nossos olhos "ficarem vidrados". Esse hábito, que pode levar à miopia e ao astigmatismo, muitas vezes começa na infância. A sala de aula típica é um ambiente insalubre para os olhos. As crianças passam seis horas por dia num espaço fechado, iluminado artificialmente, tentando prestar atenção nas aulas, que freqüentemente são monótonas ou frustrantes. Começam a olhar para o nada ou deixam os olhos vagarem sem rumo, o que embaça a visão e pode causar erros de refração, como miopia ou astigmatismo. Não é de espantar que tantas crianças que começam a estudar com olhos perfeitamente normais acabem usando óculos quando chegam aos 9 anos de idade.

Minha tia Esther se manifesta

Aos 80 anos, minha tia Esther sofreu um acidente de automóvel e quebrou a perna. Ela ficou acamada durante três meses enquanto a perna se recuperava; no final desse período, um neurologista lhe disse que ela estava com a doença de Parkinson, e recomendou que ela fizesse fisioterapia para evitar que as articulações enrijecessem e degenerassem.

Tia Esther me ligou e perguntou se eu poderia ser o fisioterapeuta dela. Eu estava com todos os meus horários preenchidos, por isso interrompi meus exercícios matinais na praia para poder trabalhar com ela. Eu gostava imensamente daquelas sessões na praia e sabia que tia Esther seria uma paciente difícil, mas realmente não tinha nenhuma razão para não aceitar. O que aconteceu foi que ela realmente não cooperava em nada; não trabalhava nela mesma fora das nossas sessões; aceitava os tratamentos como algo que lhe era devido e não estava interessada em como ela poderia aprimorá-los.

Quando cheguei a primeira vez para trabalhar com ela, tia Esther mal conseguia sair da cama. Depois de um mês soltando suas articulações e reduzindo os tremores com exercícios de relaxamento e meditação, começamos a andar juntos; mostrei-lhe como andar corretamente. Uma vez, andamos para um lindo bosque próximo a sua casa que tinha um pequeno riacho. Ao nos sentarmos em um banco, tia Esther me perguntou: "Como é possível você saber tanta coisa?" Foi como se ela não soubesse nada dos anos que eu passei trabalhando em mim e em outras pessoas. Só depois que ela sentiu os efeitos do meu trabalho nela mesma é que lhe ocorreu pensar que os meus esforços podiam ter alguma validade. Ela ficou impressionada por ter conseguido sair da cama depois de apenas um mês de tratamento.

Contei à tia Esther sobre Miriam, Isaac, Shlomo, e as inúmeras outras pessoas em quem eu trabalhara. Parece que isso fez sentido para ela, porém ela disse: "Mesmo assim, você precisa ter um diploma em fisioterapia". Quando ela sugerira isso vários anos antes, tinha sido uma forma de menosprezar o meu trabalho. No entanto, agora, ela disse isso com respeito, para me encorajar a obter as credenciais para que o meu trabalho pudesse ser aceito mais amplamente.

A doença da tia Esther nos aproximou. Ambos aproveitávamos o nosso tempo juntos. Ela sentia menos necessidade de me controlar, e cada vez mais dava sinais de que eu estava fazendo a coisa certa. Ela ficou especialmente bem impressionada quando soube que meio milhão de pessoas tinham ouvido a minha entrevista no rádio. No final do seu tratamento, tia Esther me deu de presente algo maravilhoso: uma passagem aérea para os Estados Unidos.

Eu sabia que a minha melhor chance de obter credenciais oficiais seria nos Estados Unidos. Também percebi que se eu fosse para lá teria contato com um número muito maior de pessoas. Comecei a sentir que eu tinha chegado com o meu trabalho até onde era possível ir em Israel. Nosso centro era conhecido nacionalmente, graças ao programa de rádio e pela extensa publicidade boca a boca. Apesar das longas horas de trabalho, Danny, Vered e eu não conseguíamos dar conta de todas as pessoas que queriam nos ver. Ocorreu-me que, tornando-me mais conhecido e tendo credenciais, isso me permitiria treinar ou influenciar o trabalho de outros praticantes, tornando a nossa terapia disponível para mais pessoas. Queria, um dia, organizar um hospital onde o nosso método pudesse ser usado.

Viagem para São Francisco

Minha irmã, Bella, já morava em São Francisco havia alguns anos e sugeriu que eu fosse para lá para fazer uma faculdade de fisioterapia. Porém, duas escolas tradicionais de fisioterapia já tinham me recusado em Israel: uma recusou-se a me aceitar por causa da minha visão, e eu cometera o engano de contar para o comitê de admissão da outra sobre o trabalho que eu desenvolvia. Eu sentia que mesmo nos Estados Unidos o meu método encontraria oposição. Foi assim que eu fiz um acordo comigo mesmo: eu iria para os Estados Unidos, ficaria lá por dois anos até terminar os meus estudos elementares e depois voltaria para Israel.

Bella foi me buscar no aeroporto e me levou para a sua casa. Eu mal conseguia acreditar no que estava acontecendo. Senti como que eu estivesse incorporando milhares de milhas que acabara de percorrer de Israel até a América. Quando adormeci no sofá de Bella, parecia que ainda estava voando.

Levei uma semana para realmente entender que São Francisco era um lugar totalmente diferente de Israel. A diferença mais marcante era que eu não tinha nenhum paciente. Eu tinha a maior vontade de trabalhar; não poder trabalhar era para mim a pior coisa possível. Tudo era muito quieto. Em casa, em Israel, o telefone tocava sem parar, a cada cinco minutos, e eu encontrava amigos por toda parte. Senti que estava perdendo o meu tempo, pois havia tanto a ser feito.

Em Israel eu tinha tanto apoio dos médicos, que resolvi contatar alguns médicos na Califórnia para ver se algum deles poderia me ajudar a começar a trabalhar lá. Não tive o menor sucesso. Todos foram educados, mas não conseguiam imaginar como me ajudar, e a maioria me dispensou sem dizer uma só palavra.

Nesse meio-tempo, Danny e Vered continuavam a trabalhar com clientes no nosso centro em Tel-Aviv. Eu sentia muita falta deles, muitas saudades, assim decidimos manter contato. Como os telefonemas eram muito caros naquela época, eles me enviavam cartas gravadas em fitas cassete e eu ligava de volta para conversarmos sobre os pacientes.

Finalmente, depois de seis meses, recebi uma carta de Israel com o telefone de um professor do Método Alexander (um tipo de trabalho corporal) na Califórnia. Combinamos um encontro, e ele me disse que faria o possível para me encaminhar alguns de seus pacientes. Também me apresentou para um optometrista que conhecia, o dr. Raymond Gottlieb.

O dr. Gottlieb foi a primeira pessoa nos Estados Unidos que pareceu entender e apreciar o que eu tinha para dizer. Ele tinha uma clientela ótima, mas se sentia insatisfeito com o trabalho. "Eu mesmo já pratiquei os exercícios de Bates", disse. "Eu sofria de um pouco de miopia e melhorei depois de um ano e meio. Agora minha visão é normal ou melhor. Porém eu sinto que a verdadeira experiência me escapou, apesar de ter trabalhado muito e ter melhorado a minha visão." Sabia o que ele estava querendo dizer. "Talvez você tenha trabalhado demais nos exercícios em vez de simplesmente experimentá-los", sugeri.

Fiz algumas sessões com o dr. Gottlieb. O seu abdômen era muito tenso, e ajudei-o a relaxar a tensão contraindo e soltando cada músculo da região, massageando e alongando seus braços e suas pernas, um de cada vez. Eu alongava o seu braço enquanto ele visualizava que ele ia até a outra ponta da sala, a rua, o mar; isso relaxava os ombros e o peito. Depois, ele ficava mais tranqüilo assentado no chão e o seu rosto ficava mais relaxado.

Depois da aprovação inicial do meu trabalho ser confirmada, comecei a ir uma vez por semana ao consultório do dr. Gottlieb para trabalhar com alguns pacientes. As pessoas que eu via se mostravam muito interessadas no meu trabalho e nos exercícios, mas a maioria não tinha a disciplina de trabalhar entre uma sessão e outra. Estavam abertas para novas idéias, mas realmente não faziam nada substancial com elas.

Comecei a notar que as pessoas com baixa auto-estima tinham a tendência de ter uma postura, em geral, defensiva, enquanto as pessoas que eram confiantes conseguiam colocar todo o esforço naquilo que estavam fazendo. Estas últimas eram muito mais capazes de melhorar sua visão e sua saúde. À medida que comecei a entender melhor essas novas pessoas com as quais eu trabalhava, o meu trabalho e os resultados melhoraram.

A amizade e o apoio do dr. Gottlieb foram extremamente importantes para mim. Ele me abriu portas, me apresentou para uma comunidade de cura holística na área da baía de São Francisco. Durante esse tempo, decidi desistir dos meus planos de estudar fisioterapia e apenas me concentrar em meu próprio trabalho.

Percebi que as aulas a que eu assistira tinham me ajudado a entender melhor os conceitos que haviam atrás do meu método.

Alguns meses depois de começar a ver alguns pacientes no seu consultório, o dr. Gottlieb e eu abrimos um centro de terapia juntos em São Francisco. Ele me encorajou a dar aulas lá sobre como melhorar a visão. Até então, eu só trabalhara com pessoas e não tinha certeza de que o meu trabalho seria eficaz para grupos de pessoas. Descobri logo que, em uma aula com poucos alunos, eu podia estabelecer em três ou quatro horas uma atmosfera de proximidade e dar a cada aluno atenção individual. Todos os que fizeram o curso melhoraram a sua visão, porém algumas pessoas conseguiram achar formas de não se lançar em algo com que não estavam familiarizadas. O meu método exigia que os alunos mudassem toda a sua maneira de ver, e algumas pessoas reagiam argumentando que o trabalho era difícil ou que exigia muito tempo e acabavam saindo do curso na metade. Com o passar dos anos, cada vez menos pessoas desistiam dos meus cursos, mas acho que eu era um pouco impetuoso e direto durante os meus primeiros anos nos Estados Unidos.

Mesmo assim, vi que podia ensinar os alunos como desenvolver consciência cinestésica ao mesmo tempo que passava os princípios básicos do meu trabalho. As aulas eram um sucesso. Dezenas de alunos completavam os cursos e melhoravam sua visão.

Sou muito grato ao dr. Gottlieb por ter me ajudado a começar meu trabalho nos Estados Unidos. Depois de vários meses trabalhando juntos, ele e eu percebemos que já tínhamos aprendido tudo o que podíamos um com o outro e decidimos nos separar, cada um seguindo o seu caminho. Foi então que abri meu próprio Centro para Self-Healing (Autocura) em São Francisco. Eu tinha 23 anos de idade. Isso aconteceu alguns anos antes de eu abrir a School for Self-Healing, dedicada ao ensino do Método Self-Healing.

Com o passar do tempo, trabalhar com pacientes particulares se tornou novamente minha principal atividade; eu não precisava mais dar tantas palestras. Meu toque oferecia alívio e força aos pacientes, e eles geralmente não se preocupavam com a teoria que havia por trás disso. Porém, a experiência de ensinar foi muito valiosa para mim; aprendi como falar sobre o meu trabalho de uma forma que inspirava as pessoas a cuidar dos próprios olhos e corpo.

Luelia: A cura do corpo e dos olhos ao mesmo tempo

Luelia foi o meu primeiro grande sucesso na América. Ela era uma mulher de 70 anos que reclamava de dores de cabeça, vermelhidão e dor nos olhos, pescoço e costas tensas. Contou-me que sofria de estrabismo e visão dupla desde o nascimento. Consultava-se freqüentemente com um quiropata, algumas vezes duas vezes por dia, além de um homeopata e um oftalmologista. Além dos problemas crônicos, ela sofria de infecções oculares periódicas. Luelia era hipersensível à luz e se preocupava incessantemente com a sua saúde. Sempre que vinha me ver, ela trazia uma lista de problemas de saúde. Apesar de suas reclamações e de sua solidão, ela tinha muita coragem e muitos interesses. Trabalhava como editora em uma pequena empresa especializada em livros religiosos. Era uma pessoa bastante religiosa, e aí encontrava força e conforto. Acreditava que chegara até mim por intervenção divina.

Apesar de Luelia ter se acostumado com a visão dupla, seus olhos estavam sempre doloridos por causa da tensão que não conseguia aliviar com remédios. Ela até trabalhara com professores que usavam o Método Bates, porém esse método não tinha sido bem-sucedido. Finalmente, ela desistira tanto dos métodos convencionais como holísticos e decidiu "colocar seus problemas nas mãos de Deus".

Luelia me encontrou por caminhos tortuosos. Ela visitava um museu fora de Los Angeles quando conheceu uma turista de São Francisco que, conversando, perguntou-lhe se tinha problemas de visão. Quando Luelia respondeu contando sua história, ela disse: "O melhor professor do Método Bates mora em São Francisco. Ele me ajudou a melhorar da artrite". Ela então lhe deu meu endereço, que ficava a três quarteirões de onde ela morava. Ela tinha certeza de que Deus lhe respondera.

Luelia me telefonou no dia seguinte e no domingo, em vez de ir à igreja, foi me ver. Uma mulher pequena, frágil, com cabelos brancos como a neve, Luelia tinha aprendido com um professor que se dizia conhecedor do Método Bates, trinta anos antes, a suprimir seu olho mais forte e usar somente o fraco. A intenção do professor tinha sido fortalecer o olho fraco, forçando-o porém a trabalhar pelos dois olhos, o que lhe provocava uma imensa tensão; nesse processo, Luelia enfraquecera o olho forte por não usá-lo suficientemente. Quando uma pessoa sofre de visão dupla, cada olho vê uma imagem separada e não funde as duas imagens em uma. Pedir para Luelia suprimir a visão de um olho era completamente errado; ela precisava aprender a usar os dois.

Luelia também me contou que outro professor do Método Bates insistira para que ela tentasse ver um pequeno ponto em uma página, gritando quando ela não conseguia ver, mas sem dar outras instruções. Muitas pessoas que ensinam o Método Bates confundem ou distorcem as idéias sobre o seu trabalho. Quando o dr. Bates disse que era necessário ver até mesmo os menores detalhes com clareza, ele não quis dizer que nós deveríamos nos forçar e nem fazer esforços para conseguir isso; ele queria dizer que nós somos capazes de aprender a usar os nossos olhos de forma que isso se torne possível. Para Luelia, era totalmente errado forçar os olhos para tentar enxergar.

Ela também sofria de insônia; nunca dormia mais do que duas horas seguidas. Contou-me que ninguém conseguia massageá-la sem que ela gritasse de dor. O seu corpo era bastante frágil, com muitos vasos sangüíneos rompidos e músculos fracos. Eu a massageava suavemente, tanto que no começo ela mal conseguia sentir alguma coisa; ela nem mesmo tinha consciência do que estava dormente.

Além de seus problemas físicos sérios, Luelia estava quase paralisada pela ansiedade; ela nunca conseguia relaxar. Não era capaz de fazer o *palming* em seus olhos, pois ela tinha medo que ao apoiar os cotovelos na mesa isso machucaria os seus ombros. Eu não insistia que ela fizesse o *palming*, mas, em vez disso, disse-lhe para sentar-se em um quarto bastante escuro, fechar os olhos, e imaginar que via a escuridão.

Era importante não impor uma disciplina, mas gradativamente apresentar Luelia a esse trabalho e deixar que ela continuasse em seu próprio ritmo. Ela precisava ser capaz de decidir o que era certo ou errado para ela, mesmo que eu discordasse.

Sugeri a Luelia que deixasse voltar a sua visão dupla e depois alternar, usando um olho por vez. Se fosse necessário usar um olho mais do que o outro, ela deveria usar o olho mais forte. Logo ela conseguia ler e datilografar por mais de uma hora sem se cansar. Depois de um mês trabalhando dessa forma, a vermelhidão em seus olhos clareou e a íris ficou clara como um cristal. Sempre que ficava cansada, ela ia sentar-se em um quarto escuro e tentava ver a escuridão. Isso a relaxava e aliviava a dor. Sua tolerância à luz aumentou, e ela apertava menos os olhos tentando ver. Em seguida, ela parou de ter medo de fazer o *palming*.

Depois de alguns meses, a finalidade que trouxera Luelia até mim tinha sido atingida: ela não tinha mais dores incessantes e conseguia datilografar por horas a fio. Entretanto, eu queria que ela mudasse não só os sintomas, mas também seu problema básico: a tensão permanente, causada pelo medo. Sua tensão era tão séria, que muitas vezes quando estava de carro e passava por uma lombada, ela deslocava uma vértebra ou comprimia um nervo. Seu corpo era tão tenso que qualquer coisa a machucava, e ela morria de medo disso. Eu precisava ajudá-la a fortalecer e relaxar o corpo para que pudesse ficar menos suscetível ao medo.

Conforme o tempo passou, Luelia começou a participar mais de sua cura, tanto mental como fisicamente. A tensão lentamente diminuiu, e seus tecidos começaram a recuperar a sensibilidade. É essencial para cada um exercitar para que a tensão acumulada nos músculos possa ser relaxada. Isso era especialmente verdade para Luelia.

Ensinei a Luelia movimentos simples e suaves para os músculos e, depois de um tempo, ela já praticava quarenta minutos por dia. Contou-me que era a primeira vez em sua vida que ela fazia exercícios regularmente. "Os exercícios geralmente me cansam. Mas os seus são diferentes; eles realmente me ajudam." Sempre que sentia que ia ter dor de cabeça, ela gentilmente virava a cabeça de um lado para o outro. Aprendeu a massagear-se e a soltar a tensão da região lombar com exercícios suaves para as pernas e respirando de maneira relaxada e profundamente. Pela primeira vez Luelia sentiu que estava no controle de sua própria saúde. Na realidade, ela desenvolveu tamanha segurança que começou a me dizer o que fazer durante as nossas sessões.

Luelia se tornou consideravelmente menos suscetível a ter nervos comprimidos ou ficar com o pescoço tenso, e seus olhos melhoraram visivelmente. Uma sessão a cada quinze dias era dedicada aos seus olhos. Sentada em frente a uma grande janela no meu espaço, Luelia olhava para o outro lado da rua, para a placa de uma loja. No começo, ela via tudo em dobro, mas uma letra sobre a outra. Pedi que fechasse os olhos e imaginasse que a distância entre ela e a placa diminuíra. Ela tinha que bloquear todos os outros detalhes e focar sua atenção só na placa. Então, eu pedia que abrisse um olho, olhasse para a placa, fechasse-o e depois que fizesse a mesma coisa com o outro olho. À medida que olhava para a placa, ela mudava o foco de ponto para ponto; depois de um tempo, ela conseguiu ser capaz de distinguir o centro de seu campo visual da sua visão periférica. Apesar de a imagem ainda não estar clara, prestar atenção à sua visão periférica relaxava os seus olhos, e ela podia distinguir uma letra ou duas e ver os espaços entre as letras. Quando Luelia abria ambos os olhos ao mesmo tempo, ela via tudo claramente duplo. Isso lhe mostrou que estava começando a corrigir o hábito de suprimir a visão de um olho, o que era um alívio para ambos os olhos.

Depois, pedi que Luelia abrisse um olho, olhasse para a placa, fechasse o olho e imaginasse que as letras da placa eram bem pretas, sobre fundo muito branco. Ela assim fez, primeiro alternando os olhos, depois com ambos ao mesmo tempo. Logo ela conseguia ver toda a placa claramente com cada olho individualmente. Então, pedi que fechasse os olhos e imaginasse que estava vendo a placa, primeiro com um olho e depois com o outro, e depois imaginar que lia a placa de um ângulo, um olho por vez, separadamente. Finalmente, pedi que imaginasse fundir essas duas imagens em uma. Quando Luelia abriu os olhos, ela pôde ver, por alguns momentos, uma imagem da placa, clara, perfeitamente legível. Ela ficou completamente surpresa! A partir desse momento, a sua visão começou a melhorar mais depressa.

À medida que os olhos de Luelia relaxaram mais, eles ficaram menos estrábicos. Isso mostrava que a sua condição de estrabismo era resultado de tensão. *Sunning* e *palming*, exercícios de visualização mental e aprender a olhar para as coisas sem forçar, tudo tinha se combinado para corrigir a sua visão. A idéia de que para enxergar é necessário esforço tinha sido imaginada por ela. Para quebrar o hábito de forçar para enxergar, ensinei-lhe exercícios de piscar. Forçar para ver impede a pessoa de piscar o suficiente, e não piscar leva a ter que fazer mais esforço. Se você tentar olhar para um ponto sem piscar, mesmo por um minuto, você perceberá quanto esforço é necessário para isso. Piscar descansa os olhos e é essencial para uma boa visão.

Também pedi a Luelia que pegasse uma caneta e movimentasse os olhos para cima e para baixo ao longo dela enquanto desenhava uma linha. Se olhasse para a linha, ela faria um esforço para ver se a linha sairia reta. Ao olhar para a linha só com a visão periférica, ela podia desenhá-la sem tensão e, conseqüentemente, mais reta. Todos os dias ela repetia esse exercício; assim aprendeu a relaxar quando estava vendo com sua visão central, porque ela se familiarizara a relaxar usando a visão periférica.

Luelia finalmente deixou de usar óculos. Conseguiu permissão para dirigir sem precisar usá-los, e parou de ter infecções nos olhos. A visão dupla que tinha desde o nascimento desapareceu permanentemente aos 72. Você não consegue ajudar o corpo sem ajudar os olhos, e vice-versa. Luelia é um excelente exemplo disso.

Donald: recuperar a visão depois de um derrame

Donald sofria de visão dupla em conseqüência de um derrame no centro do seu cérebro. Durante anos, ele ingerira todo tipo de alimento não-saudável, mesmo sabendo que isso era errado. Ele era um psicólogo compassivo, eficaz, de mente aberta, que tinha uma vida pessoal turbulenta. Com 50 anos, depois do derrame, sua visão não era mais funcional. Felizmente, ele veio me ver quatro dias depois do derrame, antes que o cérebro aprendesse a aceitar o dano na sua visão como sendo natural.

Quando Donald sentou-se à minha frente, ele via uma imagem dupla. Logo relaxou, porque se sentiu à vontade comigo. Eu também fiquei à vontade na sua presença, pois percebi que ele era simpático e queria cooperar. Consegui assim encontrar imediatamente o exercício certo para ele: colei um pedaço de papel

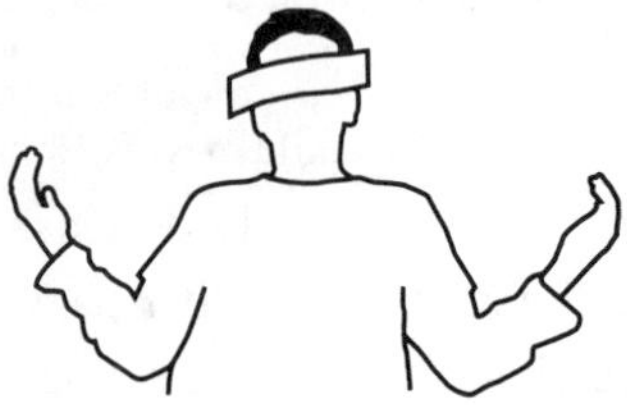

grosso horizontalmente na parte superior do nariz para bloquear a sua visão central, e pedi que ele abanasse as mãos de modo que pudesse vê-las com sua visão periférica. Pela primeira vez, em quatro dias, ele não teve visão dupla e não sentiu que sua visão estava comprometida. O efeito foi temporário, mas deu-lhe a sensação de que poderia fazer mais. Ensinei-lhe também o *palming* e o *sunning*.

Os olhos de Donald, que estavam sem coordenação e não cooperavam, causavam-lhe enorme *stress*. Para ajudá-lo, ensinei-lhe um exercício usando óculos com uma lente verde e outra vermelha. Um de seus olhos olharia através de um filtro de plástico vermelho, enquanto o outro olhava através de um filtro verde; isso separava a tarefa visual dos dois olhos. Depois lhe mostrei um círculo vermelho desenhado em um papel branco; isso podia ser visto através do filtro verde, mas se tornava invisível através do filtro vermelho. Depois eu lhe dei uma lanterna com luz vermelha. Como a luz vermelha pode atravessar um filtro vermelho, mas não um verde, ele via o círculo com um olho e a luz com o outro. Agora começava o exercício real: pedi que segurasse a lanterna vermelha por baixo do papel com o círculo vermelho e tentasse traçar o círculo com a luz vermelha. As pessoas cujos olhos trabalham coordenadamente podem fazê-lo sem dificuldade. Donald tinha um desvio de cerca de trinta centímetros; seus olhos simplesmente não trabalhavam juntos.

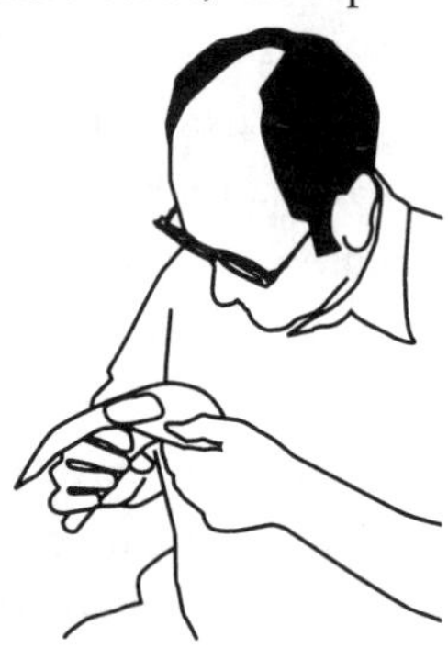

Usando o trabalho corporal, ajudei Donald a relaxar o rosto e aumentar a circulação para a sua cabeça. Colocamos um oclusor no seu olho forte, o direito. Seu olho direito tinha sido sempre o seu olho dominante, portanto os seus olhos não trabalhavam bem coordenados um com o outro, mesmo antes do derrame. Na minha opinião, o derrame exacerbou a disfunção que já estava presente antes. No caso de Donald, como em muitos outros, em tempos de crise, as regiões mais fracas são as que mais sofrem.

Donald algumas vezes ficava impaciente com os exercícios e tentava ganhar tempo combinando vários exercícios em um só. Como o derrame o motivou a perder peso e ficar em forma, ele começava a se exercitar em um aparelho, um simulador de esqui. Enquanto exercitava, usava uma coroa enfeitada que sua esposa lhe fizera, com fitas coloridas caídas dos lados. As fitas balançavam e se moviam enquanto ele se exercitava, estimulando sua visão periférica. Esse estímulo enviava uma mensagem ao cérebro de que os dois olhos estavam trabalhando ao mesmo tempo. Isso acabou ajudando também a sua visão central.

Com o olho direito coberto, Donald praticava jogar e pegar a bola repetidamente, para ativar o seu olho preguiçoso. A estimulação do olho esquerdo fez com que este começasse a participar no processo de ver. De repente, Donald conseguiu ver uma única imagem no centro de seu campo visual.

Nessa época, Donald descobriu que estava desenvolvendo visão única a distância, mas ainda via duplo quando olhava de perto. Começamos então a trabalhar ao ar livre. De pé, no topo de uma montanha, dividíamos a vista em três partes: a parte mais longe a uma distância de três quarteirões em diante; a parte do meio, a um quarteirão; e a parte próxima, cerca de um quilômetro de distância. Olhando para longe, ele podia ver uma única imagem. Aos poucos ele então olhava para objetos a uma distância média até ver duplamente. Depois olhava para longe, e de novo mais perto, para uma distância média. Sua visão dupla a uma distância média diminuía depois de dez minutos e desaparecia depois de vinte minutos. Ele repetia os exercícios, mudando o foco entre a distância média e a parte mais próxima. Descansava fazendo *palming* por um período, de tempos em tempos. Depois de praticar isso durante algumas sessões, Donald conseguia ver uma única imagem, mesmo de perto.

Donald viajou por alguns meses. Quando voltou, ele disse que estava vendo parcialmente uma única imagem e parcialmente uma imagem dupla, e que estava aprendendo a viver com isso. Senti um certo desespero em sua voz. Perguntei-lhe por que ele dissera isso, e ele respondeu: "Conversei com uma mulher que tem visão dupla em decorrência de um derrame. Ela me disse que, sim, alguns neurologistas pensam que a visão dupla pode se corrigir por si, mas a verdade é que realmente isso nunca se corrige, portanto, você tem que aprender a viver com isso. Decidi, então, que vou aprender a viver com ela. Afinal, sou um psicólogo". "Isso é exatamente o que você não quer fazer", respondi. "Você não quer aprender a viver com isso, você quer saber que pode superar isso."

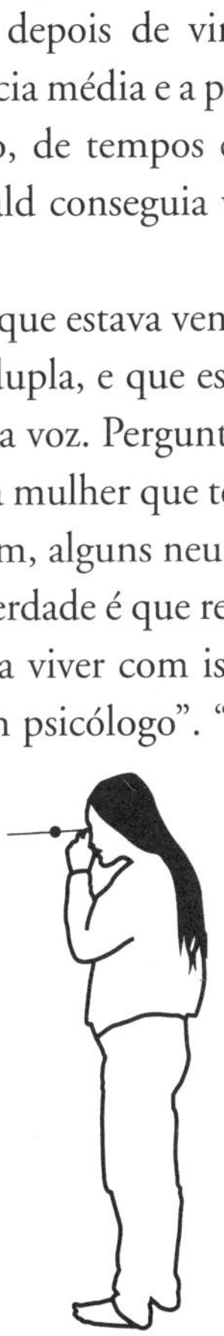

Continuamos a trabalhar, descobrindo que trabalho corporal e movimento ajudavam Donald a ver imagens únicas pelo fato de melhorar a circulação para os seus olhos. Trabalhamos para fortalecer os músculos externos de seus olhos para que se tornasse mais fácil para ele olhar para frente com ambos os olhos. Começamos a trabalhar com um exercício usando um cordão e contas: várias contas, uma de cada cor, enfiadas em um cordão comprido. Uma ponta do cordão era amarrada em um poste. Ele esticava o cordão entre ele e o poste, segurava a outra ponta do cordão na altura do topo do nariz e focava em uma conta por vez.

Quando os olhos trabalhavam em coordenação um com o outro, o cérebro combinava as imagens criadas na visão central de ambos os olhos, enquanto as imagens criadas na visão periférica permaneciam diferentes umas das outras. Se os seus olhos estão bem coordenados, você pode demonstrar isso para si próprio, estendendo um de seus dedos diante do nariz, a cerca de trinta centímetros de distância. Feche um olho por vez, e você vai enxergar o dedo em ângulos diferentes, parecendo estar em lugares diferentes. Abra os dois olhos, e você verá um dedo em três dimensões; o seu cérebro combinou as imagens dos dois olhos em uma única imagem. O cérebro não faz isso com a visão periférica. Isso é óbvio nas áreas em que os campos visuais de ambos os olhos não se sobrepõem: se você estender as duas mãos ao lado de sua cabeça, a uma distância de uns setenta centímetros uma da outra, o seu olho esquerdo vai informar o seu cérebro sobre a sua mão esquerda e vice-versa.

O que não é óbvio é que, mesmo na área bem em frente a você, que você consegue enxergar com os dois olhos, o cérebro só combina as imagens do objeto que você estiver olhando diretamente. Todo o resto, mesmo se estiver próximo, é considerado como "visão periférica" e não é combinado em uma única imagem. Para demonstrar isso, estenda os dois indicadores verticalmente em frente ao seu nariz, a uma distância de vinte centímetros, e o outro cerca de 25 centímetros para trás dele. Quando você olhar para o indicador que está mais longe, você verá duas imagens separadas do dedo que está mais próximo a você, e vice-versa. Só as imagens do dedo que você está olhando são combinadas pelo cérebro em uma única imagem. O outro dedo é considerado como visão periférica e as imagens de ambos os olhos não são combinadas.

Da mesma forma, se você olhar para as contas em um cordão, e se você tiver a capacidade de focar ambos os olhos em uma conta, você verá as outras contas também. As contas que você não foca diretamente são vistas por ambos os olhos como sendo visão periférica. Donald achou este exercício do cordão e contas um grande desafio porque seu cérebro não podia juntar as imagens da conta que ele estava tentando focar. Com a prática, ele conseguiu ver uma imagem dupla das contas que ele não estava focando e aprendeu a mover o seu foco de conta para conta, mas durante certo tempo ele não conseguia ver nenhuma conta como uma imagem única. Depois de um tempo, ele conseguia ver a conta que focava como um único objeto, enquanto as contas periféricas ele via como duplas. Donald começou a perceber que quando era capaz de distinguir entre a visão periférica (tudo o que ele não estava olhando diretamente) e o centro de sua visão (a conta específica que escolhera olhar), ele conseguia fundir a visão no centro. Quanto mais podia perceber a diferença entre o que os seus dois olhos estavam vendo na visão periférica, melhor ele conseguia fundir na visão central.

Donald terminou por superar a visão dupla, exceto por um pequeno canto do lado esquerdo do seu campo visual. Ele não completou a sua terapia, mas melhorou mais de 98 por cento.

Daphne: o poder do compromisso

Daphne me ligou e disse que estava sofrendo de visão dupla depois de uma queda feia. Recomendei que ela viesse me ver imediatamente, e ela assim fez. Nem todos reagem tão rapidamente. Daphne estava bastante motivada e pronta para começar a trabalhar imediatamente.

Contou-me o que ocorrera: ela tinha ido buscar a filha na casa de uma amiga e desceu os degraus para o porão da casa, carregando o seu filho de 3 anos nos braços. Não percebeu que a escada estava em obras. Desceu alguns degraus quando tropeçou e se viu caindo para a frente. A única coisa em que pensava era em segurar firmemente o filho; ela não conseguiu fazer isso e ao mesmo tempo também se proteger com as mãos, por isso bateu no concreto no final da escada com o lado direito do rosto. Gritou pedindo socorro. Suas amigas acorreram imediatamente, viram que seu filho parecia estar bem e, de alguma maneira, ajudaram-na a voltar para cima, até a sala de visitas. Ela sentou-se ali com uma dor de cabeça fulminante, com medo de abrir os olhos, até a chegada dos paramédicos. Quando eles pediram que abrisse os olhos, ela viu tudo duplo.

Daphne fraturara o osso orbital direito. Depois de uma semana, quando o inchaço melhorou, ela fez uma cirurgia para corrigir a fratura. Seu oftalmologista lhe dissera que a visão dupla poderia ir embora, mas, por outro lado, poderia também permanecer.

Quando Daphne veio me ver, ela se empenhou em trabalhar a sua visão sem hesitação nem reservas. Ela teve tanto a sorte quanto a sabedoria de começar o seu programa de exercícios apenas algumas semanas após a queda. Como no caso de Donald, o seu cérebro ainda não aceitara a visão dupla como fazendo parte da sua vida normal; ela não se ajustara a ela, como teria feito se tivesse demorado mais tempo para começar a terapia. Esse é o melhor momento para a cura.

Daphne via duplo quando olhava para cima, para a direita, para a esquerda, mas não quando olhava para baixo e, de modo muito parecido com Donald, não quando olhava para a frente, para longe. Durante a sua primeira sessão comigo, pedi-lhe para olhar a distância durante quarenta minutos, para relaxar os olhos. Na maioria dos casos, os olhos estão mais relaxados quando estão olhando para longe, e isso era especialmente verdade para Daphne porque lhe dava o alívio de sua visão dupla. É aflitivo sofrer o embaçamento da visão dupla além de sentir a falta de controle que isso acarreta.

O passo seguinte para Daphne era alternar entre olhar para longe, quando seus olhos funcionavam bem juntos, e olhar um pouco mais perto, a metade da distância entre ela e o horizonte, quando sua visão era dupla. Ela olhava para longe e para mais perto, centenas de vezes, repetidamente. Trabalhava horas a fio todos os dias fazendo este exercício, depois mais uma ou duas horas durante as sessões diárias.

Gradativamente, Daphne superou a visão dupla quando olhava para a frente; ela podia olhar para longe com os dois olhos e ver uma única imagem. Quando ela conseguia não enxergar uma imagem dupla ao olhar para a frente, nós trabalhávamos olhando para a esquerda. Então ela via duplo; depois mudava o olhar para a frente, onde agora sua visão era clara, depois novamente olhava para a esquerda. Levava muitas horas, mas ela era persistente e alcançava os mesmos resultados: ela agora conseguia olhar para a esquerda sem ter visão dupla. Depois começou a alternar entre olhar para a frente, para baixo, para a esquerda, para a direita, aos poucos aumentando a virada para a direita. Depois de uma semana intensiva de trabalho comigo, a única área em que Daphne ainda tinha visão dupla era quando olhava para cima.

Suspeitei que, além do trauma de ter quebrado o osso orbital, Daphne tinha sofrido uma concussão. Ela achava que a sua visão dupla estava relacionada com a percepção do seu cérebro, não apenas o mau alinhamento de seus olhos. Precisávamos despertar as células nervosas cujo trabalho era coordenar o trabalho dos dois olhos, aquelas células que não estavam danificadas.

Seis meses depois de Daphne trabalhar comigo, liguei para ela e soube que a sua visão dupla tinha quase desaparecido, mesmo quando olhava para cima.

Daphne é uma verdadeira autocuradora. Apesar de ter uma lesão, um choque e uma família para criar, ela clareou a cabeça e trabalhou para superar os sintomas que poderiam ter permanecido como obstáculos para o resto de sua vida. Ela teve uma atitude positiva e uma grande força de vontade e conseguiu obter resultados excelentes.

Nancy: da cegueira para a visão

Um dos melhores exemplos do poder do corpo para curar é o caso de Nancy, uma índia canadense de 18 anos. Seus pais a acompanhavam quando ela vinha à minha clínica. Sua mãe, que tinha ouvido falar do meu trabalho, estava feliz por trazer a filha para me ver. Seu pai, um homem forte, alto, agradável e um líder da sua comunidade, estava apreensivo e não tinha certeza se queria trazer Nancy para trabalhar comigo. Ele me contou que Nancy sofrera de um problema na tireóide, e que uma das muitas conseqüências era um nervo ótico subdesenvolvido. Nancy disse que era legalmente cega do olho esquerdo; ela enxergava 20/200, ou seja, 20 por cento da visão normal, com esse olho, e conseguia ler a uma distância de no máximo cinco centímetros. Seu olho direito era completamente cego, exceto pela percepção da luz e da cor.

Sentei-me para conversar com Nancy e com sua mãe por um tempo, depois Nancy olhou para a tabela de optotipo. O exame de sua visão foi 20/100, que é 50 por cento da visão normal, em vez de 20 por cento da visão normal que ela mostrara em testes anteriores. "Consultamos os melhores especialistas do Canadá", disse-me sua mãe, "como ela não conseguiu enxergar melhor nos exames com eles?" "Ela agora está tão relaxada", respondi, "que a sua visão está em seu melhor ponto. Nos consultórios dos oftalmologistas, provavelmente ela estava tensa e, assim, a sua visão não era medida em sua melhor condição."

O nosso primeiro exercício estava relacionado com estimular o olho mais fraco de Nancy. Fizemos a oclusão do seu olho mais forte, o esquerdo, com um papel preto, grosso, cobrindo desde o nariz até as têmporas, e da testa até a bochecha. Não usei um tapa-olho normal porque eu não queria que entrasse nem um pouquinho de luz no seu olho esquerdo. Pedi também a Nancy que cobrisse o seu olho tapado com ambas as mãos. Em um quarto totalmente escuro, acendi uma luz vermelha, que piscava. Normalmente, as pessoas com tão pouca visão quanto Nancy conseguiam dizer que havia alguma luz no quarto e que estava piscando, mas não conseguiam dizer onde a luz estava. Depois de um minuto, Nancy viu exatamente de onde vinha a luz. Um minuto mais tarde, ela podia ver o formato da lâmpada. E mais um minuto depois, ela viu os meus traços em geral. Dois minutos depois, ela conseguiu descrever o meu rosto. Todos os três, Nancy, sua mãe e eu, ficamos totalmente tomados de surpresa. Foi uma experiência muito positiva para todos nós, especialmente para Nancy, que ainda não conseguia compreender o que lhe acontecera.

Aparentemente, em todos os testes clínicos, o olho mais forte da Nancy tinha sido tapado apenas por um instante antes de testar o seu olho mais fraco. Pela minha experiência, nos casos como o de Nancy, é preciso tapar totalmente o olho mais forte por três minutos, antes que o olho mais fraco possa começar a ver.

Depois fomos para fora para o exercício seguinte, com o olho mais forte de Nancy ainda tapado. Pedi que ela subisse e pulasse em uma cama elástica, ao mesmo tempo que jogava e pegava grandes bolas coloridas. Ela se sentiu um tanto estranha, fora de lugar, e desequilibrada; ela nunca, nunca usara o olho direito. Agora ela estava jogando e pegando as bolas usando só esse olho.

Durante toda uma semana, passamos um tempo das nossas sessões diárias andando de um lado para outro da rua, com o olho mais forte de Nancy tapado, olhando para grandes placas e outros objetos com o seu olho mais fraco. No final da semana, medimos a sua visão do olho mais fraco, 20/400 de longe, e o olho mais forte tinha melhorado para 20/60 (70 por cento do normal). Sua visão estava muito mais próxima do normal do que jamais estivera.

O pai de Nancy observava atônito enquanto ela e eu, sentados em um quarto quase escuro, com o olho forte dela tapado, jogávamos a bola um para o outro. Ele ficou tão bem impressionado que a encorajou a voltar no ano seguinte. Nancy trabalhava em sua visão em casa, nos intervalos de suas visitas. Durante a sua segunda visita, nós completamos o trabalho com os seus olhos, equilibrando a visão binocular: trabalho ocular conjunto que cria a percepção de profundidade.

Bates básico e mais além

Se a sua visão é menos do que perfeita, há uma boa chance de você estar forçando para ver. Placas de ruas, placas nas estradas, placas de lojas, menus impressos, livros, jornais e o trabalho em casa, tudo supõe que você tenha uma excelente visão.

Se aprender a usar a sua visão sem forçar, você vai perceber que ela melhora. Não importa com qual problema de visão você tenha que lidar; mesmo que a sua visão permaneça sempre limitada, ela pode melhorar de sua condição atual. Talvez a estrutura de seus olhos não mude, mas também pode ser que com o tempo ela mude. Mesmo que as mudanças na sua visão não possam ser medidas na tabela, essas melhoras são consideráveis em termos da conexão olho-cérebro-corpo. A visão é em grande parte conseguida pelo cérebro e só parcialmente pelos olhos.

Como mencionei anteriormente, o dr. William Horatio Bates foi um oftalmologista de Nova York que trabalhou no início do século XX. Ele observou que a visão das pessoas não é fixa, mas que varia constantemente conforme a hora do dia, a fase da vida da pessoa e as alterações emocionais. A visão pode piorar, mas pode também melhorar. Essa compreensão destacou o dr. Bates do resto da profissão médica, que acreditava que a visão é um fenômeno fixo, predeterminado pela estrutura do olho.

O dr. Bates identificou alguns princípios e desenvolveu vários exercícios, três dos quais são explicados a seguir. O primeiro princípio é não forçar. Forçar, na opinião dele, resulta em visão ruim.

Palming

Este é o principal exercício do dr. Bates usado para relaxar o sistema visual. Os iogues tibetanos usavam este exercício como uma forma de meditação; eles sabiam que isso melhorava a visão.

Esfregue as mãos uma na outra para aquecê-las. Depois, feche os olhos e coloque as palmas das mãos cobrindo os olhos. Pense na cor do preto total. O dr. Bates usava até mesmo a memória do preto total como uma ferramenta para superar a dor.

Balanço — Swaying

Este exercício promove o relaxamento e amplia a visão periférica.

Enquanto estiver olhando para um ponto fixo, balance o seu corpo de um lado para outro. Você vai ter a ilusão de que o objeto para o qual estiver olhando está se movendo na direção oposta.

Balanço Longo — Swinging

Mais uma vez movimente o corpo de um lado para outro em meio círculo, desta vez porém deixe que os seus olhos sigam a direção do seu nariz. Você vai ter a sensação de que tudo está se movendo em direção oposta à sua.

Quando você tem essa sensação de movimento, o seu cérebro é estimulado a explorar, a mover os olhos de um ponto a outro. Este exercício, portanto, restabelece o movimento *sacádico* dos olhos, a exploração rápida, quase imperceptível dos detalhes que os olhos tendem a fazer quando eles vêem bem. O balanço longo também estimula a visão periférica, relaxa a visão central e assim permite aos olhos se moverem rápida e facilmente de um pequeno detalhe para outro. Quando o movimento sacádico é bem feito — cerca de setenta pequenos movimentos automáticos por segundo —, não existe embaçamento na visão.

O dr. Bates também explorou o *shifting* — manter o olhar se movimentando o tempo todo. Você pode aprender a transpor o seu olhar entre objetos cada vez menores, como entre as linhas de uma tabela para medir a visão. O *shifting* também desenvolve o movimento sacádico que acabo de descrever; quebra o hábito de olhar fixamente, que é comum entre as pessoas que são estrábicas.

O dr. Bates também reconheceu a importância de uma iluminação adequada. É importante explorar quais são as condições de iluminação mais confortáveis para os seus olhos.

Muitos dos exercícios e das técnicas para os olhos vêm sendo desenvolvidos desde o tempo do dr. Bates. O *sunning* é um desses exercícios. O *sunning* ajuda a relaxar os olhos, estimula a retina e exercita os músculos da íris para que a pupila possa se contrair quando necessário. Recomendo praticar o *sunning* de manhã cedo ou no final da tarde.

Sunning

Feche os olhos, olhe na direção do sol e movimente o rosto de um lado para outro, muito lentamente, para que o seu queixo aponte para um ombro e depois para o outro. Alterne, fazendo *sunning* por alguns minutos e *palming* por alguns minutos, e você poderá perceber que o escuro se torna bastante profundo quando você cobre os olhos com as palmas da mão.

Massagear o rosto, especialmente em volta dos olhos, é outro acréscimo posterior aos programas para melhorar a visão. Os exercícios de coordenação mão-olho, como bloquear o olho forte e jogar bola usando o olho mais fraco, também são ferramentas para lidar com necessidades mais específicas.

Muitos praticantes acrescentaram conceitos, técnicas e exercícios para a ampla gama de métodos para melhorar a visão que existem atualmente. Muito se aprendeu desde o tempo do dr. Bates sobre a conexão entre o estresse e a perda da visão.

Você pode também usar os exercícios que descrevi para estimular a visão periférica e melhorar a visão binocular. Quando você bloqueia a visão central com um pedaço de papel e abana as mãos ao lado do seu rosto de forma que cada olho só vê uma mão de cada lado, você incentiva ambos os olhos a trabalharem ao mesmo tempo, sem competição.

Como melhorar a sua visão

A sua visão pode melhorar. Digo isso com segurança, mesmo que o seu oftalmologista diga o contrário. Não tem importância se a sua visão pode ou não ser corrigida com óculos, se a perda de visão é pequena ou se você é quase cego, ou se a origem do seu problema é genética, ambiental, um trauma, ou mau uso dos olhos; você pode dar o passo seguinte em direção a usar os seus olhos com maior eficiência.

Primeiro, reconheça quanto de visão você tem. Como a minha colega Aileen Whiteford, da Escócia, disse: "Você nunca tem uma visão ruim; você nunca tem uma visão fraca; você sempre tem uma visão boa. Toda visão é boa, e melhorar a visão é uma questão de trabalhar com ela". Aileen até sugere que você se movimente com os olhos vedados, para apreciar quanto de visão você tem quando remove a venda. Pode ser que você perceba mais o que você não tem do que o que você tem, mas simplesmente reconhecer a sua capacidade é algo importante e muito mais verdadeiro para a sua alma.

Como você pode cuidar dos seus olhos? Tenha consciência de quanto você os força e lhes dê uma chance para relaxarem. Usar o olho para olhar de perto é duro para eles, e muitos de nós fazemos isso o dia inteiro. Ofereça aos seus olhos a oportunidade de olhar para longe, sem óculos ou lentes de contato, permitindo a visão desfocada, se for o caso, simplesmente para assim dar aos músculos ciliares a oportunidade de descansar e de permitir ao cristalino ficar plano por um pouco de tempo. Se você estiver usando o computador, o que é pior para os olhos do que ler uma página impressa, lembre-se de piscar, lembre-se de respirar, olhe para longe tanto quanto puder e preste atenção à visão periférica; não se limite à área do monitor que se encontra à sua frente.

A iluminação elétrica também força os olhos. Você pode não ter muita escolha com relação à iluminação no seu ambiente de trabalho, mas, se tiver, tente usar uma iluminação com todo o espectro ou, pelo menos, explore para ver qual a condição de iluminação que lhe é mais confortável para os olhos. E, mesmo gostando de um ambiente com uma luz suave em sua casa, seus olhos apreciarão muito mais a luz mais forte.

Óculos não são a cura para uma visão fraca e eles não oferecem alívio para olhos fracos. Algumas pessoas consideram os óculos como muletas; eu os considero prejudiciais. Pense na sua última consulta com o oftalmologista: provavelmente você sentou-se em uma sala escura, olhou para uma tabela nessa luz fraca e estava preocupado se a sua visão estaria pior do que na consulta anterior, quando foi testada. As condições de iluminação e a sua ansiedade são um ambiente excelente para você se sentir o pior possível. Assim, eles receitam um par de óculos corretos para você, quando estava na pior condição. Mas nem sempre você vê tão pouco assim; você usa os mesmos óculos com boa iluminação, quando os seus olhos estão relaxados, quando a sua mente está tranqüila: em todos esses momentos em que os seus óculos ficam fortes demais. Como consegue lidar com essa correção a mais? É fácil de adivinhar: você embaça a sua visão para se adaptar aos óculos.

Pesquisas recentes mostram que usar óculos para miopia, hipermetropia ou astigmatismo pode exacerbar o problema nos olhos para os quais se receitou óculos em primeiro lugar. Mas isso não é tudo. Usar óculos para corrigir a miopia mostrou que limita o uso da visão periférica; só isso já é o suficiente para aumentar a miopia. Os óculos, porém, fazem mais que isso; eles distorcem a velocidade na qual os objetos se movem no campo visual. Não é surpresa ver que as pessoas míopes tendem a olhar fixamente, a se concentrar em detalhes e não no todo, e não reagem ao movimento na periferia de sua visão.[1]

As lentes de contato são melhores do que óculos? Elas não limitam os movimentos dos olhos como os óculos e não limitam o uso da visão periférica como os óculos, mas privam a córnea de oxigênio, ensinam aos olhos tolerar objetos estranhos e colocam a córnea em grande risco de laceração.

Recomendo que as pessoas que estão trabalhando no sentido de melhorar a sua visão substituam as lentes de contato por óculos, primeiramente porque podem removê-los de tempos em tempos com maior facilidade. Se a sua visão foi corrigida para 20/20 ou melhor, mude para óculos que corrijam 20/40; você precisa ser capaz de ler, escrever e dirigir; essa correção provavelmente será suficiente. Mantenha os óculos mais fortes para dirigir em condições difíceis ou em outras situações nas quais uma receita um pouco mais fraca possa fazer você forçar a visão. Nem todos os optometristas estão abertos para receitar óculos um pouco mais fracos do que você necessita, mas alguns sim. Você talvez possa procurar um optometrista comportamental na sua região (contate a School for Self-Healing para indicações de optometristas comportamentalistas e praticantes de Self-Healing em sua região, ou no Brasil, a Associação Brasileira de Self-Healing (ABSH). Se a sua visão não foi corrigida 20/20, mantenha os óculos atuais até que possa ver melhor com eles antes de mudar para uma receita mais fraca. Depois de ter praticado os exercícios do dr. Bates e o relaxamento consciente dos seus olhos por um tempo, perceberá que a sua visão, usando um grau menor, melhora. Quando enxergar perfeitamente com seus óculos de receita de grau menor, faça de novo outro par de óculos, com uma receita ainda mais fraca.

É um desafio tirar os óculos e não forçar para ver tão bem quanto você consegue com eles. Mesmo em um ambiente seguro, como sentado em uma cadeira

---

1. Anna Bambridge, "An Investigation of Myopic Visual Function and the Effect of Holistic Vision Therapy", tese de mestrado em filosofia, 2001, Vision Sciences Department, Glasgow Caledonian University, Escócia; e Anna Bambridge, "Approaching Myopia Holistically: A Case Study and Theoretical Exploration", *Journal of Alternative and Complementary Medicine*, vol. 8, nº 3, 2002, pp. 371-77.

e olhando para longe, você pode se perceber fazendo um esforço para ver todos os detalhes que sabe estarem faltando. Respire fundo e tome uma decisão consciente, pois para nenhum desses detalhes vale a pena forçar os seus olhos. Conforme-se em ter uma visão embaçada, perdoe-se por ter uma visão embaçada e seja paciente. Pode ajudar se você imaginar que o seu campo visual é a sua obra de arte: hoje pode parecer uma aquarela quando você olha a distância. O primeiro passo no processo de aprender a ver melhor é aprender a olhar o mundo sem fazer esforço. Se você conseguir fazer isso, você verá que a sua visão melhora. Pode ser um processo longo, mas vale a pena esperar.

Muitas vezes me perguntam o que eu acho de óculos para sol. Muitas pessoas que passam muito tempo em ambientes internos, com luz artificial ou iluminação fraca, acham a luz ao ar livre intolerável. Se você franze o cenho diante do sol é porque os músculos da sua íris estão muito fracos para contrair as pupilas. Não coloque os óculos de sol; eles são como muletas que promovem a dependência. Suas pupilas precisam aprender a se contrair, porque durante o dia pupilas bem contraídas permitem que você tenha uma visão muito melhor do que pupilas que estão muito abertas.

Como se ensina as pupilas a se contraírem? Praticando o exercício *sunning*. Você vai se surpreender com que rapidez você se livra da dependência em relação aos óculos de sol. Pode ser que queira guardá-los para condições extremas, como esquiar ou dirigir com o sol à sua frente, ou mesmo depois de um trauma, dilatação ou ao tomar certos remédios, mas não para uso regular.

Mas há mais fatores envolvidos nisso. A retina precisa da luz do sol para funcionar bem. Há pigmentos nos olhos que absorvem a luz que entra através da pupila. Eu sinto que os óculos de sol interferem com o trabalho desses pigmentos. Fico preocupado ao pensar que é possível que se descubra que os óculos de sol podem contribuir para doenças degenerativas do olho, como, por exemplo, o aparecimento da degeneração da mácula.

As pessoas muitas vezes perguntam a minha opinião sobre cirurgias, como LASIK, para corrigir a visão, mudando a forma da córnea. É claro, prefiro que as pessoas lidem com sua debilidade ocular, a causa original da sua miopia. Além disso, as pessoas que são míopes podem ter a predisposição para problemas como descolamento da retina; a cirurgia da córnea não reduz esse risco, e o tempo dirá se aumenta o risco. Porém, há outras coisas envolvidas. Eu peço que estudem sobre as possíveis falhas na cirurgia de córnea; vejo isso acontecer o tempo todo. Conheço pessoas que viam bem depois da cirurgia, por um ano, e então sua visão deteriorou de novo. Conheço pessoas que tiveram que desistir de dirigir à noite, pessoas cujos olhos se tornaram sensíveis demais e muito secos e que sofrem de constantes dores e infecções, e pessoas cuja visão não pode mais ser corrigida (mesmo com óculos ou lentes) para ter a acuidade de que dispunham antes da cirurgia.

Para os que insistem em fazer a cirurgia de córnea, ofereço um conselho importante: não deixe que o seu cirurgião convença você de corrigir um olho para visão de perto e outro para visão de longe. Quando os olhos nunca trabalham juntos, o esforço para eles é tremendo.

A teoria oftalmológica atual é que os olhos não podem melhorar, mesmo com exercícios. Faça os seus exercícios de visão, ensine a sua família, os seus amigos e mostre para o seu oftalmologista algo que ele não sabe. Sim, os olhos mudam, mudam constantemente, e podem sempre mudar para melhor.

CAPÍTULO 9

PROBLEMAS NAS COSTAS

Durante os últimos trinta anos, estive com mais de 2.000 pessoas com problemas nas costas, dos mais variados tipos. A maioria mostrou grande melhora depois de aprender alguns movimentos corretivos. Na minha experiência, todos os problemas nas costas podem ser bastante aliviados ou totalmente curados com a compreensão de como o problema se desenvolveu, e depois usando os exercícios adequados, respiração e massagem para aprender de novo como usar a coluna corretamente.

Concordo com a maioria dos médicos e profissionais do setor de saúde, que acredita que problemas nas costas são causados por algum tipo de lesão. Entretanto, estou convencido de que excesso de peso, tensão ou rigidez podem fazer com que a pessoa fique propensa a se machucar. Se o seu corpo estiver tenso no momento da lesão, esta pode ser ainda mais séria, e a recuperação mais lenta, do que se o seu corpo estiver relaxado. A maioria das pessoas usa as costas inteiras para cada movimento, como se as costas fossem uma entidade única, inflexível. As costas compreendem vértebras individuais e grupos musculares separados, pequenos. É natural e saudável usar as costas de forma flexível, não rígida. Se você usa os músculos das costas para fazer o trabalho das pernas, dos braços ou de outra parte do corpo, você cria tensão desnecessária nas costas e rigidez desnecessária nos braços ou nas pernas. O cérebro recebe a mensagem de que as suas costas precisam trabalhar, quando na realidade elas não precisam, e que as pernas ou os braços não precisam, quando na verdade são eles que precisam.

Quando examino pela primeira vez um paciente de coluna, observo como ele anda, especialmente se o andar é equilibrado. Um andar correto e equilibrado requer o uso adequado do centro físico correto do corpo, que está localizado na área em torno do umbigo. Se uma pessoa sempre se movimenta a partir desse centro gravitacional, a postura e a coluna da pessoa estará ereta e os movimentos do corpo serão perfeitamente equilibrados. Problemas como desequilíbrio, dificuldades no andar e tensão crônica nas costas surgem quando o "centro" do movimento se desloca do abdômen para alguma outra parte do corpo.

Para compreender esse conceito imagine que está jogando uma bola macia. A força necessária para essa ação vem primariamente do seu ombro. A energia, ou ímpeto para jogar, se concentra no ombro e é expelida ao longo do braço para a mão, até chegar na bola; é essa força que move a bola. É assim que o centro funciona; é o ponto de foco onde a energia necessária para a ação se concentra, e o ponto de onde essa energia é dirigida para o resto do corpo. Naturalmente, usar o nosso centro físico real como o centro do movimento é a maneira mais fácil, menos estressante e mais econômica de se movimentar.

Entretanto, em muitas pessoas, o centro do movimento foi mudado, por causa de padrões incorretos de movimento, para alguma outra parte do corpo, como o peito, o pescoço ou os ombros. Quando isso acontece, o movimento se torna difícil, desengonçado e restrito em vez de fácil e natural. A energia necessária para o movimento é então tirada de uma área que não foi programada para receber essa demanda, e o falso centro lidará com esse esforço sempre que o movimento ocorrer.

Para muitas pessoas, o "centro" do movimento está na parte posterior da cabeça; os músculos e os nervos nessa parte são chamados para direcionar e fornecer o ímpeto e a energia para o movimento de todo o corpo. Isso faz com que a cabeça assuma uma posição mais para frente ou para trás de sua posição ereta normal, tensionando o pescoço e a coluna e evitando uma respiração ampla. A tensão crônica na parte inferior das costas resulta em colocar as costas em uma posição exagerada em forma de "S", que é mais rígida e não flexível, maleável e variável com as mudanças de postura.

Uma forma em "S" levemente exagerada se tornou comum, tanto que é considerada normal, mas na realidade é a causa de muitos problemas na coluna. Isso causa o bloqueio da circulação, do estímulo nervoso, nervos comprimidos e músculos tensos. A curvatura da coluna desse tipo empurra a pelve para frente, restringindo a cavidade abdominal e interferindo com a atividade dos órgãos internos. Além disso, limita a expansão dos pulmões, inibindo uma respiração completa.

De forma semelhante, a tensão pode reduzir a curvatura da coluna. Isto pode ser o caso de tensão na parte inferior das costas, nos músculos do glúteo, ou na cintura, ou ainda pode ocorrer em conexão com uma ruptura de disco na região lombar: a coluna se endireita numa tentativa de proteger a região afetada.

Funcionar a partir do seu próprio centro

Miriam me ensinou a reconhecer onde estava o centro de uma pessoa observando como ela ficava em pé. Se não ficamos em pé e andamos de modo que todo o nosso peso seja distribuído igualmente em cada parte dos nossos pés, estamos automaticamente fora do centro, e o desequilíbrio se refletirá em todos os nossos movimentos. Muitas pessoas andam predominantemente com o peso nos calcanhares, ou na parte dianteira dos pés, ou ainda nos dedos. A parte do pé que recebe a maior pressão determina onde se encontra o centro da pessoa. Se eu andar predominantemente com o peso nos dedos dos pés, o meu centro estará no pescoço e na parte traseira da cabeça. Se eu coloco o peso na parte dianteira da sola do pé, meu centro estará no peito, fazendo com que a parte superior das costas se curvem nitidamente para fora. Em alguns casos, isso pode causar uma corcunda ou um dorso demasiado curvo.

O primeiro passo para corrigir esses problemas é a consciência mental. Sempre começo explicando para as pessoas qual parte do corpo elas estão usando como centro. Depois, mostro onde o centro deveria ser e ensino-lhes a desenvolver a consciência cinestésica do centro verdadeiro. Peço que visualizem o seu verdadeiro centro e sintam a sua localização. Algumas vezes, simplesmente colocar as mãos sobre o abdômen e respirar profundamente é o suficiente. Peço-lhes que tenham consciência da sensação de restrição e de esforço que acompanham um centro de gravidade deslocado e que substituam essas sensações com as de expansão e leveza. Peço-lhes para relaxar a cabeça, o pescoço, o peito e especialmente a parte do corpo que vem funcionando como o centro substituto.

A segunda coisa que observo em novos pacientes é a maneira como eles se sentam. Pacientes de coluna tendem a se sentar com as costas e a cabeça inclinadas para a frente ou curvadas para trás, com o peso mais em uma nádega do que na outra.

Terceiro, observo como os pacientes se deitam em uma superfície firme: se as costas estão relaxadas, ou se um pouco tensas de forma que a lombar se curva para cima. A partir dessas observações, posso dizer como se desenvolveram os problemas nas costas de uma pessoa.

O meu trabalho com problemas nas costas

Quando examino um novo paciente de coluna, tento localizar todos os pontos sensíveis no corpo e os massageio até que não estejam mais doloridos. Pontos doloridos indicam tensão muscular causada por falta de movimento. Esses provavelmente são os locais em que a tensão emocional ficou armazenada. Muitas vezes, percebo lugares que estão exageradamente tensos e doloridos e que os pacientes nem mesmo tinham idéia, até que eu os toquei. É importante mostrar ao paciente como respirar livre e profundamente até o abdômen para que as costas possam se expandir e estar em constante movimento ao respirar. Com o movimento constante nas costas, há menor chance de que elas se tornem tensas e rígidas.

Gabi: o peso insuperável do pessimismo

O meu primeiro paciente de coluna foi um israelita francês chamado Gabi, que conheci na praia por intermédio do Shlomo. Gabi era um intelectual e filósofo, com uma visão extremamente pessimista. Ele sentia que muitas vezes era enganado nos negócios. Era também um mulherengo inveterado, tendo se casado e divorciado seis vezes.

Gabi raramente se satisfazia com as coisas, e isso se expressava na sua postura. Ele arrastava os pés quando andava, colocando seu peso nos dedos dos pés e dando a impressão de que seu corpo era uma carga. Seu centro estava na parte traseira do pescoço e suas costas estavam continuamente encurvadas. Estava sempre cansado.

Durante dois anos encontrei-me com Gabi esporadicamente. Cada vez que eu trabalhava com ele, a massagem o relaxava e ele se sentia melhor por um dia ou dois, mas logo revertia para a sua maneira de andar habitual e pesada. O seu cérebro enviava instruções familiares, e os músculos errados, aqueles da parte inferior das costas, envolviam-se desnecessariamente no seu andar. Isso causava de novo dor nas costas, e ele recomeçava o ciclo.

Como muitas pessoas que não têm consciência da causa de suas dificuldades, Gabi continuava a usar alguns músculos sobrecarregados, de maneira forçada, permanecendo inconsciente do peso que seu corpo era para ele. A massagem o relaxava e o ajudava a respirar melhor, mas ele nunca se exercitava sozinho para reforçar essa melhora. Eu respeitava e gostava de Gabi e gostaria de ter podido ajudá-lo mais, mas a sua visão da vida, pessimista e rígida, impedia a sua recuperação completa.

David: livrando-se de pesos

Um homem chamado David veio nos ver depois de ouvir uma de minhas palestras. Ele acreditava em medicina preventiva e estava bravo com os médicos porque os remédios e a cirurgia não tinham aliviado os seus problemas nas costas.

David vivia em uma pequena cidade portuária, próxima de Tel-Aviv, e trabalhava para a companhia telefônica. Era um homem alto. Seus ombros arredondados e sua postura curvada retratava como ele se sentia fraco e pequeno. Sua coluna tinha a forma de um "S" pronunciado, e as pernas e o estômago estavam tensos. Sua principal fraqueza era o meio das costas, entre as vértebras lombares e torácicas. Muitas vezes esta é a região fraca das pessoas que sofrem de baixa auto-estima. David sentiu-se motivado pela minha palestra; ele viu em mim o triunfo de alguém que poderia ter permanecido indefeso e fraco, mas não permaneceu. Sentiu que ele, também, poderia superar a sua deficiência.

Ensinamos a David uma série de movimentos não extenuantes para relaxar e gentilmente ativar cada articulação e cada músculo de suas costas. Ensinamos como ele devia se sentar e se levantar corretamente. O melhor exercício para ele era o de visualização que fazia depois da massagem preliminar e de fazer exercícios. Ele se deitava de costas, na mesa de massagem, com os olhos fechados, e imaginava que sua cabeça estava bem pesada (na realidade, presa à mesa), que suas pernas também estavam muito pesadas, e que sua coluna estava perfeitamente reta na mesa, abaixada pelo seu próprio peso. Depois de sentir esse seu peso por um tempo, David então se imaginava como não tendo peso. Isso lhe dava a sensação de que iria sair flutuando. Ele então se deitava de lado enquanto eu massageava os seus ombros e lhe pedia para imaginar, por um instante, que eu estava massageando cada uma de suas vértebras. Fiz assim porque eu queria que ele tivesse uma melhor sensação de conexão com as suas costas. Ele podia sentir os músculos das costas se soltando e relaxando enquanto visualizava isso. Algumas vezes a imaginação é mais eficaz do que a massagem para relaxar músculos tensos. Eu tocava em cada parte do seu corpo: testa, crânio, a parte de trás da cabeça, bochechas, pescoço, etc. Eu deixava minhas mãos permanecerem por meio minuto em cada lugar, dizendo-lhe: "Tenha consciência desta parte. Como você sente? Tenha contato com ela. Que sensações você está experimentando?" Isso o ajudava a voltar a ter contato com o corpo do qual ele se distanciara.

Depois eu pedia a David para ter consciência de toda a dor emocional que estava guardada em seus músculos do peito e para sentir a tensão que carregava no diafragma, debaixo dos ossos dos ombros, no plexo solar, nas costelas e na parte inferior do abdômen. Pedia-lhe para imaginar o seu abdômen como sendo vermelho, depois branco, como se o vermelho tivesse sido derramado dentro dele e depois fluísse para fora de novo. Pedia-lhe para que observasse a relação entre os dedos das mãos e dos pés e pensasse como o corpo os conectava. Ele então imaginava o sangue correndo pelas suas pernas, até os dedos dos pés, depois subindo pelas pernas novamente para o estômago, costelas, ombros e braços.

Depois de fazer esse exercício, David sempre sentia como se uma carga pesada tivesse sido retirada. Ao ficar mais consciente de sua tensão, ele aprendeu também como podia relaxar. Ele tinha entrado em contato com todos os obstáculos da sua vida e se tornara capaz de dirigir sua energia recém-liberada para criar uma vida mais saudável. Ele ficou esperto para perceber a tensão no momento em que ela surgia e era o seu próprio terapeuta para aliviá-la. Depois de apenas seis meses, David adquiriu segurança e experiência suficiente para não mais precisar vir nos ver.

Ajudando o sr. Shadmi a amarrar os sapatos

Conheci o sr. Shadmi, um general aposentado, em um dia de verão, durante um intervalo à tarde. A maioria das pessoas em Israel faz um intervalo no trabalho entre duas e quatro horas da tarde, quando o calor se torna quase intolerável para algumas delas. Danny acabara de preparar o nosso almoço. Sempre começávamos comendo uma enorme fatia de melancia; eu comprava melancia todos os dias de um velhinho que vendia frutas em uma carroça puxada a cavalo. Nesses dias quentes, eu sozinho poderia comer uma inteira.

Mas, quando eu estava prestes a me juntar a Danny e Vered para o almoço, alguém entrou pela porta. Era um senhor alto, grisalho, mais velho, que me cumprimentou muito educadamente, dizendo: "Boa tarde, sou o sr. Shadmi, o senhor é Meir Schneider? Acabo de conversar com Noam, o professor de Alexander [o Método Alexander é o trabalho corporal descrito na página 119]. Nós estávamos discutindo uma cirurgia que eu deveria fazer nos olhos, e ele sugeriu que eu viesse conversar com o senhor antes de me submeter à cirurgia". "Que tipo de cirurgia o senhor está para fazer?", perguntei-lhe. "É uma operação para corrigir meu olho esquerdo. Percebe como ele vira para dentro?" Cheguei mais perto e olhei no seu olho; realmente virara para dentro como se estivesse tentando olhar o seu nariz. Ele não conseguia virá-lo para olhar diretamente para a frente. Depois dirigi uma luz para os seus olhos e estudei-os. Percebi alguns pontos vermelhos no branco dos olhos, o que indicava que eles estavam sendo forçados. "O senhor tem algum problema com o sexto nervo craniano?", perguntei. "Tenho sim", respondeu. "Bem, acho que posso ajudá-lo sem precisar de cirurgia", eu lhe disse. "Isso será maravilhoso", disse o sr. Shadmi. "Faço qualquer coisa para evitar uma cirurgia."

Durante as nossas primeiras sessões, ensinei ao sr. Shadmi o *palming*, o *sunning*, o *shifting* e a piscar, os exercícios de visão mais básicos. Pedi que me contasse um pouco da sua história e o que causara o problema no seu olho. Ele disse: "Aconteceu quando eu estava no Exército. Eu patrulhava em um helicóptero na região das Colinas do Golan, durante a guerra de Yom Kippur. Fui atacado, atiraram no helicóptero, que caiu, e o meu corpo quase foi dividido ao meio. O choque da queda machucou o meu sexto nervo craniano. Depois de ter sido atacado, peguei a minha metralhadora e atirei em um helicóptero sírio que me atacara, e o resultado foram sete costelas quebradas. Os médicos me deram só quarenta por cento de chance de sobreviver, mas eu me recuperei. Fiz a fisioterapia intensa, e depois alguém sugeriu que eu procurasse um professor do método Alexander. O trabalho de Alexander salvou a minha vida. Todas as noites, depois do trabalho, eu me deito no sofá com os joelhos dobrados, descanso a cabeça em um travesseiro duro, fecho os olhos e medito imaginando que estendo as minhas costas, especialmente a região lombar e relaxo os músculos. E, quando eu relaxo, consigo sentir cada vértebra indo para o seu lugar. Sinto que não poderia ter continuado sem isso.

O trabalho do sr. Shadmi com o professor de Alexander o ensinou como relaxar, soltar os músculos e melhorar a postura; isso facilitou para que o trabalho comigo fosse mais eficaz. O Método Alexander foi um dos primeiros de trabalho corporal reconhecido, criado no Ocidente. F. M. Alexander foi um ator e cantor australiano que perdeu a capacidade para atuar devido a uma rouquidão crônica e costas curvadas. Ao tentar superar esses problemas, ele se olhou no espelho um dia e percebeu que não tinha a menor idéia cinestésica de sua postura; para ele, as suas costas eram retas quando estavam curvadas, e vice-versa. Como resultado, ele desenvolveu um método de dar instrução mental para os músculos, dizendo-lhes para se tornarem longos e macios, melhorando a postura ao ordenar que o pescoço se alongasse e sua coluna endireitasse. Todos os métodos de trabalho corporal querem fazer a mesma coisa de uma maneira ou de outra: relaxar os músculos, aumentar a flexibilidade e aumentar a consciência de onde a tensão e os bloqueios ocorrem. Muitos tipos de trabalho corporal também ecoam a asserção de Alexander de que a tensão do terapeuta pode ser transferida para o paciente.

Era óbvio que, apesar de ter vindo me ver especificamente para fazer exercícios de visão, o sr. Shadmi precisava de trabalho corporal urgentemente. Ele era tão rígido que achava difícil até fazer o *palming*, porque não conseguia se inclinar para a frente ao sentar-se. Qualquer movimento para a frente com a coluna era difícil para ele.

O acidente de helicóptero tinha ferido o seu nervo craniano e também destruído a sua pelve. Uma cirurgia excelente consertara a pelve até certo ponto, mas deixara suas costas quase imóveis. Duas vértebras se fundiram na região lombar. Quando ele queria amarrar os sapatos, tinha que levantar o pé até onde conseguia alcançar com as mãos, porque não conseguia se inclinar para a frente. Muitas vezes sentia dores muito fortes.

Massageei as costas do sr. Shadmi até que ele relaxou um pouco, depois pedi que deitasse de barriga para baixo e girasse a panturrilha. Ele tentou, mas não conseguiu fazer isso suavemente; a sua perna se movia espasmodicamente em pequenos movimentos abruptos. Pedi-lhe então para visualizar-se fazendo o movimento; mesmo na sua imaginação, a perna se movia aos trancos. Depois da visualização, porém, ele tentou novamente o movimento e percebeu que podia fazê-lo melhor. Repetiu a visualização e conseguiu visualizar que fazia o movimento suavemente. Os exercícios de visualização demonstram quanto os estados físico e mental se refletem um no outro.

Depois disso, o sr. Shadmi sentiu a perna e, em menor escala, todo o seu corpo, mais leve. Também estava mais flexível, capaz de dobrar mais a perna, trazendo a panturrilha mais próxima à coxa, mostrando que a sua parte inferior das costas estava mais relaxada. No final da terceira sessão, a flexibilidade do sr. Shadmi tinha aumentado tanto que ele conseguiu abaixar-se para amarrar os sapatos. Sorrindo, disse: "Voltei à vida normal. Consigo amarrar meus sapatos. É um milagre!"

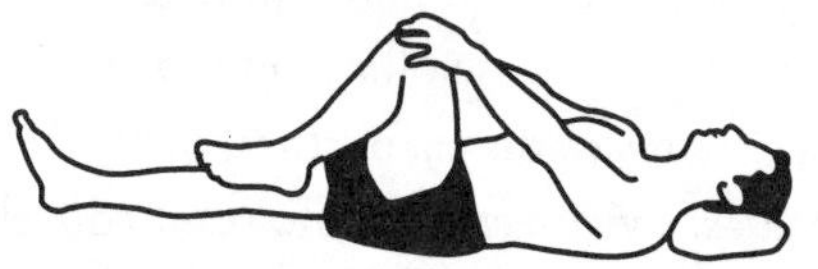

Os exercícios que tinham conseguido esse milagre foram feitos para soltar a pelve do sr. Shadmi. A maioria deles era feita com ele deitado de costas. Ele dobrava um joelho e passava por cima do seu corpo para tocar o chão do lado oposto, levantando-o de novo para descansá-lo no chão do outro lado. Também trazia um joelho ou os dois até o peito e os movimentava em círculos com as mãos, conforme a ilustração. Esses exercícios reduzem enormemente a tensão na parte inferior das costas.

Apesar de o sr. Shadmi fazer bem os exercícios de respiração e de alongamento, ele relaxava um pouco nos exercícios de visão e não estava disposto a fazer outras mudanças que eu sugeri, como a sua dieta, por exemplo. Era difícil para um homem ocupado arranjar tempo para trabalhar intensamente com os olhos. Como a maioria das pessoas, ele estava mais disposto a dar o seu tempo para o trabalho ou para as outras pessoas do que para si próprio. No final, eu parei de lhe ensinar exercícios de visão, pois isso era inútil sem a cooperação dele. Entretanto, continuei a aconselhá-lo contra a cirurgia; de qualquer forma não poderia corrigir totalmente o seu problema, mas ficaria mais difícil para ele se mais tarde decidisse trabalhar seriamente com os seus olhos.

Levando tudo isso em consideração, a melhora do sr. Shadmi foi fantástica. Depois de oito sessões, ele conseguia se inclinar para a frente e tocar o chão. Isso era principalmente o resultado da massagem. Um dia, ele veio me ver depois de ter ficado sentado em um banco ao ar livre por horas ouvindo um concerto. Sentia-se tão duro como no primeiro dia em que nos conhecemos, e ele achava que precisaria de várias sessões para consertar o problema. Porém, depois de apenas cinco minutos de massagem intensiva, ele conseguiu levantar-se, inclinar-se e tocar os dedos do pé sem esforço ou dor.

O sr. Shadmi me contou que ele planejava continuar se exercitando pelo resto da sua vida. Gostava de sua nova flexibilidade, da sua respiração mais profunda, de se sentir com mais energia e com uma enorme capacidade para relaxamento profundo. Espero que um dia ele faça o serviço completo e trabalhe para melhorar a sua visão e as costas e não reclame das horas necessárias para trabalhar o seu corpo.

Arranjar tempo para nos curarmos

O sr. Shadmi é um homem moderno típico; nós literalmente nos matamos de trabalhar. No exército, o sr. Shadmi trabalhava dezoito horas por dia. Como diretor de uma companhia elétrica, nessa época ele trabalhava treze horas. Ele não arranjava tempo para cuidar de sua saúde, muito menos para se divertir. A pressão era constante.

A ironia do caso é que se as pessoas arranjarem tempo para trabalhar em si mesmas, fica mais fácil lidar com as tensões e as pressões da vida e do trabalho. As pressões não desaparecem, mas as pessoas se sentem mais relaxadas, fortes e capazes de estar mais presentes em suas atividades. Geralmente elas conseguem realizar mais coisas, e com mais sucesso. Entretanto, é difícil para as pessoas como o sr. Shadmi entenderem isso, que dão a sua vida para o trabalho, família, amigos e país, mas não conseguem tirar nem mesmo uma hora para si mesmas.

Esta mentalidade nos separa da nossa fonte de vida interior e profunda. Este é o grande paradoxo: sacrificamos a nossa vida para podermos sustentar os outros; nós nos tornamos escravos das nossas atividades infindas. Isso é realmente viver? Precisamos ter tempo para encontrar e desenvolver nossos recursos interiores, depois trazer esses recursos para o nosso trabalho e a nossa interação com as outras pessoas. Tudo o que fazemos deve ser parte de nosso desenvolvimento e um passo na nossa jornada de autoconhecimento. Assim, nada é feito mecanicamente, e tudo é feito com um novo sentido.

Acredito que o corpo é o melhor lugar para se começar; ele é a parte central da identidade de cada pessoa. Se o corpo for tratado com respeito e cuidado, essa atitude pode se estender para todo o ser. Precisamos aprender que somos mais importantes do que o nosso trabalho, e cuidar do nosso corpo pode nos treinar nessa atitude. Nada que tensionasse os nossos músculos ou torcesse a nossa coluna, restringisse a nossa respiração ou abusasse dos nossos olhos deveria ser permitido. E deveríamos aprender a nos valorizar logo cedo, pois como adultos é difícil mudar os hábitos adquiridos.

Não é a qualidade de vida tão importante como a vida em si?

O amanhecer de Naomi

Um dia recebi um telefonema de um homem chamado Yosef, que me contou que sua esposa, Naomi, ao tentar pegar os filhos gêmeos no colo, tinha torcido a coluna de tal forma que agora não podia se mexer. Yosef veio ao nosso centro para me buscar, e fomos até sua casa, que ficava a cerca de vinte quilômetros de distância. Quando chegamos, percebi o olhar de medo no rosto de Naomi; medo e dor para ela eram inseparáveis. Ela falou simplesmente: "Não consigo me mexer". E estava totalmente convencida disso. Mesmo assim, vi que ela conseguia ir sozinha até o banheiro e voltar. Isso lhe causava dor, mas, como era uma necessidade, ela conseguia fazê-lo. Entretanto, o pensamento de mudar de posição quando estava deitada para ficar de lado, que eu lhe pedi para fazer, parecia-lhe impossível.

Naomi sentia grande alívio quando alguém estava próximo para ajudar. Comecei a massagear o seu pé. Depois que ele relaxou um pouco, comecei a massagear a sua perna, depois o abdômen, tocando-a suave e cuidadosamente. A sua respiração no início era quase imperceptível, mas, à medida que eu ia trabalhando, ela ia se tornando mais profunda. Depois, comecei a massagear a outra perna, desde o pé até o abdômen e, apesar de a dor persistir, ela quase esqueceu que não conseguia se mexer. Ela conseguiu então se deitar de lado para eu trabalhar na pelve e nos quadris. Depois de uma hora, ela conseguiu se deitar de bruços para que eu pudesse trabalhar nas suas costas.

A região lombar de Naomi estava tão tensa que os seus músculos contraídos pareciam pedras. As três vértebras nessa parte do corpo pareciam ter quase se fundido. Eu conseguia sentir os efeitos estruturais de sua tensão muscular. No final da nossa sessão, que durou três horas, Naomi se sentia mais solta, e sua respiração estava naturalmente mais profunda. Conseguia se sentar, apesar de ainda ter grande dificuldade. Sentia um certo alívio de sua dor constante, mas eu sabia que ela não demoraria a sentir dor de novo.

Já anoitecia quando o marido dela me levou para casa. Eu estava exausto depois da sessão e fui direto para a cama. Mas o meu sono gostoso logo foi interrompido por outro telefonema de Yosef. Eram duas horas da manhã. Ele me pedia desculpas, mas me disse que Naomi estava com dor aguda e pedia que ele me levasse para vê-la novamente. Concordei, mas imediatamente voltei a dormir. Depois de uma hora, fui acordado com Yosef batendo na porta. Ele estava bastante nervoso, fumando constantemente e dirigindo muito rápido. Quando chegamos na sua casa, fui ver Naomi; ela estava de novo deitada de costas, e o seu rosto petrificado de medo.

Pedi que ela se concentrasse no couro cabeludo. Eu queria que ela relaxasse por meio de um lento processo de visualização. Pedi que pensasse nas raízes de seus cabelos e na pele que as cercava e que permitisse que a pele relaxasse. Depois pedi que imaginasse a respiração preenchendo a sua cabeça e imaginasse a cabeça cheia do oxigênio que a nutria. Naomi tomou consciência de que estava tensionando o couro cabeludo e começou a soltá-lo. Ao se concentrar na respiração, esta foi se tornando incrivelmente mais profunda.

Lentamente massageei-lhe os dedos do pé para relaxá-los um pouco. Depois de vinte minutos de massagem, eu já podia tocá-los com firmeza. Ela respirava tão profundamente que eu podia sentir a sua região lombar se expandir com cada respiração. A tensão no seu pé estava conectada com a tensão em volta das vértebras comprimidas. No pé de Naomi, pude sentir a dor que ela sentia em todo o corpo. Aos poucos, ela se tornou consciente da fonte de sua dor: a tensão nos músculos da parte inferior das costas. Ao respirar profundamente, seus músculos relaxavam profundamente; quando isso ocorria, a dor diminuía. A dor de Naomi era emocional e física; sensação de impotência, incapacidade, solidão e a dificuldade de se comunicar são comuns em pacientes com problemas na coluna.

Agora eu já conseguia mover as pernas de Naomi para o lado, separadas e para cima, sem machucá-la. Movendo as pernas, a circulação aumentava para a parte inferior das costas, que ainda estava tão tensa que eu não podia tocá-la. Quando pedi que focalizasse a sua atenção nessa região, a dor era insuportável. Então, pedi que ela visualizasse as mãos e os pés e experimentasse essas sensações. Direcionar a consciência dessa maneira tende a relaxar a área que está sendo focalizada e aumenta a circulação tanto dessa área como do corpo todo. Massageei as panturrilhas de Naomi enquanto ela estava deitada de costas, soltando muitos pontos de tensão nos músculos. Trabalhei nos seus joelhos, um de cada vez, depois nas coxas e depois no abdômen.

Eram cinco horas da manhã quando comecei a trabalhar no seu abdômen. Um pouco mais tarde, olhei pela janela e vi a primeira luz avermelhada surgindo no horizonte. Falei para Naomi: "Já está amanhecendo. O sol está começando a nascer. Gostaria de sair e respirar um pouco de ar". Ela sorriu um pouco. Já sentia um certo alívio na sua dor e disse: "Ah, eu também gostaria", e deu um suspiro. Ela não conseguia enxergar lá fora, pois havia uma parede atrás da sua cama. Mais tarde eu lhe disse: "O dia já está ficando mais claro e há nuvens se movimentando pelo céu". A respiração dela ficou mais profunda ao ouvir a minha descrição, e ela relaxou e conseguiu se virar de lado. Aquela primeira luz avermelhada que mal conseguia penetrar o cinza do alvorecer, tornara-se mais brilhante, até que substituiu a escuridão e iluminou todo o céu. Vendo através dos meus olhos, Naomi respirou mais e mais profundamente e a sua dor diminuiu. O céu estava quase totalmente claro quando a dor afinal a deixou. "O momento do alvorecer é sagrado", Naomi me disse.

Com receio, mas sem dor, Naomi sentou-se. Depois, percebendo que não doía, lentamente se levantou da cama e deu três passos sem tensionar os músculos. No quarto passo, as suas costas se contraíram de repente; ela quase caiu, mas eu a segurei. Mostrei-lhe como os meus músculos das costas se tensionavam se eu os forçasse a participar do movimento de andar e como eles permaneciam soltos e relaxados se eu não fizesse isso. Ela sentiu como as diferentes maneiras de andar influenciavam os músculos das minhas costas, e imediatamente entendeu que o mesmo processo ocorria nas suas costas. Depois disso, ela andou sem usar ou tensionar os músculos das costas. Naomi andou em volta da cama e ficou de pé, ao meu lado, na janela. "É o amanhecer mais lindo que eu jamais vi, Meir", disse ela suavemente. Todas as minhas horas de trabalho tinham valido a pena.

Continuei a ver Naomi regularmente durante um ano, e no final desse período ela estava completamente boa. Sua disposição de enxergar a causa de seu problema e aprender uma nova maneira de ser fez com que isso fosse possível.

Ajudando Bert a ter uma boa noite de sono

Muitos anos mais tarde, em São Francisco, um homem chamado Bert veio me ver. Ele não conseguia dormir havia dois meses. Ele estava tomando remédio com esteróides para a asma, mas, quando soube que eles fizeram com que perdesse 40% de sua massa óssea, ele parou de tomá-los. Seus sintomas asmáticos voltaram; ele tossia muito e tinha dificuldades para soltar o ar. Certa vez, tossiu com tamanha força, que as suas costas entraram em espasmo e ele não conseguia se mexer. Um amigo sem muita experiência em trabalho corporal tentou ajudá-lo, alongando as suas costas. Depois disso, Bert não conseguia mais se deitar e dormir. Foi quando ele veio me ver.

Foram necessárias oito sessões, com idas e vindas, melhorando e tendo recaídas, antes de Bert conseguir dormir pelo menos três horas por noite. Ele continuou depois a terapia com um dos meus colegas, que conseguiu ajudá-lo a aliviar completamente a dor nas costas.

Como manter as costas saudáveis

Quando a sua vida lhe dá uma sensação de peso, e você sente o peso das suas responsabilidades, não é de surpreender que essa sensação seja também física e se localize bem aqui, nos músculos de suas costas. Ao aliviar a sensação física de sobrecarga, podemos aliviar a sobrecarga emocional que a acompanha. Problemas nas costas podem ter muitas causas, e uma sensação de sobrecarga é apenas uma delas. Mas todos os problemas nas costas, com poucas e incomuns exceções, têm uma coisa em comum: a tendência de contrair excessivamente os músculos das costas. Não suponha imediatamente que você é uma exceção, mesmo que tenha um sério problema nas costas.

Criar e manter as costas saudáveis requer um trabalho contínuo. Primeiro, precisamos sentir conscientemente o que é um relaxamento muscular. Depois, queremos trazer essa sensação para a mente subconsciente. Depois, precisamos pesquisar diligentemente para encontrar maneiras de não contrair os músculos das costas.

Como sentimos o relaxamento das nossas costas? É uma sensação de expansão. Recomendo visualizar essa sensação de expansão freqüentemente e em tudo. É simples: imagine que a sua cabeça toca o céu, o seu ombro esquerdo alcança um lado do mundo e o direito o outro lado do mundo. Tente ter essa sensação e mantenha essa sensação em tudo o que você faz. Escreva pequenos bilhetes para si mesmo e espalhe-os pela parede, na geladeira, no seu computador, onde puder: "Imagine que a cabeça vai até o céu, os ombros se expandem em direções opostas e as costas inteiras se expandem".

Os exercícios para as costas podem ajudar você a sentir esta expansão. O exercício descrito a seguir ajudará você a diferenciar entre as áreas das suas costas, em vez de usar as costas como se fossem um único bloco. É o primeiro passo para aprender a isolar os músculos usados em cada movimento.

Exercício para as costas: diferenciar as partes

Deite-se de costas no chão, sobre um colchonete fino. Sem usar os músculos do abdômen ou do peito, pressione o chão com diferentes partes das suas costas. Primeiro, pressione com a parte inferior esquerda das costas, depois a parte central do lado esquerdo, depois a parte superior do lado esquerdo. Agora, pressione o chão com a parte inferior direita, depois o centro direito, depois a parte superior direita. Esse tipo de pressão pode conectar você com áreas de suas costas com as quais você não está familiarizado. Depois de fazer essa conexão, você pode achar mais fácil visualizar as costas se expandindo.

Exercício para as costas: alongar e expandir

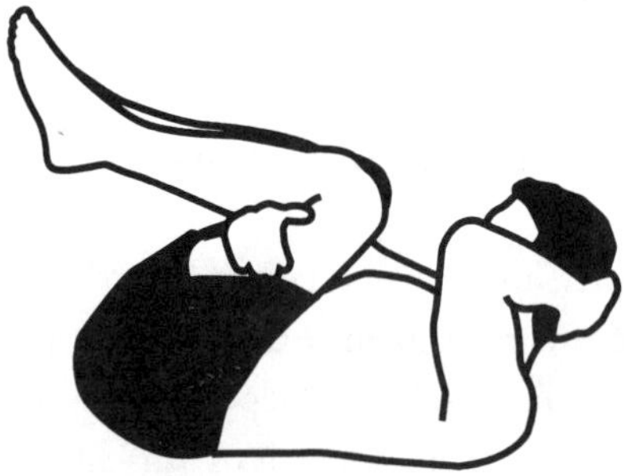

Há um outro exercício para ajudar a desenvolver a sensação de expansão. Deite-se de costas, dobre os joelhos e traga-os até o peito. Abrace as pernas com os braços e sinta a parte inferior das costas se expandindo. Agora, apóie novamente os pés no chão, com os joelhos ainda dobrados, coloque as mãos atrás da cabeça e levante apenas a cabeça, alongando seu pescoço para que o queixo se mova em direção ao peito. Sinta o alongamento do pescoço e do meio das suas costas. Segure a cabeça ao abaixá-la até o chão. O terceiro estágio deste exercício, mostrado na ilustração, é alongar o pescoço, levantando a cabeça, desta vez segurando-a com uma mão e ao mesmo tempo trazendo os joelhos até o peito, abraçando os joelhos com o outro braço.

Exercício para as costas: automassagem para melhorar a circulação

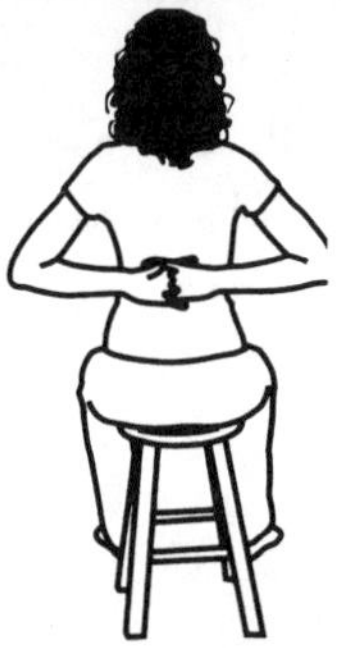

Sem uma boa circulação, não podemos ter uma sensação de expansão. A automassagem é uma maneira excelente de aumentar a circulação. Este é um exercício agradável para melhorar a circulação; pode ser feito sentado, em pé, ou até mesmo andando: entrelace os dedos das duas mãos atrás das costas e massageie a região lombar com o dorso das mãos, movendo-as em movimentos circulares. A automassagem pode também ser usada nos ombros: com as pontas dos dedos, massageie e dê batidinhas nos seus ombros. Se você se sentir bem, está fazendo certo.

Para evitar contração

Agora que você tem a sensação de relaxamento que as suas costas buscam, vamos explorar o que é necessário para evitar a contração das costas. A contribuição mais importante que pode fazer para a saúde de suas costas é *usar músculos que não tem usado*. O que pode ser complicado é que talvez você não esteja familiarizado com esses músculos.

Por exemplo, talvez você fique sentado por longos períodos de tempo. Pode ser durante o percurso para o trabalho, viajando de avião ou trabalhando sentado durante horas a fio. Você pode sentir um certo desconforto, ou talvez nem pense sobre isso. Em ambos os casos, as articulações dos quadris, os músculos laterais de suas pernas e as suas costelas reagem, contraindo-se. O que você pode fazer a esse respeito? Antes de tudo, reaja às suas tensões. Levante-se da cadeira e faça alongamento a cada meia hora. A seguir, um exercício simples para alongar:

Exercício para as costas: alongamento das pernas

Usando a parte traseira de uma cadeira para apoiar-se, levante um pé atrás de você de modo que possa segurar o tornozelo e alongue a perna para trás e para cima.

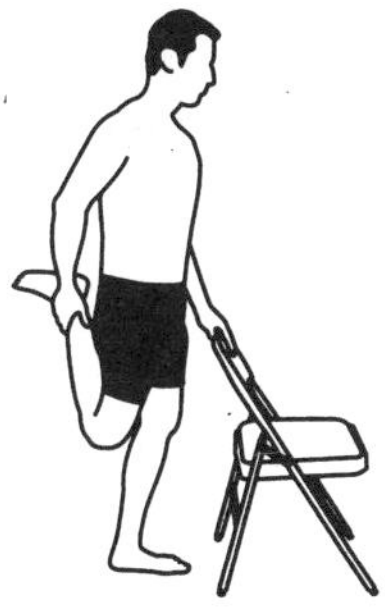

Porém, você pode fazer muito mais do que isso. Nós tendemos a usar demais alguns dos nossos músculos, geralmente os maiores, e usar de menos muitos dos músculos pequenos que estão à nossa disposição e podem ajudar a diminuir a carga. Uma maneira excelente de recrutar músculos que nós normalmente não usamos é andar ou correr de lado e de costas.

Exercício para as costas: Andar de lado ou para trás

Como andar ou correr de lado? Você pode dar um passo para o lado direito com o seu pé direito, depois trazer o pé esquerdo para perto do pé direito. Ou pode cruzar com seu pé direito na frente do pé esquerdo (você já tentou algumas danças folclóricas? As danças israelitas usam muito esse passo). Não se esqueça de fazer isso na direção oposta também. Se correr ou andar assim,

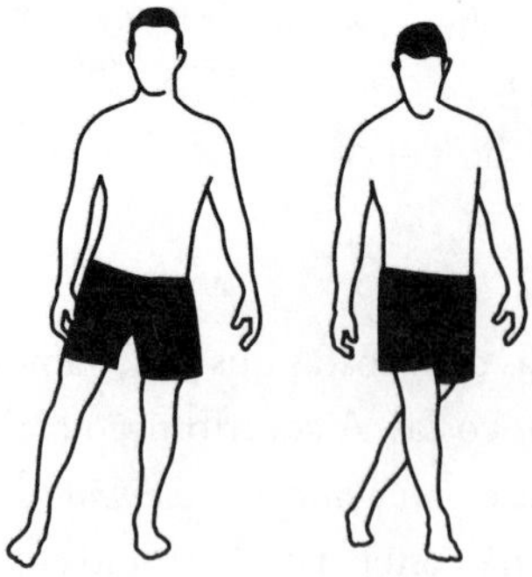

mesmo que seja por cem ou trezentos metros por dia, você abrirá o movimento das articulações dos quadris. Se fizer uma viagem internacional, você deve fazer um pouco deste exercício antes e depois do vôo. Você vai para o trabalho sentado? Proteja as suas costas e as articulações dos quadris correndo ou andando assim pelo menos cem metros por dia. Tente correr ou andar de costas; você terá que encontrar um espaço onde se sinta seguro, e lembre-se de olhar para trás de tempos em tempos para ver aonde está indo. Você pode também modificar o seu andar, simplesmente para mudar os músculos que usa, colocando primeiro o calcanhar depois os dedos no chão ou ao contrário, primeiro os dedos depois o calcanhar.

Quando você começa a usar músculos que não usava antes, os músculos que você tem sobrecarregado tentarão se tensionar. Para evitar que eles façam isso, mantenha a consciência do seu centro. Bata no abdômen repetidamente, um pouco abaixo do umbigo, e tente sentir que o seu centro está se conectando com o centro da terra. Se não puder se conectar, não se preocupe com isso; continue a bater, e pode ser que você sinta o seu andar mais leve e que sua cabeça pesa menos.

Separar o uso das pernas e dos braços do uso das costas

O que mais se pode fazer para aliviar as costas? Como uma das metas importantes é usar só os músculos necessários para cada movimento e não recrutar os músculos das costas se realmente não precisar deles, então você precisa separar o uso das pernas e dos braços do uso das suas costas. Por exemplo, no processo de sentar-se e levantar-se de uma cadeira, temos a tendência de contrair as costas. Aqui segue um exemplo que o ajudará a entender que você realmente não precisa fazer isso:

Exercício para as costas: levantar-se e sentar-se sem usar os músculos das costas

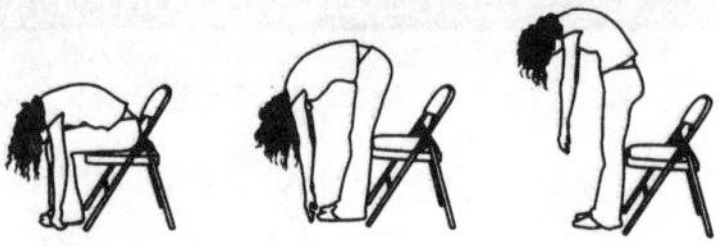

Sente-se em uma cadeira. Incline-se para a frente, levando as mãos até o chão. Ainda inclinado para a frente, levante-se endireitando as pernas. Lentamente, endireite o resto do corpo, primeiro a região lombar, depois o meio e por último a parte superior das costas, até ficar completamente reto. Incline-se novamente para a frente, sente-se na cadeira, e gradualmente endireite o seu corpo. Assim, você consegue sentar-se e levantar-se da cadeira sem usar os músculos das costas para isso.

Exercício para as costas: soltar a tensão

Deitado de costas, descanse os cotovelos no chão e movimente os antebraços em círculos, como se estivesse fazendo círculos com as mãos. Mantenha os punhos soltos e deixe as mãos se pendurarem.

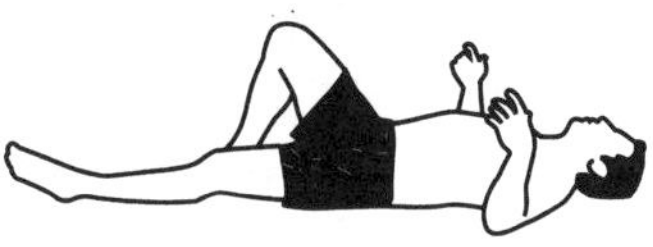

Agora bata a ponta dos dedos no chão por um tempinho, para ter alguma sensação nelas. Imagine depois, ao continuar a fazer os círculos, que as pontas de seus dedos estão amarradas a fios de marionete e que estão sendo movimentados em volta dos círculos pelos fios. Sinta como se não houvesse a necessidade de envolver absolutamente nenhum músculo nesse movimento. Agora, entrelace os dedos e movimente os braços juntos em grandes círculos para soltar os ombros. Imagine que as suas mãos estão liderando o movimento. Agora levante a cabeça com as mãos; tente não usar os músculos do pescoço para fazer isso; você terá assim a experiência de alongar as costas sem muita tensão.

Emoções e tensão física

As emoções podem ditar a maneira como você conduz o seu corpo. Nós temos várias posturas para agressão, tristeza, medo, e assim por diante. O oposto também é verdade: se você se coloca em certas posturas, pode sentir as emoções que a acompanham. Quando as costas foram recrutadas para movimentos que poderiam ter sido feitos só pelas pernas, isso força, tensiona e coloca você em uma postura que reflete uma sensação de sobrecarga. Isso pode ser sutil, mas pode fazer você ter a sensação de estar sobrecarregado, mesmo que não esteja carregando um peso verdadeiro. Você pode sentir um nível de *stress* emocional relacionado com a responsabilidade com a família, o trabalho ou a escola, maior do que a situação exige. Quando os músculos contraídos das costas lhe dão uma sensação de raiva, depressão ou sentimentos não resolvidos, as memórias dessas emoções podem surgir, mesmo se não houver uma justificativa atual para elas em sua vida. Se você separar o trabalho das pernas, ou o dos braços, das suas costas, poderá perceber que essas emoções são liberadas e desaparecem.

Começar de baixo para cima

Em primeiro lugar, por que as costas são tão vulneráveis. O culpado é o fato de andar de sapatos e no cimento. Os sapatos confinam os pés, enfraquecem os dedos do pé e, até certo ponto, imobilizam os tornozelos. Quando os tornozelos ficam enrijecidos, os joelhos se enrijecem. Quando os joelhos também se enrijecem, as articulações dos quadris se enrijecem. Quanto estas se enrijecem, as costas e o pescoço também se enrijecem. Você não precisa acreditar em mim. Tente por si só. Ande por um tempo com os tornozelos bem duros, só para ver o que acontece quando você tem falta de mobilidade. Você consegue sentir o que acontece com os seus joelhos? Agora ande um pouco com os joelhos duros; você não percebe imediatamente menos movimento nas articulações dos quadris? Agora deixe isso de lado e se concentre no contrário. Para soltar o pescoço, você precisa começar trabalhando os pés.

Exercício para as costas: andar descalço

Ande ou corra na areia ou na grama, de preferência descalço. Não só essas superfícies são mais macias e menos prejudiciais do que o asfalto ou o concreto, mas elas também são desiguais. Elas fazem com que você pise ligeiramente diferente cada vez que coloca o seu pé no chão, e isso é bom para as articulações assim como para os músculos das pernas.

Exercício para as costas: andar na ponta dos pés

Dê aos dedos do pé a atenção que eles merecem. Sente-se em uma cadeira e coloque seu pé descalço na coxa oposta, ou sente-se no chão e coloque o seu pé no chão à sua frente. Usando os dedos da mão, movimente cada dedo do pé, um por vez, para cima, para baixo, em círculos, cerca de cem vezes por dia (não necessariamente de uma vez só). Depois, movimente os dedos do pé colocando resistência com os dedos da mão e tentando movê-los na direção contrária à pressão, para cima, para baixo, para a direita, para a esquerda, primeiro mantendo todos os dedos juntos, depois movimentando cada um separadamente. Veja se consegue movimentar os seus dedos independentemente: segure os outros quatro e veja se consegue fazer com que o que está solto faça círculos.

As pessoas que passam muito tempo descalços, geralmente têm dedos do pé mais fortes e com mais mobilidade. Pela minha experiência, as pessoas cegas também têm os dedos assim; muitas vezes elas têm mais espaço entre os dedos do pé, o que indica que seus dedos têm mais mobilidade. A razão disso, eu acredito, é que as pessoas cegas andam com mais cuidado e dependem da sensação de seus pés para poder dar um passo com segurança. Nós todos usamos nossos dedos o tempo todo, mas só parcialmente e com grande tensão. É importante trabalhar para soltar a tensão e aumentar a mobilidade.

Mais maneiras de cuidar de suas costas

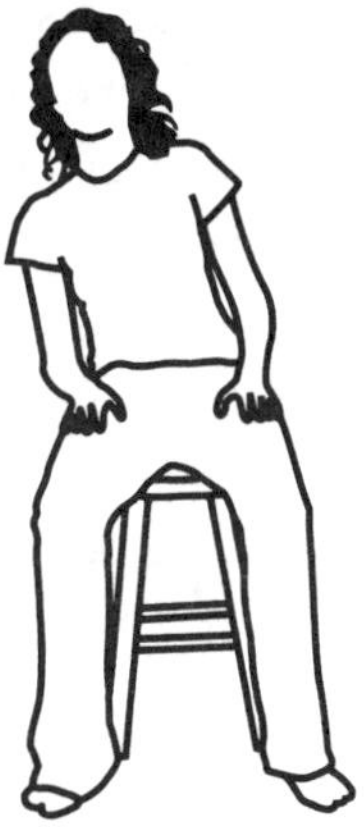

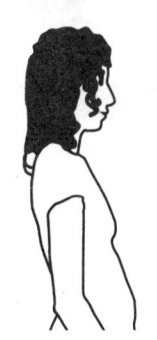

Muitos dos problemas nas costas são resultado de negligência. Se você usa sapatos, simplesmente troque de sapatos duas ou três vezes por dia. Reaja à tensão que sentar impõe ao seu corpo, movimentando a parte superior do tronco em círculos, como se fosse um pião, centrado na sua cintura. Solte os ombros, entrelaçando os dedos das mãos sobre a cabeça e movimentando os braços em círculos amplos. Encontre cinco minutos aqui, mais dois minutos depois, e use-os para trabalhar com as suas costas: Use um massageador no chuveiro, se tiver; alterne água fria e água quente no chuveiro para aumentar a circulação; bata gentilmente nas suas costas com os punhos soltos; respire profundamente e sinta as suas costas se movendo; deite de costas e sinta as diferentes partes de suas costas contra o chão.

Exercício para as costas: massagem com bolas de tênis

Esta é uma outra coisa que você pode fazer por você. São necessárias duas bolas de tênis. Em pé, com as costas apoiadas na parede, mantenha os pés uns vinte e cinco centímetros afastados da parede. Coloque as duas bolas de tênis nas suas costas, entre você e a parede. Certifique-se que as bolas não estejam pressionando os ossos, só os músculos de cada lado da coluna. Como você está apoiado na parede, as bolas não vão cair. Agora, dobre e estique os joelhos um pouco e sinta as bolas rolando nas suas costas. Ao mover os pés um pouco mais afastados da parede, você pode aumentar a pressão das bolas contra as costas. Traga os pés mais próximos da parede para reduzir a pressão. Ao dobrar e esticar as pernas, e também ao se mexer de um lado para outro, você pode fazer com que as bolas massageiem qualquer área das costas que precisar. Você pode colocar as bolas mais para cima ou mais para baixo, para poder alcançar os lugares certos.

Mantenha-se consciente das suas costas

Ao trabalhar em si mesmo e receber uma massagem você pode aliviar a tensão da qual nem mesmo sabia ser possível se libertar. Se você fizer desse alívio de tensão parte da sua realidade diária, o seu cérebro no final aceita isso como sendo a sua condição permanente.

Se você tiver dor nas costas que o acompanham a toda parte e em tudo o que você faz, ou ficar mobilizado pela dor de vez em quando, ou se tiver retesamentos crônicos ou desconforto, tente ter consciência das suas costas o tempo todo. Você pode fazer exercícios em qualquer lugar. Não precisa estar em uma aula, ou mesmo ir para casa e se esparramar no tapete da sala. Mesmo que você comece o dia com exercícios, volte a trabalhar nas costas pelo menos por cinco minutos a cada duas horas, durante o dia. Se encontrar um lugar para se deitar e se alongar, ou mesmo se sentar e se alongar, ótimo. A consciência e o trabalho constantes ajudam a ter as costas saudáveis. Solte-as a cada passo que der, a cada respiração e a cada pensamento que você tiver.

Movimento em muitos planos

Como a maioria dos movimentos é feita para a frente (andamos para a frente, nos inclinamos para a frente, levantamos objetos à nossa frente), precisamos aumentar nossos movimentos em outros planos para poder equilibrar o uso dos músculos de nossas costas. Correr de lado, como mencionei antes, certamente se encaixa nesta categoria. A seguir, alguns outros exercícios que ajudarão a fazer movimentos em outros planos.

Exercício para as costas: rolar de um lado para outro

Um dos meus exercícios favoritos é rolar de um lado para outro. Deite-se de costas e role de um lado para outro no chão. Role para a direita até que a sua mão esquerda toque o chão na direção do peito; depois, empurre com o dorso da mão para começar a rolar para a esquerda. Agora, faça isso com a sua mão direita para rolar para a direita. Deixe também que os seus quadris e as suas pernas empurrem você de um lado para outro. Tente fazer esse movimento de forma leve e fácil, como uma criança rolando na grama, em uma descida. Lentamente, muito lentamente, a idéia de mudar, de integrar os músculos que você normalmente não usa, é assimilada pelo seu cérebro. Se ao rolar de um lado para outro você fica tonto, pare, deite-se de costas e gentilmente cubra os olhos com as palmas das mãos por um instante, sem colocar pressão nos olhos ou no rosto. Se ao rolar você fica enjoado, pare de rolar, deite-se de costas e massageie o abdômen. Os músculos abdominais tendem a ficar duros ao fazer qualquer movimento que não seja inclinar-se para a frente.

Exercício para as costas: rotação dos ombros

Se você gostou de rolar no exercício anterior, pode usar isso como um prelúdio para as rotações dos ombros. Deite-se do lado esquerdo, coloque a mão direita no chão em frente ao seu peito. Movimente o ombro direito em círculos, dez vezes em cada direção, visualizando que a ponta do seu ombro está guiando o movimento. Pare o movimento e bata com as pontas dos dedos de qualquer das mãos na ponta do seu ombro por um momento. Pode ser que você ache a visualização mais fácil assim. Gire o ombro de novo, nas duas direções. Agora bata com a ponta dos dedos da mão direita no chão algumas vezes, só para ter a sensação das pontas dos dedos. Movimente todo o seu braço direito em grandes círculos, bem amplos, algumas vezes em sentido horário e algumas vezes em sentido anti-horário, imaginando que as pontas dos dedos estão guiando o movimento. Abaixe o braço, e repita as pancadinhas no ombro e a movimentação da ponta do ombro. Este exercício incentiva o seu cérebro a usar somente os músculos do ombro para movimentar o ombro e o braço e a soltar os músculos das costas e os abdominais que foram recrutados desnecessariamente. Deite-se de costas e pergunte a si mesmo se o seu ombro direito parece diferente do seu ombro esquerdo. Role de um lado para outro novamente, dez vezes, e perceba se o seu lado direito está mais solto do que o lado esquerdo. Agora, repita o processo todo com o ombro esquerdo. Depois de completar este exercício, role de um lado para outro trinta vezes.

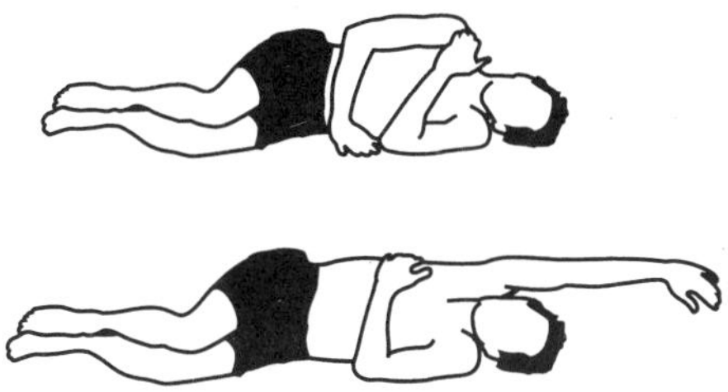

Este exercício não só evita o recrutamento desnecessário dos músculos das costas e do peito, mas também usa músculos laterais do seu corpo que você normalmente não usa, ajudando a integrar esses músculos no uso diário.

Seu programa de exercício para as costas

É preciso disciplina e amor-próprio para trabalhar com o corpo. Mesmo quando encontramos esse espaço, a vida ainda pede o uso limitado do corpo, e o preço que pagamos é uma criação constante de tensão. Quando isso acontece, uma depressão leve, suave, algumas vezes imperceptível pode surgir e se alojar no corpo. Pode ter a forma de desligamento do corpo: nós nos vemos fazendo os movimentos dos exercícios, sem realmente sentir o que o corpo precisa ou sem reagir a essas necessidades; podemos interromper completamente o nosso programa de exercícios. A falta de uso do corpo aumenta a depressão. Tenha consciência desse processo, pois só essa consciência pode ajudá-lo a superar a depressão. Perceba que por meio do seu comprometimento em trabalhar as costas e usar os exercícios suaves que seu corpo pede, você pode superar não só a dor, mas estabelecer prioridades diferentes. Você pode se surpreender trabalhando para ter uma sensação de bem-estar e conforto físico antes de qualquer outra coisa. Ficar mais confortável em seu próprio corpo vai ajudá-lo a resolver outros problemas. Para manter a sua atenção renovada, explore os diferentes grupos de músculos a cada dia: isso faz o trabalho em si mesmo mais interessante e menos rotineiro.

Quando depressão, frustração, tristeza e outras emoções não resolvidas são a causa da dor nas costas, sinta a dor e não a suprima. Reduza a dor, até certo ponto, por meio de movimentos ou massagem, mas sinta a dor; preste atenção à sua dor; e deixe que ela o guie. Se você fica entorpecido em relação a essa dor, a sua depressão vai passar para os seus tecidos. Pode ser que consiga trabalhar a sua dor com um terapeuta Self-Healing, que ajudará você a descobrir e senti-la. Por um momento, pode ser que a sinta ainda mais, antes de liberá-la. Se não trabalhar desse modo com a sua dor, pode ser que ela comande você e a sua vida. Quando você lentamente alivia a sua dor emocional, a dor física também diminui e é muito provável que não volte mais.

Mesmo se você trabalhar com um excelente terapeuta, é a sua prática diária que vai reduzir a sua tendência a ter dor nas costas. Sugiro, porém, que você trabalhe com um terapeuta que tenha habilidade em terapia de movimento e massagem; se possível, recomendo trabalhar com um dos terapeutas treinados no Método Self-Healing. Em primeiro lugar, um terapeuta oferece apoio. Essa pessoa pode aconselhar você sobre como usar o movimento para reduzir a tensão e o *stress*. Um terapeuta também pode oferecer amor e toque caloroso, enquanto os psicólogos só podem trabalhar com você em questões que o magoam e não podem tocá-lo. Já é provado que o toque, caloroso, que apóia e é profissional, pode ajudar a aliviar a depressão.

A intimidade da relação com um terapeuta é diferente da intimidade de amantes ou familiares. É uma intimidade que o energiza e mobiliza com as forças universais. O terapeuta oferece total envolvimento com o seu problema e na busca de solução para ele, e isso faz uma grande diferença. Escolha cuidadosamente o seu terapeuta. Encontre uma pessoa cuja vida é um modelo que você aprecia, um terapeuta que vai tocar a sua vida de modo a causar um impacto. Muitas vezes, na nossa vida, criamos padrões que são destrutivos, tanto mental quanto fisicamente. Apesar de o bom senso nos dizer para descansar, nos mover, ou nos sentarmos em um banho quente, nossas ações vão nos fazer trabalhar mais, congelar nossa postura e acabar aquele projeto que começamos. O hábito cultural de não dar ouvidos ao nosso corpo é muito arraigado. O envolvimento com um bom terapeuta de Self-Healing pode ajudar você a se tornar consciente do que está fazendo e fazer a diferença.

CAPÍTULO 10

ARTRITE

Um terço dos americanos sofre de artrite. Durante esses anos, vi muitas pessoas com várias formas de artrite melhorarem sua mobilidade e reduzirem a dor por meio do meu trabalho. É preciso fazer movimentos suaves, massagem e trabalhar com imagens, tudo isso praticado com atenção e conscientemente durante o dia todo.

Uso o termo "artrite" para descrever um grupo de doenças caracterizadas por articulações rígidas e movimentos dolorosos. As articulações de interesse específico aqui são as articulações sinoviais, que permitem um movimento considerável entre os ossos envolvidos, quando estão saudáveis. Onde os ossos se encontram, uma fina camada de cartilagem hialina cobre suas superfícies, tornando-as suaves. As articulações são envolvidas por uma cápsula de articulação, que ajuda a manter a articulação estável. A estrutura da cápsula articular inclui a membrana sinovial, que segrega um líquido lubrificante e nutriente chamado líquido sinovial.

A artrite envolve o dano à cartilagem, que pode deteriorar e acabar desaparecendo. Nas juntas artríticas, a cartilagem hialina perde a suavidade, tornandose áspera e cheia de irregularidades, e desse modo os ossos perdem a capacidade de deslizar. Os ossos no final sofrem erosões nas regiões periféricas das articulações.

A artrite começa com dor, inchaço, inflamação e aumento de líquido nas articulações. No caso da artrite reumatóide, uma doença inflamatória da sinóvia, o sistema imunológico funciona mal e ataca os próprios tecidos (um distúrbio conhecido como "auto-imunidade"). O líquido sinovial e as células do tecido conjuntivo associadas proliferam, formando uma camada como se fosse um tecido. Isso faz com que a cápsula da articulação engrosse, com destruição da cartilagem articular.

A osteoartrite, o tipo mais comum de artrite, é fortemente relacionado com o estilo de vida. Por exemplo, sentar-se é penoso para as articulações dos quadris e das costas. Sentar-se por um tempo prolongado pode ser compensado por alongamentos. Na cultura moderna, porém, a maioria das pessoas que vive um estilo de vida sedentário ou acha estranho alongar-se ou perdeu a inclinação para fazer isto, seja no trabalho ou em casa. Na minha opinião, o *stress* do movimento incorreto das articulações, combinado com problemas emocionais, torna as articulações mais vulneráveis a lesões. Acredito também que o desgaste físico e emocional contribui para o problema da artrite reumatóide tanto quanto para a osteoartrite.

Portanto, o nosso trabalho com artrite enfatiza o reaprender como se mover sem *stress* ou impacto desnecessário. Usando exercícios para relaxar, permitimos que as articulações se movam de acordo com a sua melhor capacidade, reduzindo a inflamação e drenando o fluido que se juntou, a grande causa da dor na fase inicial da artrite. Esses exercícios facilitam o funcionamento dos mecanismos de cura inatos do corpo. Também resultam em maior espaço entre os ossos, permitindo que os tecidos se curem.

Um toque sensível é especialmente importante no tratamento da artrite. Uma variedade de técnicas de massagem e de movimentos atenciosos, cuidadosos e passivos das articulações artríticas estimula ainda mais o fluxo sangüíneo e ajuda a dispersar os fluidos acumulados. Isso reduz o edema (o inchaço) e mantém a integridade da cartilagem. O terapeuta precisa sentir exatamente quanto de movimento a articulação permite. Esses movimentos suaves devem ser pacientemente repetidos muitas vezes, ao mesmo tempo que a pessoa que está recebendo o tratamento respira profundamente. A seguir, alguns pontos-chave para curar a artrite.

Rachel: alívio da artrite

Durante o meu último ano em Israel, o dr. Raison, da Sociedade Vegetariana, me indicou uma paciente de artrite chamada Rachel. Ela chegou apoiada em uma bengala e auxiliada pelo seu marido. Rachel tinha cerca de 40 anos e parecia infeliz e corroída pela dor. Quando ela me viu, disse: "Você é muito jovem. Mas como o dr. Raison me recomendou que viesse vê-lo, acho que está tudo bem". Nós brincamos a esse respeito, e ela parecia disposta a tentar o meu tratamento.

Rachel tinha sido acometida de artrite havia dois anos e, durante um ano, a doença afetou todo o seu corpo. Depois, a artrite se concentrou em um joelho, que estava inchado e com o dobro do tamanho do outro. A maioria dos pacientes com osteoartrite tem joelhos inchados, mas o joelho de Rachel era o pior que eu já vira. Um dos médicos de Rachel recomendou que ela drenasse o fluido do joelho, mas o dr. Raison se opôs veementemente. Rachel ficou confusa e implorou que ele a internasse para drenar o fluido. O dr. Raison, porém, estava inflexível: "Seria a pior coisa que você poderia fazer. Poderá pegar uma infecção, ou chegar a ter envenenamento sangüíneo". "Então, por favor, me dê tranqüilizantes", ela implorou. "A dor é tanta que não consigo dormir nem uma hora durante a noite." "Não, você não deve tomar tranqüilizantes. Mas há uma coisa que eu recomendo que você tente."

Ele então sugeriu a nossa terapia, junto com uma dieta rígida de fruta orgânica para o café da manhã e só sementes de gergelim, tahini (manteiga de gergelim), alface e pepino no resto do dia. "Esse regime é insuportável", ela me confessou. "O tahini tem gosto de lama, e as sementes de gergelim são amargas. Comer verduras, dia após dia, é muito monótono." Eu não queria criticar o regime sugerido pelo dr. Raison, especialmente porque parecia ter havido uma melhora, mas a ansiedade que produzia em Rachel parecia contraproducente.

Comecei o tratamento massageando as costas de Rachel: nem toquei o seu joelho. Mostrei-lhe como respirar profundamente e pedi que visualizasse uma cor de que ela gostasse. Depois de 45 minutos de respiração profunda, visualização e massagem, ela estava mais relaxada e o joelho com um pouco mais de mobilidade. Naquela noite ela dormiu por três horas. Depois, durante vários meses, Danny foi quem a tratou; ele tinha o toque mais suave de nós três. Com Danny suavemente espremendo e dando batidinhas na região inchada, a circulação de Rachel começou a melhorar e a dor e o inchaço no joelho diminuíram. Quando ela veio nos ver, no início, ela não conseguia dormir mais de uma ou duas horas por noite, e depois ela já conseguia dormir seis a sete horas. "Estou começando a me sentir um ser humano de novo", Rachel disse a Danny.

Depois de ser tratada por Danny durante quatro meses, voltei a tratá-la. Os exercícios de respiração ajudavam bastante; à medida que inspirava, ela visualizava o ar indo para as suas articulações. Depois de apenas dois meses, Rachel não precisava mais de tratamentos. Passei-lhe muitos exercícios para ela continuar a fazer sozinha, inclusive rotação dos pés, movimentos nos joelhos e automassagem. Depois de seis meses trabalhando sozinha, a artrite dela era imperceptível.

O meu trabalho com pacientes de artrite mostrou-me que a artrite pode ser melhorada radicalmente apenas movimentando as articulações lenta e cuidadosamente, todos os dias, por várias horas. Se isso for feito regularmente, o processo não precisa de mais de um ano ou dois. Rachel estava disposta a se empenhar para se livrar da doença, e conseguiu.

Eileen: a superação da resistência física e emocional

Dois dos casos bem-sucedidos mais impressionantes que tive com artrite aconteceram anos mais tarde, depois de ter estabelecido a minha prática em São Francisco.

Um desses pacientes era uma linda mulher, de cabelos escuros, chamada Eileen. Ela era mãe solteira e trabalhava como secretária jurídica. Tinha seus trinta e poucos anos e sofria tanto de asma como de artrite reumatóide. Tomava doze aspirinas por dia para a sua dor constante e forte. Um médico que fazia acupuntura a ajudara a superar a asma, mas a artrite só piorava.

Eileen não conseguia abotoar a blusa sozinha, nem conseguia entrar e sair da banheira. Seus passos eram lentos e arrastados, e ela chegara a tal ponto, que, frustrada pela dor e imobilidade, tornara-se apática em relação a tudo, até mesmo a seu filho de 4 anos. Ela continuava a trabalhar, mas só queria deitar-se e ser deixada em paz. Seu médico tinha lhe dito que podia esperar que o seu estado pioraria ainda mais.

Eileen tinha dois amigos que foram meus pacientes e ambos tentaram convencê-la a ir me ver, mas ela se recusava até mesmo a considerar o assunto. Finalmente, o *roshi* (monge superior) de uma comunidade Zen Budista onde ela vivia insistiu, e ela veio me ver, deprimida e pessimista. Eileen tinha uma total resistência e nenhuma disposição para qualquer mudança.

Durante a nossa primeira sessão, contei a Eileen que ela poderia curar completamente sua artrite, mas ela não acreditou em mim. Tudo o que eu dissesse era contradito pelo inchaço e rigidez nos seus dedos, a constante dor nos dedos dos pés, onde a artrite começara, por seus tornozelos, joelhos inchados e rígidos, sua pelve imóvel e a coluna rígida, seu peito congestionado, a dor insuportável no pescoço e nos ombros. Os seus pés se arrastavam, a sua respiração era quase inexistente e ela quase não conseguia se mover.

Depois de um mês, Eileen e eu chegamos a um impasse. A sua recusa em cooperar era frustrante. Comecei a sentir que ela estava mais afetada pela doença do que precisava. Era como se ela estivesse cooperando com a artrite para se destruir. Isso me enfurecia. Quando ela se arrastou até o meu consultório para a nossa sexta sessão, o seu andar estava pior do que nunca. Pedi que ficasse de pé no meio da sala e levantasse a perna para apoiá-la em uma cadeira que eu tinha colocado lá. Ela levou vários minutos para fazer isso, e sua perna tremia como se fosse espástica. Depois, pedi que levasse aquele pé para o chão e levantasse a outra perna até a cadeira. Ela teve ainda mais dificuldade para fazer isso. Em seguida, pedi que passasse a perna por cima até o outro lado da cadeira; ela o fez muito lentamente, parando para descansar o pé no assento da cadeira, quando estava abaixando a perna.

Quando ela acabou de fazer isso com a outra perna, mal consegui conter a minha fúria. "Se você consegue passar a perna por cima da cadeira nessa altura, por que você não anda sem arrastar os pés? Quando ando, eu levanto meus joelhos. Se eu travasse os meus joelhos e andasse, como você faz, eu teria artrite, também. Não é à toa que a cartilagem está machucada! Pare de arrastar os pés!" Eileen ficou visivelmente chocada com o meu tom de voz. "Você ainda pensa que pode fazer algo por mim?", perguntou. "Isso depende da sua disposição em cooperar", respondi. "Se você andar de novo daquela maneira, eu vou parar de tratar você."

Depois dessa sessão, Eileen começou a trabalhar firme para aprender a andar sem arrastar os pés. Ela também começou a reduzir o número de aspirinas que tomava, e a dor e o inchaço dos joelhos diminuíram. Apesar de ser difícil, ela começou a levantar os joelhos quando andava, diminuindo um pouco o peso da pressão sobre eles, e a coordenar os seus passos com o movimento dos braços. Logo, ficou claro que o inchaço dos dedos dos pés, dos tornozelos, dos joelhos e das mãos estava diminuindo. Apesar de ainda assim ela se sentir desencorajada, Eileen conseguiu perceber a melhora e compreender que tinha que aprender como andar corretamente.

Ensinei Eileen a mover cada articulação do corpo, inclusive a articulação de cada dedo das mãos e dos pés, tanto movimentos laterais como circulares. No começo foi difícil para ela sem as longas sessões de massagem, duas vezes por semana. Quando trabalhava sozinha, entretanto, ela podia começar respirando profundamente durante vários minutos, visualizando cada articulação se movendo, expandindo com a inspiração e encolhendo com a expiração. Assim ela trabalhava tanto com o corpo como com o conceito mental do seu corpo. Ela contava cem respirações profundas, e com cada respiração "enviava" oxigênio para uma articulação diferente. Ela trabalhava as articulações menos afetadas primeiro: as costas, os quadris, os cotovelos e as mãos, girando, dobrando, abrindo e fechando as mãos.

Os dedos dos pés e os tornozelos de Eileen eram os mais afetados, os primeiros a mostrar sinais de comprometimento e as últimas articulações com as quais ela trabalhava. Um tornozelo estava tão fraco que ela na verdade conseguia andar melhor sobre ele quando estava inchado, usando o inchaço como apoio. Para trabalhar nesse tornozelo, ela primeiro precisava reduzir o inchaço, o que fazia indo para a praia e andando na água rasa do mar. A água fria reduzia o inchaço e ativava a circulação da região, tornando mais fácil para ela movimentar o tornozelo e assim fortalecê-lo.

À medida que Eileen continuava a melhorar, lenta mas regularmente, chamei a sua atenção para muitos erros que fazia ao se movimentar, a maneira como andava e até como colocava e tirava o casaco. Ela vinha sobrecarregando alguns músculos, e as minhas críticas e brincadeiras com ela a ajudaram a perceber isso.

Eileen era muito inteligente. Ela era formada em psicologia e estava estudando meditação zen. Ao mesmo tempo, tinha muitos conflitos emocionais. Apesar de ter um bom relacionamento com o pai, carregava uma profunda raiva dele, desde criança. Ela também estava brava com o *roshi* zen, que se tornara uma figura de pai para ela. Estava dividida entre o desejo de se submeter a uma autoridade e sua tremenda independência e rebeldia. Esse conflito deixava-a paralisada e afetava o seu sistema imunológico, fazendo com que os leucócitos atacassem a sua cartilagem e a destruíssem. Durantes anos, vi muitas pessoas com artrite reumatóide que também sofriam de um sério conflito interior.

Eileen ficou cada vez mais incomodada com as minhas críticas. Um dia, quando comecei a brincar com ela, em vez de responder verbalmente como normalmente fazia, ela lutou fisicamente. Nós começamos a lutar, e fiz com que ela mexesse todas as articulações do seu corpo. Eu a pus em pé em cima de uma cama elástica que tinha no meu espaço, e ela me chutou e esmurrou com bastante força. Nesse processo, ela estava usando os quadris, joelhos, ombros e pescoço. Outro paciente que estava presente, disse depois: "Não tenho certeza se lutar é terapêutico, mas ficou óbvio que a Eileen melhorou muito depois da luta!" Eileen percebeu o valor terapêutico do nosso "exercício", mas ela estava realmente tentando bater em mim. Lutar liberou um pouco da raiva que ela tinha contra mim e a transformou em energia construtiva. A vitalidade começou a voltar, cada vez mais, e ela começou a ficar mais atraente e se preocupar mais com as pessoas ao seu redor. Até mesmo a sua atitude em relação a mim ficou mais relaxada e senti que era o momento para ela começar realmente a trabalhar em si mesma.

Além do peso duplo de ser uma mãe que trabalhava fora, Eileen começou a fazer duas horas de exercícios todas as manhãs, movendo cada articulação do seu corpo. Ela colocava toda a sua raiva nos exercícios. A raiva passou a ser a força motriz da sua vida, e ela assim foi se tornando mais ativa. Tendo começado com enorme apatia, ela voltou a ter sentimentos fortes, vitais. Um dia, enquanto estava fazendo compras, Eileen notou que não precisava se esforçar muito para carregar os seus pacotes; isso despertou a realização de que iria se recuperar. Ela começou a relaxar pela primeira vez desde que adoecera.

O próximo passo para Eileen era usar a cama elástica para soltar as articulações e superar o medo do movimento. Uma cama elástica oferece menos resistência do que o chão sólido, por isso pular nela não exige quase esforço. No começo, Eileen tinha medo de cair, então ela se sentava e pulava com as nádegas, depois ficava em pé. Depois se ajoelhava e pulava com os joelhos, e em pé. Cada vez que fazia isso, no dia seguinte ela andava com mais facilidade.

Agora era a vez de se livrar das aspirinas. Gradativamente, ela foi diminuindo sua dose até que concordou em se livrar das aspirinas de uma vez. Logo depois, ficou deprimida. Ela se perguntava por que, depois de tanta melhora e de aumentar a sua energia, ainda tinha tanta dor e sentia tanto cansaço. Ao desistir da aspirina, tirara seu corpo do estado de adormecimento; sentir novamente fez com que pensasse que estava piorando, apesar de essa experiência de sensação de desconforto indicar que, na verdade, ela estava melhorando. Pela primeira vez, ela sentia que o seu problema era grave, e isso a deixou temporariamente acabrunhada.

Felizmente, apenas algumas semanas depois de ter parado de tomar aspirina, Eileen foi convidada por seu pai para irem juntos de férias para Acapulco. Lá, ela se exercitou todos os dias na praia, na água e no sol quente. Começou a se sentir renovada. Seu pai, que fazia um ano que não a via, ficou maravilhado com a sua melhora.

Quando voltou de Acapulco, ela pediu demissão do emprego. Começou a nadar e fazer exercícios em uma piscina aquecida e a fazer exercícios em casa quatro ou mais horas por dia. Aprendeu a ser criativa e ter maior consciência das necessidades do seu corpo. A hidroterapia é feita para se ter movimentos mais livres, com menos resistência gravitacional. É como se o corpo fizesse parte da água. Além dos benefícios de diminuir a resistência gravitacional, a água oferece uma constante e suave resistência, que fortalece os músculos com o mínimo de desafio. Além disso, a água morna relaxa e expande o corpo, alongando os músculos e criando mais espaço entre os ossos. Exercícios que são praticamente impossíveis para um paciente artrítico fora da água, tornam-se fáceis na água. Na água aquecida, Eileen podia girar os pés, abrir e fechar as mãos e até mesmo andar suavemente.

Finalmente, dois anos depois de começarmos a trabalhar juntos, eu disse a Eileen que ela não tinha mais o fator reumatóide. Ela não acreditou. Então eu a encorajei a visitar o seu médico. Quando os resultados do exame de sangue ficaram prontos, o médico confirmou que eu estava certo. A contagem de seus leucócitos, que era muito alta, agora estava completamente normal.

Enquanto Eileen ainda era minha paciente, muitas vezes ela massageava os ombros, o pescoço e as costas das outras secretárias no escritório em que trabalhava; ela mostrava ter um talento tão natural que decidiu se matricular no meu curso de treinamento. Eu apenas começara a oferecer esses cursos informais, e ainda estava surpreso com a possibilidade de o meu método poder ser ensinado. Naquela ocasião, tudo o que restara da doença de Eileen era uma leve claudicação; o seu entusiasmo pelo nosso trabalho era tão grande que, além de se tornar uma praticante, ela começou a falar sobre o Self-Healing para grupos maiores.

Entretanto, Eileen ainda não resolvera o seu problema mais profundo: o conflito com o pai. Ela me contara que tinha saído de casa com muita raiva e ressentimento, determinada a nunca mais pedir nada para os pais. Usara todo o seu dinheiro para alugar um apartamento e arranjar um emprego; por duas semanas, enquanto esperava pelo seu pagamento, ela ficou sem nada para comer. Uma vez ela foi convidada para almoçar, e comeu tanto que teve que se desculpar com o seu acompanhante, correr ao banheiro e vomitar. Nunca mais ele a convidara para sair.

Como nunca conseguia a aprovação do pai, Eileen tampouco se aceitava completamente e sempre se boicotava quando estava prestes a uma grande realização. Trabalhava e realizava muito, mas sempre voltava atrás, descontente. Depois de trabalhar comigo por dois anos, o seu corpo estava muito melhor, mas a raiva que sentia do pai nunca se resolvera; Eileen decidiu que era a hora de esclarecer as coisas. Parou de ver pacientes por um tempo e se dedicou à meditação e à sua comunidade zen. Seu corpo continuou a melhorar, e sua vida estava feliz e completa. Em um ano, Eileen se casou e mais tarde foi nomeada secretária-assistente do *roshi*.

Então aconteceu um novo desastre: o *roshi* foi acusado de conduta imprópria, e muitos na comunidade se viraram contra ele. De uma figura quase endeusada, respeitada por toda a comunidade, ele, de repente, passou a ser o foco de seus medos, frustrações e falhas. Esperavam tanto dele que não puderam tolerar suas aparentes imperfeições.

Para Eileen, para quem o *roshi* tinha tomado o lugar do pai na sua afeição e respeito, essa situação criou um conflito insuportável. Teve uma crise muito grave que a debilitou, tendo levado dois anos para se recuperar. Durante essa época, trabalhei com ela quase todos os dias. Mesmo durante os meus cursos avançados em que ela era aluna, enquanto dava minhas palestras, eu massageava os seus tornozelos.

Sentia que um jejum purificador ajudaria Eileen, então nós dois fomos para os Alpes Trinity da Califórnia fazer um retiro de seis dias. Ficamos numa cabine perto do lago e jejuamos, só tomando sucos de vegetais. Encorajei Eileen a falar durante horas sobre o seu relacionamento com o seu pai. No quinto dia, de repente ela explodiu: "Eu não consigo me livrar desta raiva! Não consigo me ver forte o suficiente para perdoar o meu pai, nem o *roshi*. Não consigo me ver ficando boa!"

Essa explosão foi saudável. Eileen tinha sido vítima de seu próprio ressentimento durante anos, mas nunca tinha percebido isso tão claramente. Agora ela conseguia ter a experiência de sua raiva, não só nos seus músculos e articulações, mas também na sua mente consciente. Não pude lhe dar uma resposta com palavras; nenhuma palavra poderia ter ajudado. Porém, por meio de massagens e exercícios, Eileen começou a purificar-se emocionalmente e, por fim, ela conseguiu perdoar aqueles homens.

A partir de então, a saúde de Eileen melhorou rapidamente. Voltou a trabalhar com Self-Healing, e continua sendo uma das melhores profissionais.

Kristin: regeneração depois da cirurgia para substituir as articulações dos quadris

Conheci Kristin logo depois que ela fez a cirurgia de prótese nos quadris. Como Eileen, Kristin tinha artrite reumatóide, mas a dela tinha progredido tão rapidamente que, quando ela estava com 25 anos, a cartilagem dos quadris tinha desaparecido. Depois de uma operação em que a articulação gasta do quadril fora substituída por uma de plástico, Kristin decidiu não fazer outra cirurgia. A operação e a recuperação tinham sido tão dolorosas que ela tomara morfina para aplacar a dor e tinha ficado viciada. Depois, tomara metadona para substituir a morfina, e também ficara viciada.

Kristin sabia do Center for Self-Healing antes de ter feito a cirurgia no quadril, mas decidiu fazer a operação. A sua dor me tocava; tinha certeza que ela poderia ter salvado aquela articulação de quadril.

Ela era uma jovem delicada, com uma beleza angelical. Por causa da dor, da internação, da cirurgia e dos remédios, ela perdera quinze quilos do seu corpo já esbelto. Sua voz era quase um sussurro. Andava apoiada em uma bengala grande, preta, e no braço do seu irmão, que a levara até o meu consultório. Kristin não podia andar sem aquela bengala, e seu médico estava surpreso com o fato de ela conseguir andar, mesmo com ela.

Além da metadona, Kristin estava tomando remédios antiinflamatórios. Tomava também injeções de cortisona, que não faziam efeito. Sua doença estava presente em cada articulação do corpo, mas especialmente nos joelhos, onde o inchaço era tanto que as rótulas ficavam escondidas atrás do fluido acumulado. Ela estava enrijecida e tensa e era extremamente sensível ao frio.

Kristin começou a nossa terapia com três sessões por semana, cada uma com um de nós, e quase imediatamente começou a melhorar. Seu problema apresentava algumas dificuldades incomuns para o tratamento. A articulação do quadril que tinha sido substituída fazia com que fosse difícil para ela se virar; ela precisava ser movida, e muito suavemente. Geralmente, eu pedia que ela se deitasse de lado com a perna de baixo estendida e a perna de cima com o joelho dobrado, para alongar a articulação do quadril. Depois, massageava as suas nádegas e os músculos externos da coxa muito suavemente com óleo até aquecê-los. Isso aumentava a circulação, não só da articulação do quadril, mas de todo o corpo. Ensinei-lhe a ficar ali deitada e a respirar, tendo consciência dos músculos da parte inferior do abdômen enquanto respirava. Mostrei-lhe como massagear sua própria articulação do quadril e bater gentilmente nela com o punho. Pedi que se deitasse de costas com os joelhos dobrados e depois movesse lentamente os joelhos de um lado para o outro para ativar os músculos psoas internos.

Durante os primeiros seis meses, Kristin exercitou-se duas horas por dia, na maior parte do tempo deitada de costas. A finalidade dos exercícios era levar a circulação para a região da articulação do quadril sem sobrecarregar o seu corpo ou exigir esforço. Também lhe mostrei exercícios para fazer na banheira, como dobrar e esticar os joelhos e girar os tornozelos. Ela gostava de se exercitar ao sol, e o único lugar em que ela podia fazer isso era no terraço do seu prédio, onde ventava muito, e ela logo aprendeu a ficar confortável com as brisas frias e a aceitar as variações de temperatura com maior facilidade; até começou a tomar duchas frias e dizia que elas a faziam se sentir melhor do que qualquer outra coisa. Andar e se vestir foi ficando mais fácil para ela, que, encorajada, começou a fazer exercícios durante três a quatro horas por dia. Sentia-se mais forte emocionalmente e, depois de alguns meses, decidiu livrar-se da sua dependência de metadona. Um programa de desintoxicação no hospital a ajudou nesse sentido.

Durante um *workshop* de fim de semana que eu dei, depois de dois dias de trabalho com seu corpo e de meditação, Kristin se viu em lágrimas, tomada pelas emoções que ela não conseguia entender. Aquelas lágrimas devem ter liberado algo dentro dela, profundo, porque depois desse *workshop* o inchaço nos seus joelhos diminuiu consideravelmente e suas rótulas ficaram visíveis pela primeira vez em anos.

Assim como dissera para Eileen, eu disse para Kristin se exercitar em uma piscina aquecida. Na primeira vez, mostrei-lhe como era sentir e fazer o movimento sem a resistência da gravidade. Quando saiu da piscina, a volta repentina à gravidade foi tão chocante que ela só conseguiu andar alguns passos. Por fim, tomou consciência de como colocava esforço e resistência em cada um de seus movimentos. Essa consciência, mais do que qualquer coisa que eu pudesse dizer, mostrou-lhe o que precisava fazer.

Depois de seis meses de terapia, Kristin já conseguia andar quatro quarteirões com a sua bengala. Quando a conheci, ela mal conseguia atravessar a sala! Seu médico ficou bem impressionado. Disse: "Suas radiografias mostram que não há cartilagem na sua articulação do quadril. Não entendo como você consegue andar! O que quer que esteja fazendo, continue firme".

Em um ano, Kristin andava distâncias curtas confortavelmente sem a bengala e, depois de dois anos, ela já conseguia andar um quilômetro. Toda contente, relatava cada conquista nova: o dia em que se sentou no chão e conseguiu erguer-se sem ajuda; e o dia maravilhoso em que conseguiu entrar e sair sozinha da banheira. Parou de tomar os antiinflamatórios e passou a tomar só vitaminas.

Dois anos depois de começar a nossa terapia, Kristin foi visitar Los Angeles, onde tinha morado antes. Foi ver seu médico, um renomado reumatologista. A seu pedido, fez novas radiografias; quando ficaram prontas, os resultados foram surpreendentes. Onde as radiografias anteriores mostravam que não havia cartilagem e espaço entre os ossos da sua articulação do quadril, agora visivelmente havia espaço. Até então só eram conhecidos sete casos semelhantes. Seu médico mostrou os resultados para um grupo de reumatologistas, e nenhum deles conseguia entender a mudança, mas todos concordaram que tinha ocorrido grande melhora. Aquelas radiografias foram um triunfo completo. Eu não precisava delas para confirmar a melhora de Kristin; podia ver e sentir. Mas as radiografias serviram de prova de que essas melhoras podem acontecer.

Fui para Los Angeles para me encontrar com o médico de Kristin e ele concordou que os exercícios de Self-Healing em grande parte tinham sido os responsáveis pela sua melhora. Entretanto, ele não estava convencido de que o espaço na articulação do quadril fora criado pela cartilagem regenerada; ele não estava pronto para acreditar que cartilagem podia se regenerar. A opinião médica permanece firme contra esta idéia, mas sempre tive certeza de que qualquer tecido do corpo pode se regenerar, contanto que as condições certas para isso estejam presentes. Kristin é uma prova viva de que mesmo a pior forma de artrite pode ser superada.

Artrite: suas causas e como aliviá-la

Durante o dia, a maioria das pessoas cria um certo grau de *stress* em suas articulações. Sentar-se em uma posição só coloca pressão na pelve, o que pode reduzir os espaços entre os ossos da região pélvica, assim como da articulação do quadril. Isso pode levar a um comprometimento artrítico. Nossa vida diária pode também ser estressante de outras maneiras, no trabalho e em casa. Na minha opinião, quando a mente e o corpo estão em constante alerta, isso pode causar uma resposta auto-imune que ataca as articulações, como é o caso da artrite reumatóide. A experiência me diz que a redução do *stress* é a melhor prevenção contra ataques de artrite reumatóide e o maior fator para reduzir os seus efeitos.

O primeiro exercício que eu recomendo é usar a respiração e a visualização para ativar mais a circulação para as articulações. Este exercício é excelente para prevenir e também aliviar os distúrbios existentes, e acredito que seja útil mesmo nos casos mais difíceis.

Exercício para artrite: expandir com a respiração

Deite-se de costas e apóie a cabeça em um travesseiro. Você pode usar outro travesseiro para colocar embaixo dos joelhos. Agora respire lentamente, expirando e inspirando pelo nariz. Imagine que os seus dois dedinhos do pé estão se expandindo enquanto você inspira e encolhem ao expirar. Visualize os dois dedos ao lado desses se expandindo com sua inspiração e encolhendo com a expiração. Lentamente passe para o dedo do meio, depois para o dedo ao lado, e finalmente chegue no dedão, fazendo o mesmo exercício de expandir e encolher com a visualização. Agora sinta como se a sua respiração enchesse cada parte de seu corpo, uma a uma: visualize os seus pés se expandindo e encolhendo com a sua respiração, depois os joelhos, depois as articulações dos quadris.

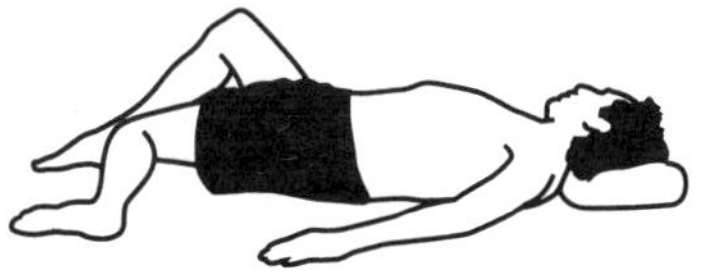

Se você tiver dificuldade em sentir as articulações dos quadris, coloque os pés afastados na mesma distância dos quadris, e gire as pernas para dentro, mantendo os calcanhares no chão, levando os dedos dos dois pés a ficarem de frente uns dos outros. Depois, gire-os para fora, para que os dedos do pé direito se afastem dos dedos do pé esquerdo.

Você também pode alongar essa articulação dobrando os joelhos, colocando os pés separados, na mesma distância dos quadris, e então suavemente movimentar cada joelho até o chão, entre as pernas, mesmo que você só consiga abaixar um pouco. Sinta o alongamento das articulações dos quadris, depois respire até elas, primeiro para a direita, depois para a esquerda, depois para as duas. Visualize as articulações do quadril se expandindo com a inspiração e encolhendo com a expiração.

Ao respirar para o abdômen, visualize as costelas se expandindo, sinta o espaço entre elas, depois deixe que esse espaço encolha ao expirar. Agora, concentre-se nas mãos, imaginando que os dedos e as mãos se expandem ao inspirar e encolhem ao expirar. Visualize a sua cabeça fazendo a mesma coisa. Imagine que você está aumentando o espaço entre os ossos do crânio ao inspirar e que o espaço encolhe ao expirar. Quando você inspirar, visualize mais espaço entre suas vértebras; quando você expirar, visualize esse espaço diminuindo. Essa sensação de movimento aumenta o fluxo sangüíneo.

Se você sofre de artrite e tem uma articulação inchada, concentre a sua atenção nessa articulação por vinte respirações lentas e profundas. Inspire lentamente e expire ainda mais lentamente, visualizando a articulação se expandindo ao inspirar e encolhendo ao expirar. Na maioria dos casos em que eu trabalhei, essa concentração em uma articulação reduziu o inchaço, levando fluxo sangüíneo para a área. Sempre que a mente se conecta com uma articulação, o fluxo sangüíneo para aquela articulação é aumentado. Se você não conseguir conectar-se com essa articulação na sua mente e achar difícil visualizar, massageie-a gentilmente por um momento. Do mesmo modo, você pode massagear os seus joelhos para ter a sensação deles, depois concentrar a atenção neles durante vinte respirações profundas, visualizando que eles estão se expandindo e encolhendo com a sua respiração.

A recuperação das articulações

Nós temos a tendência de usar as articulações dentro de um ângulo limitado de movimento e com muito impacto. Essa é uma fórmula eficaz para desgastar as articulações. Para a maioria das pessoas com mais de 60 anos, as articulações dos dedos muitas vezes são as primeiras a se tornarem artríticas. Se você olhar para as suas mãos, provavelmente vai perceber que os dedos estão curvados para dentro; flexionamos as articulações dos dedos, e é preciso alongá-los na direção oposta para poder mantê-los saudáveis. Precisamos pensar nos movimentos que fazemos na vida diária e lembrar de fazer o oposto a cada hora.

A seguir, um exercício simples para movimentar os dedos na direção oposta à normal:

Exercício para artrite: alongar os dedos

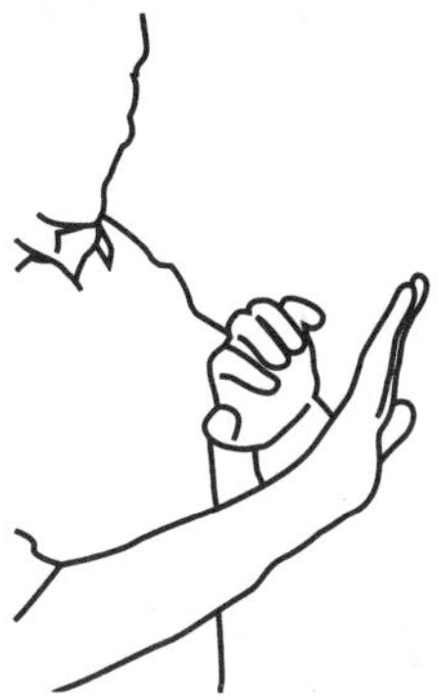

Alongue as mãos estendendo os dedos e os mantendo alongados por dez respirações profundas. Faça isso várias vezes por dia, enquanto descansa ou estiver fazendo suas atividades diárias. Este alongamento pode trazer uma grande sensação de alívio. Faça também o seguinte: estenda os dedos de uma mão e dê batidinhas no dorso da mão estendida com as pontas dos dedos da outra mão. Mantenha o punho solto da mão que está batendo.

Além de alongar, o exercício seguinte pode ajudar as suas mãos:

Exercício para artrite: girar o antebraço

Deite-se de costas sobre um colchonete ou um tapete. Sua cabeça pode descansar sobre um travesseiro baixo ou outro apoio, como uma lista telefônica. Apóie os cotovelos no chão ou no colchonete, próximo ao seu corpo, e gire os antebraços nas duas direções. Ao mesmo tempo, movimente a cabeça lentamente, de maneira solta, de um lado para outro. Relaxe os dedos e punhos ao girar os braços; perceba como eles podem estar frágeis.

Exercício para artrite: salmoura morna para os dedos das mãos e dos pés

Se os seus dedos estão inchados e a sua mobilidade reduzida, use salmoura morna para ajudar a reduzir o inchaço. Prepare uma bacia grande de água quente (35 graus Celsius), e adicione meio copo de sal Epsom (disponível em várias farmácias) ou sais ricos em minerais, como os do Mar Morto (também estes podem sem encontrados em muitas lojas de produtos naturais). Se não puder encontrar nenhum desses, pode também usar sal de cozinha normal. Coloque as mãos na bacia, abra e feche as mãos dez vezes, depois massageie cada um dos dedos, na água, deixando dois a cinco minutos para cada dedo. Agora veja como as suas mãos abrem e fecham. Se a salmoura estiver suficientemente quente, você vai perceber que as suas mãos se abrem e fecham com mais facilidade.

De forma semelhante, use salmoura para os dedos do pé com artrite. Se puder dobrar os joelhos e descansar o pé sobre a coxa da perna oposta, comece massageando o pé e os dedos nessa posição. Agora coloque o pé em uma grande bacia com salmoura quente e gire-o (ou pode usar uma banheira cheia de água com uns três copos de sal). Se o seu outro pé for artrítico, repita a mesma operação. Gire o pé em ambas as direções umas trezentas a quatrocentas vezes; depois de cada trinta ou quarenta vezes, pare o movimento e visualize que está girando o pé. Depois de ter feito todas as rotações, junte os dedos e separe-os cinqüenta vezes. Nesse ponto, pode perceber que os seus dedos estão menos inchados e com mais mobilidade e que agora pode massagear um a um.

Exercício para artrite: articulação dos ombros

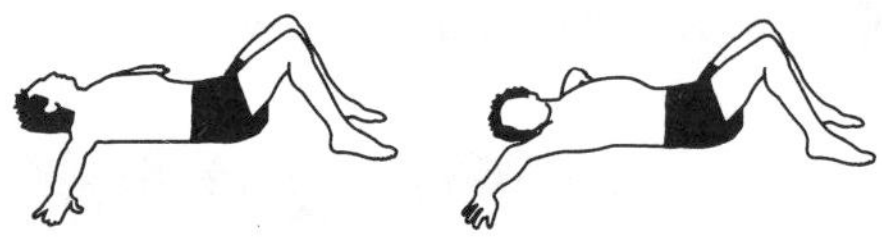

Este é um exercício para ombros artríticos: deite-se de costas no chão com os braços esticados. O ângulo entre seus braços e o seu corpo deve ser confortável para você. Agora, gire suavemente os seus braços esticados para que alterne entre tocar o chão com as palmas das mãos e o dorso. Não movimente os braços mais do que for confortável para você. Se as articulações dos ombros estiverem inflamadas, resfrie-as com uma toalha molhada com gelo para evitar que a inflamação piore. Para diminuir a inflamação, pode também imaginar que você traz a respiração até os ombros, permitindo que eles se expandam com a sua respiração; pode também massageá-los suavemente.

Exercício para artrite: movimentar os tornozelos

Este exercício é feito sentado em uma cadeira. Alongue as pernas para a frente, mantendo os calcanhares no chão, e explore os movimentos dos tornozelos. Eles têm um movimento amplo ou limitado? Aponte os dedos para os joelhos. Isso parece ser um esforço? Se os seus tornozelos estiverem rígidos, será um esforço. Então, aponte os dedos para os joelhos e observe como estão as suas panturrilhas, as canelas e talvez os ísquio-tibiais. Mantendo essa posição, conte vinte respirações pelo nariz, lentas e profundas. Agora, movimente os pés para frente e para trás, em círculos nas duas direções: pode ser que sinta os tornozelos mais flexíveis. Recomendo girar seus pés na altura dos tornozelos trezentas ou quatrocentas vezes por dia, não necessariamente de uma só vez. Você pode girá-los dez, quinze, vinte vezes nas duas direções um pouco antes de dirigir seu carro, ou sentado à mesa, em frente ao computador, assistindo televisão. Se não se sentir à vontade fazendo isso no trabalho, pode ensinar os seus colegas a fazerem este exercício também, para o bem deles. Tire os sapatos, imagine que os seus pés se expandem ao respirar até eles, depois gire os tornozelos nas duas direções. Esses movimentos sutis são poderosos.

Como os pés e os tornozelos são a nossa base para ficarmos em pé e andar, essas rotações com os tornozelos, junto com os exercícios para aumentar a mobilidade dos dedos, podem ser os exercícios mais importantes para todo o corpo. A condição dos pés tem um grande impacto em cada articulação acima deles: dos joelhos para as articulações dos quadris, e das costas até o pescoço. As rotações dos tornozelos vão fazer diferença até mesmo na mobilidade dos ombros e das mãos.

Exercício para artrite: massagear os pés

Sente-se confortavelmente e, se puder, leve uma perna para descansar sobre a coxa oposta. Segure o tornozelo com uma mão e os dedos do pé com a outra, girando lentamente o seu pé pelo tornozelo. Deixe os músculos da perna relaxarem completamente; o pé deve se mover passivamente, guiado pela mão, não usando nenhum músculo da perna. Alongue o pé ao máximo em cada direção que você conseguir fazê-lo confortavelmente. Usando as pontas dos dedos, dê batidinhas em volta do tornozelo e na canela. Massageie a panturrilha com os polegares. Agora gire o pé sozinho, nas duas direções.

Depois gire os dedos dos pés. Segure-os todos juntos e gire-os. Agora, gire cada um individualmente; use a sua mão para mover cada dedo em círculos nas duas direções, depois tente mover cada um sozinho, enquanto segura os outros dedos para que não se movam. Você consegue mover o dedo em círculos? Pode mexer alguma coisa? A maioria das pessoas acha mais fácil mover o dedão independentemente, mas com a prática os outros dedos também podem funcionar individualmente. Mova o tornozelo ou qualquer um dos dedos apenas o que conseguir, sem forçar, mesmo que seja só um pouquinho. Se eles não conseguem se mover nem um pouco, segure-os e imagine que você os está movendo.

Massageie o arco do pé, passando o polegar na sua extensão, indo dos dedos até o calcanhar. Isso pode ajudar a relaxar os músculos da perna, dos dedos até os joelhos. Repita agora com o outro pé.

O exercício seguinte ajuda a evitar artrite nas articulações dos quadris e dos joelhos. É também um exercício importante se você tiver artrite em outro lugar, como nas mãos, pois ativa a circulação. Se os seus joelhos são artríticos, pode fazer somente a primeira parte deste exercício.

Exercício para artrite: movimentar a articulação do quadril

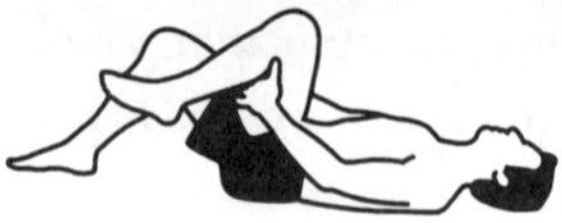

Deite-se de costas com a cabeça reta ou apoiada em um travesseiro e dobre primeiro um joelho, depois o outro, trinta vezes. Isso alonga os ísquio-tibiais e permite mais movimento nos joelhos. Pare o movimento. Se o seu joelho for artrítico, não faça a próxima parte do exercício. No lugar disso, apenas visualize que você o está fazendo: traga uma perna para cima, com o joelho dobrado, segure a coxa com ambas as mãos, conforme a ilustração, e passivamente gire sua perna, usando as mãos, oito vezes em cada direção. Agora volte a dobrar e endireitar as pernas como antes.

Exercício para artrite: relaxar o quadril fazendo círculos com a perna

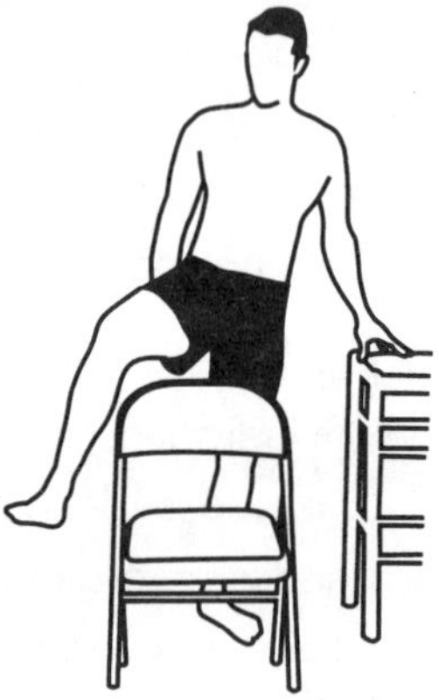

Este é um outro excelente exercício para evitar artrite na articulação do quadril. Escolha uma cadeira sem braços, que tenha um encosto mais baixo do que a altura do seu quadril. Certifique-se de que tem algo em que se apoiar durante o exercício. Fique em pé atrás da cadeira e bata com um pé várias vezes no chão para chamar a atenção da sua mente para o pé. Ao mesmo tempo, bata com o punho solto na articulação do quadril da mesma perna. Agora movimente a perna em círculos em volta do encosto da cadeira, nas duas direções. Esse movimento pode relaxar as articulações dos quadris e permitir um bom movimento nas pernas.

Exercício para artrite: alongar as costas

Alongar as costas pode prevenir que ela se torne rígida e artrítica. Sente-se com as pernas dobradas embaixo das coxas. Você pode querer colocar um travesseiro sobre os pés e outro entre as panturrilhas e coxas. Se mesmo assim essa posição for difícil, não faça este exercício.

Primeiro, alongue os músculos do peito e do abdômen, inclinando-se para trás. Agora, incline-se lentamente para a frente, alongando as costas. Tente isolar as vértebras, inclinando-se para a frente, uma vértebra por vez. Volte lentamente à posição sentada ereta. Apoiando as mãos atrás de você no chão, faça um arco com as costas para incliná-las afastando-se do joelho esquerdo. Você vai ver que, com esse alongamento, será mais fácil você se inclinar para a frente. Agora, incline-se lentamente para a frente em direção ao joelho esquerdo. Faça um arco com as costas afastando-se do joelho direito. Agora, incline-se lentamente em direção ao joelho direito.

Como as articulações funcionam

A cartilagem hialina nas articulações pode permanecer intacta durante 150 anos, mais tempo do que a maioria das pessoas espera viver. Mas hoje em dia é difícil encontrar uma pessoa com 60 anos sem problemas nas articulações, ou uma pessoa com 80 anos sem um caso sério de osteoartrite. Isso pode mudar, mas somente se prestarmos atenção às funções do corpo.

Os músculos mantêm as articulações no lugar. O espaço entre as articulações, que tendem a diminuir com os anos, pode ser mantido; o uso equilibrado dos músculos pode manter amplo o espaço da articulação. O nosso corpo está cansado de sentar-se, cansado de andar de modo como a maioria se adaptou, cansado até mesmo da maneira como as pessoas praticam esportes. Muitas pessoas que praticam esportes são tão duras como as que passam o dia na frente do computador ou jogadas em um sofá. Tente permanecer constantemente consciente do fato de que o seu corpo está cansado daquilo que você faz muito. Encontre os melhores exercícios para você, aqueles que o fazem movimentar-se na direção oposta ao movimento que faz normalmente. Já mencionei isso antes, mas vou dar mais alguns exemplos. Alguns desses exercícios são semelhantes aos descritos no capítulo 9, porém acrescento algumas instruções para pacientes com artrite.

Exercício para artrite: olhar para a frente quando anda

Se você tem a tendência de olhar para baixo quando anda, está andando com uma postura encurvada, o que é muito comum. Ao fazer isso, você está reduzindo os espaços entre as vértebras do seu pescoço, o que pode levar à calcificação e à artrite. Para diminuir a chance de danificar o pescoço, tudo o que precisa fazer é desenvolver o hábito de olhar um pouco mais para cima do que faz normalmente. Alguns graus podem fazer muita diferença.

Exercício para artrite: andar bem

Como normalmente andamos para a frente, exercícios para quebrar velhos padrões devem incluir andar ou correr para os lados. Se você estiver se movimentando para a esquerda, deixe que a sua perna esquerda lidere o caminho e traga o pé direito para o lado do esquerdo, ou cruze o pé direito sobre o esquerdo. Qualquer uma das duas formas é um bom exercício. Andar para trás também é um bom exercício.

Quando você estiver andando para a frente, certifique-se de que o seu pé não está sendo usado como se fosse uma unidade: traga o calcanhar para o chão e gradualmente mude o peso para os dedos. Preste atenção nos seus joelhos: ao colocar o pé no chão, o joelho daquela perna já deve estar dobrado. Não ande com um joelho travado, pois o impacto do passo pode danificar a articulação do joelho. Ao mover o corpo mais para a frente e mudar o seu peso para os dedos, o seu joelho deve estar ainda mais dobrado. Endireite só a perna que não tem o peso: a que está atrás.

Exercício para artrite: sentar-se bem

Se você fica sentado o dia inteiro, explore diferentes posturas para sentar-se; as articulações ficam cansadas de permanecer em uma mesma postura. Se você se senta em uma cadeira ou sofá freqüentemente, tente sentar-se com as pernas cruzadas, ou sentar-se sobre as pernas (com ou sem uma almofada sobre as panturrilhas). Explore outras posições sentadas.

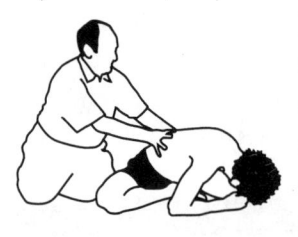

Este é um bom alongamento para fazer sentado (só o faça se ele não lhe provocar dor na articulação): sente-se em um colchonete com a perna esquerda dobrada, o joelho esquerdo no colchonete e o pé esquerdo ao seu lado (não em frente). Descanse o pé direito perto do joelho esquerdo e traga o joelho direito para o colchonete, abaixando-o. Nessa posição, gradualmente incline-se para um joelho e depois para o outro. É melhor se alguém puder massagear as suas costas enquanto você se inclina para a frente.

Exercício para artrite: massagear as costas com bolas de tênis

Se você sofre de artrite no pescoço, sugiro que use bolas de tênis para fazer uma automassagem nas costas. Fique de còstas para a parede, com os pés a uns vinte centímetros da parede, afastados um do outro acompanhando a largura dos quadris. Coloque duas bolas de tênis entre as costas e a parede, uma em cada lado da coluna. Nunca pressione os ossos com elas, apenas os músculos rijos e endurecidos que correm ao lado da coluna. Faça pressão contra a parede, com força para manter as bolas no lugar, mas não com tanta força para machucar. Quanto mais longe da parede estiverem os pés, mais pressão o peso do seu corpo coloca nas bolas de tênis. Se os seus joelhos não são artríticos, você pode dobrá-los e esticá-los nessa posição, permitindo que as bolas rolem para cima e para baixo, ao longo das suas costas. Se você achar isso difícil para os seus joelhos, apenas movimente-se de um lado para outro, dirigindo as bolas de tênis para o lugar em que precisa fazer pressão. Agora, retire as bolas e coloque-as em outro ponto das suas costas: um pouco mais para o alto ou um pouco mais abaixo. Você assim vai trabalhando as costas inteiras, desde a parte superior até as nádegas.

Exercícios em água morna

Se for possível, recomendo que as pessoas com artrite se exercitem em piscinas aquecidas (uns 30 graus). Claro, uma piscina aquecida pode não ser adequada para todos; consulte o seu médico para descobrir se há alguma contra-indicação, como, por exemplo, para pacientes com esclerose múltipla, problemas cardíacos ou de pele. Muitas piscinas exigem exame médico. Se você não tiver acesso a uma piscina aquecida, exercite-se numa banheira.

Quando estiver se exercitando em água aquecida, é importante tomar uma ducha fria a cada quinze minutos. Por exemplo, se fizer exercícios durante uma hora, você tomará três duchas frias durante esse período, depois mais uma quando terminar. Sei muito bem que muitas pessoas que sofrem de artrite têm resistência a tomar ducha fria. Porém, embora a água aquecida relaxe os músculos e crie mais espaço nas articulações, também aumenta o inchaço delas. Um pouco de frio mesmo por um só minuto pode fazer muita diferença. Como benefício colateral, a ducha fria faz bem para o coração.

A seguir alguns dos meus exercícios prediletos.

Exercício para artrite: andar na água

Andar na água é uma forma importante de exercício. Será melhor se o nível da água estiver na altura do peito, mas, se chegar só até os quadris, também é bom. Andando na água, dobre as pernas para a frente e para trás, levante-as para os lados.

Exercício para artrite: dobrar os braços e as pernas na água

Em pé na água funda o suficiente para chegar aos ombros, repouse os braços na superfície da água. Dobre os cotovelos, traga as mãos para os ombros, depois endireite os braços novamente, abrindo-os amplamente. Repita este movimento por um tempo. Agora, apóie-se na borda da piscina e continue os movimentos dos braços, enquanto dobra e endireita uma perna por vez.

Exercício para artrite: subir pela parede da piscina

De frente para a parede da piscina, segure-se na borda, se possível. Suba a parede com os pés, mesmo se for só um pouco. Agora alterne, dobrando e endireitando os joelhos, um por vez. Você vai perceber que isso alonga as suas costas, o tendão de Aquiles no seu tornozelo e toda a parte de trás das suas pernas. Você pode alternar, alongando uma perna, depois a outra.

Exercício para artrite: balançar as pernas na água

Chute com uma perna de um lado para outro, balançando-a na frente da outra perna. Mude para a outra perna. Você pode se apoiar na parede da piscina, mas provavelmente vai perceber que isso não será necessário.

Exercício para artrite: movimentar passivamente os braços na água

Fique em pé com a água chegando até as axilas. Repouse um braço na água. Segure o punho com a outra mão e movimente esse braço passivo de um lado para outro. Isso traz muito alívio para o braço passivo. Ao mesmo tempo, tente chutar com uma de suas pernas de um lado para outro.

Minha opinião sobre remédios para artrite

Se você pensa que remédios para artrite podem resolver os seus problemas, eu discordo. Na verdade, não considero isso uma opção. A cada ano, mais pessoas morrem em decorrência de remédios feitos para suprimir os sintomas de artrite do que por drogas ilegais, somando todas elas. Em alguns casos, tomar remédio em caso de dor aguda é justificável. Por exemplo, se você estiver à morte e quiser aliviar a dor, faz sentido tomar remédio. Mas se a sua condição for crônica e você toma remédio, precisará tomar uma dose cada vez maior para alcançar os mesmos resultados, e isso é muito prejudicial.

Não sonhe com algo que tenha um efeito rápido. Se algo parece bom demais para ser verdade, geralmente é o que acontece. Os remédios podem fazer você se sentir melhor hoje, mas depois vem o amanhã: a doença permanece e o corpo está prejudicado pelos remédios. Leia a bula toda e veja que os efeitos colaterais do remédio que você pensa tomar; eles não são pequenos. Além disso, quando o remédio faz com que não sinta a dor, você provavelmente vai se movimentar de forma que pode machucar as suas articulações. Em vez disso, livre-se da dor por meio de exercícios, diminua a rigidez por meio de movimentos e melhore a sua condição em termos reais. Deixe que a dor seja um guia para você; leve o tempo necessário para deixar as suas emoções chegarem até a superfície e depois passarem. Contemple, medite, fale com amigos, envie bons pensamentos para você mesmo e trabalhe com o seu corpo.

Consciência diária do movimento

Quando você usa o corpo de uma maneira desequilibrada, podemos esperar que, com o tempo, ele vá sofrer. Algumas vezes temos a ilusão de que quanto mais exigimos do nosso corpo, mais saudável nos tornamos. A artrite nos ensina que esse não é o caso. Uma grande porcentagem da população sofre de artrite, mas ela poderia ter sido completamente evitada. Muitas pessoas que sofrem de artrite podem superá-la. Eu não diria que todas as pessoas conseguiriam superar completamente todo o dano feito nas suas articulações, mas até as articulações mais danificadas podem ser usadas de maneira melhor, com mais mobilidade e menos dor.

Movimentar-se com rigidez pode levar à artrite. Preste atenção ao que causa rigidez. Quando ficamos sentados demais, ou repetimos o mesmo movimento muitas vezes, ou usamos poucos músculos mas repetidamente, podemos machucar as nossas articulações. Quando socamos as articulações, andando ou correndo em superfícies duras ou colocando nelas o nosso corpo pesado demais, podemos machucá-las. Mas devemos prestar atenção a outras coisas que levam também à rigidez: o *stress* do dia-a-dia; estar doente ou deprimido; a má alimentação que causa a má digestão, o mal-estar ou a fadiga, tudo isso pode levar à rigidez, ou seja, o movimento limitado das articulações. Devemos lembrar de usar mais os nossos músculos e movimentar-nos com menos esforço.

O papel do stress

O *stress* é um fator importante entre as causas da artrite reumatóide. Você pode estar familiarizado com a função do sistema nervoso autônomo, ou o mecanismo de luta-ou-fuga, mas vamos dar uma outra olhada nisso para fazer a ligação com a artrite reumatóide.

É fácil entender a importância do sistema nervoso autônomo nos tempos antigos. Imagine, há milhares de anos, uma de suas ancestrais deparando de repente com um predador. O que acontece com o corpo dela naquele momento de pavor? As pupilas se dilatam para deixar entrar mais luz e ter uma melhor sensação do ambiente, a ponto de a visão poder ficar um pouco desfocada. O coração bate rápido e forte, bombeando sangue para os músculos das pernas e dos braços. Pouco sangue seria gasto nos órgãos internos ou na pele. As glândulas adrenais segregam norepinefrina (nor-adrenalina), também conhecida por adrenalina. O corpo dela vai querer esvaziar a bexiga para correr ou lutar com maior facilidade. Supondo que ela vença a fera lutando com ela, ou escape correndo, nadando ou subindo em uma árvore (nós dissemos que ela era uma ancestral sua, certo?), ela terá então a oportunidade de relaxar totalmente do *stress*. O coração e a respiração voltariam a um ritmo mais lento e a digestão, a função renal, a visão e a função do sistema imunológico voltariam ao normal.

Isso é muito bom para situações na floresta, mas a nossa vida diária normalmente é bem diferente. O sistema nervoso autônomo trabalhava bem para proteger os nossos ancestrais dos perigos; ele também nos permitia ter um descanso real da luta pela sobrevivência. Embora a maioria de nós não precise lutar contra leões selvagens, podemos estar lidando com outros fatores estressantes que o corpo interpreta como sendo um perigo iminente. Problemas financeiros, de saúde, legais, questões pessoais não resolvidas, ou notícias nacionais terríveis podem desencadear o mesmo tipo de resposta do nosso corpo que uma fera selvagem provocaria. Porém, ao contrário da avó da sua tataravó, que tinha a oportunidade para resolver o problema tanto mental como fisicamente, quando você tem que viver com uma questão não-resolvida e a sua mente não consegue se livrar disso, o seu corpo não consegue se livrar do *stress*. Mesmo se você resolver o problema, o seu corpo pode não ser capaz de se livrar do *stress* causado pela situação. Não é suficiente resolver um problema mental só mentalmente. O problema deve ser também resolvido fisicamente, senão nós continuamos a carregar a tensão nos nossos tecidos. Quando o sistema nervoso autônomo permanece em constante alerta desnecessariamente, ele não está trabalhando bem, da mesma forma que o sistema hormonal. Esse é o cenário perfeito para ocorrer uma doença crônica, especialmente a artrite reumatóide, em que o sistema imunológico ataca a cartilagem das articulações como se fossem objetos estranhos.

É portanto importante deixar sair o *stress* interno do corpo. Por um lado, você pode trabalhar com meditação, tendo pensamentos bons, perdoar mesmo quando é difícil e encontrar maneiras de se sentir melhor em situações de sofrimento, perdas ou outras tristezas. Algumas vezes, você pode fazer isso compreendendo que esse sofrimento específico ou situações difíceis não são sua vida inteira nem todo o seu ser; o seu ser interior é muito maior do que tudo com que você possa deparar. Mas, por outro lado, não podemos negligenciar, reduzir ou eliminar o *stress* causado no corpo. A seguir, vários exercícios que ajudarão a fazer exatamente isto.

Exercício para artrite: imitar um trem

Este exercício trabalha nos músculos anelares que controlam o ato de urinar e de defecar. Não faça este exercício se tiver hérnia. Antes de começar o exercício, sugiro que use o banheiro.

Deite-se de costas com os joelhos dobrados. Traga os joelhos em direção ao peito, se puder, para relaxar um pouco as pernas. Agora coloque os pés no chão e expire. Permaneça sem ar e alterne entre levantar e abaixar o abdômen várias vezes, mantendo as costas paradas. Agora inspire, mantenha todo o ar no abdômen e movimente o abdômen para cima e para baixo, várias vezes. Expire, permaneça sem ar, e movimente o abdômen para cima e para baixo várias vezes novamente. Relaxe e respire devagar e profundamente. Para relaxar, inspire e expire pelo nariz muito lentamente, três ou quatro vezes.

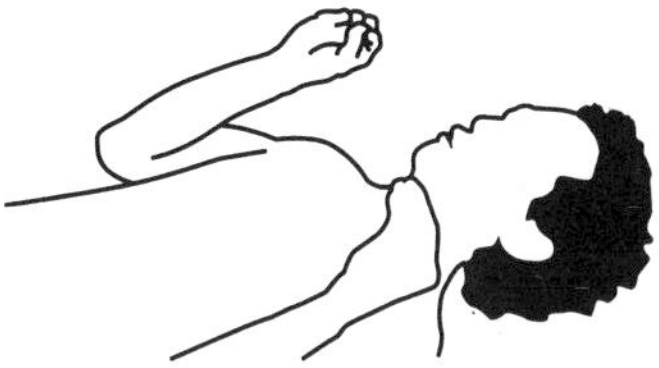

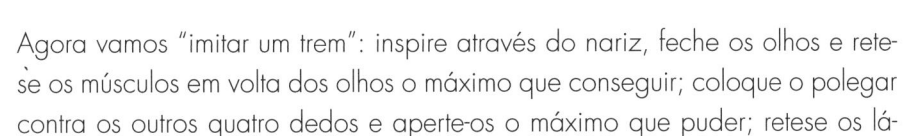

Agora vamos "imitar um trem": inspire através do nariz, feche os olhos e retese os músculos em volta dos olhos o máximo que conseguir; coloque o polegar contra os outros quatro dedos e aperte-os o máximo que puder; retese os lábios e as mandíbulas e expire pouco a pouco mas com força, emitindo o som de um trem "ch! ch!". Inspire de novo e repita o processo. Dessa vez, depois do terceiro "ch!", não inspire, retese os músculos que controlam a bexiga como se estivesse segurando a urina, fique segurando assim e conte até quinze. Inspire de novo e repita o processo, dessa vez forçando os músculos da bexiga como se estivesse tentando urinar. Inspire pelo nariz. As mulheres podem repetir o processo contraindo os músculos da vagina, depois soltando os músculos da vagina como se fossem dar à luz. Inspire de novo, expire, não inspire e repita o processo retesando o ânus. Inspire de novo pelo nariz e repita o processo fazendo o contrário: soltando os músculos como se quisesse evacuar.

Se os seus joelhos não forem artríticos, continue este exercício em pé (se forem artríticos, imagine que você está fazendo o exercício): incline-se para a frente, permaneça nessa posição e repita a série de exercícios acima; agora inspire e expire pelo nariz; agora inspire, encha as bochechas, solte o ar, encha-as de novo e solte o ar, repetindo várias vezes. Agora veja se consegue se inclinar mais do que conseguia antes.

A idéia por trás deste exercício é que, como não conseguimos nos livrar do *stress* da vida normal, quando nós imitamos a resposta física do corpo ao *stress* nós lhe damos a oportunidade de realmente se livrar do *stress*. Quando o corpo relaxa a tensão, ele realmente relaxa e o sistema imunológico tem a oportunidade de funcionar.

Para relaxar mais o seu corpo, talvez queira repetir o exercício "Expandir com a respiração" (página 147), no qual você respira para cada articulação de seu corpo, uma por vez.

Como você pode ver, mesmo tendo artrite, é possível aumentar a sua mobilidade. É preciso para isso amor, cuidado, disciplina e paciência. Mas vale a pena.

CAPÍTULO 11

ESCLEROSE MÚLTIPLA

Esclerose múltipla é uma doença auto-imune: o sistema imunológico ataca e danifica a bainha de mielina, o tecido gorduroso que isola os nervos no sistema nervoso central. A destruição da bainha de mielina retarda a transmissão das mensagens pelos nervos longos e faz com que os impulsos nervosos sejam fracos ou ineficazes. Essa doença é considerada incurável, apesar de alguns remédios, em alguns casos, poderem retardar a degeneração ou atrasá-la bastante. Com base nos resultados obtidos com a nossa própria terapia, sei que é possível para as pessoas que sofrem de esclerose múltipla atingir um nível de remissão que pode ser considerado como cura.

Na minha opinião, o mau uso do corpo pode prejudicar qualquer sistema que esteja vulnerável numa pessoa, as articulações, o coração, e assim por diante. As pessoas com o sistema nervoso central vulnerável verão que o mau uso do seu corpo pode causar uma crise de esclerose múltipla. Embora o sistema nervoso central seja importante para controlar o movimento, e a mielina seja importante para os movimentos sutis, o corpo é o ambiente do sistema nervoso. Portanto, o corpo dá forma ao sistema nervoso e afeta o seu funcionamento e a sua saúde. Um paciente típico de esclerose múltipla tem má postura e uma coluna rígida. Ele se movimenta como se o pescoço fosse o centro do seu corpo, o que coloca grande carga nessa área. As costas são tão tensas que as vísceras se contraem assim como também os músculos das costas. O corpo todo está tão preso que até o seu andar é afetado. Essa extrema tensão dos músculos e órgãos leva à disfunção neurológica. Os movimentos habituais incorretos, na minha opinião, podem danificar a mielina. O desaparecimento de partes da bainha de mielina pode simplesmente ser um dos piores sintomas do mau uso do corpo.

Crises de esclerose múltipla são muitas vezes o resultado de um choque ou fator estressante de algum tipo. Essas crises muitas vezes são seguidas de remissões, nos quais alguns ou muitos dos sintomas diminuem enormemente. No caso de esclerose múltipla progressiva, as crises que levam à diminuição de função não são seguidas de uma remissão significativa.

Ilana: a superação da rigidez

Ilana veio me ver na Sociedade Vegetariana quando estava nas primeiras fases da esclerose múltipla. Ela andava sem firmeza e mancava, e seus quadris pareciam estar desequilibrados. Sentia adormecimento em várias partes do corpo e algumas vezes não conseguia controlar a bexiga. Era professora de uma escola pública e tinha medo de perder o seu emprego por causa de sua doença.

Comecei a trabalhar com o braço e a mão direita de Ilana, que estavam parcialmente paralisados. Os músculos que ela conseguia usar estavam extremamente sensíveis pelo uso excessivo e forçado. Ensinei-lhe alguns exercícios simples para os braços e trabalhei com ela para melhorar a respiração. Ilana se mostrou cética à possibilidade de qualquer tratamento ajudá-la, mas, ao se vestir depois da primeira sessão, ela percebeu que conseguia abotoar a blusa sem problema, algo que não fazia havia vários meses. O seu braço parecia mais leve, e ela conseguia senti-lo um pouco mais. Como ela duvidava, sugeri que tentasse apenas mais três sessões para ver se ajudavam. Ela concordou, dizendo: “O que eu tenho a perder?”

Passei alguns exercícios para Ilana, para a região lombar, que estava extremamente fraca e tensa. Pedi que se deitasse de costas com os joelhos dobrados, as mãos no peito e a cabeça em um travesseiro firme para que o pescoço pudesse relaxar. No começo, era difícil para ela manter os joelhos nessa posição por mais de alguns segundos, mas depois de três semanas ela conseguia permanecer assim por quinze minutos. Pedi que respirasse profundamente e contasse o tempo de cada inspiração e expiração para ajudá-la a se concentrar na respiração e não ficar com a mente nos joelhos. Também pedi que enviasse pensamentos de relaxamento e expansão para a região lombar, imaginando-a alargar-se e ficar mais longa. Seus quadris estavam rígidos e os tornozelos duros, por isso pedi para ela se reclinar em uma banheira cheia de água fria, dobrando e esticando os joelhos alternadamente, depois girar os pés um de cada vez. A finalidade desse segundo exercício era fortalecer os tornozelos para aumentar a sua estabilidade e para melhorar a conexão entre o seu cérebro, os pés e as panturrilhas. Também lhe passei alguns exercícios de visualização para ajudar a ver como usava o seu corpo: como ela movimentava os braços e as pernas como se eles fossem extremamente pesados, por exemplo, e como todo o seu corpo se contraía para fazer um movimento pequeno. Queria reprogramar o seu sistema nervoso para que ele permitisse que cada músculo fizesse o seu próprio trabalho.

Ilana ficou surpreendida com o número de mudanças que ocorreu durante essas primeiras quatro sessões. Sua pelve se soltou. Apesar de ainda ser difícil para ela andar, já conseguia levantar as pernas com facilidade para colocar os sapatos. Depois da terceira sessão, ela foi nadar e mal conseguiu acreditar quando percebeu que conseguia nadar toda a extensão da piscina duas vezes; uma semana antes, ela mal conseguira dar algumas braçadas. Impressionada com as mudanças que experimentava tão rapidamente, Ilana consultou sua médica; ela confirmou a melhora e a encorajou a continuar.

Depois de seis semanas, Ilana já era capaz de se deitar de costas com os joelhos dobrados por meia hora. Ela até dormiu nessa posição, uma vez. Sua dificuldade anterior era causada por tensionar os joelhos e tornozelos. Também, depois que as costas de Ilana se livraram da tensão, ficaram livres para servir de apoio. As pernas não precisavam mais trabalhar para dar suporte às costas, nem os seus movimentos eram restringidos pela rigidez da região lombar.

Apesar de os músculos que Ilana usava agora estarem fracos pela falta de uso, eles se tornaram mais fortes à medida que ela começou a usá-los de forma correta e saudável. Mais importante, ela estava mudando padrões neurológicos antigos, arraigados e também a crença inconsciente de que suas costas eram fracas e as pernas imóveis. Sua médica continuou a confirmar que os seus joelhos estavam se fortalecendo e que o seu andar e reflexos estavam melhorando. Ilana também fez algumas pequenas descobertas por si só; por exemplo, ela conseguiu costurar pela primeira vez em anos. Todas essas melhoras convenceram Ilana de que ela poderia voltar a trabalhar no outono.

A fraqueza da bexiga é comum em pacientes com esclerose múltipla; a necessidade de urinar pode ser insuportavelmente urgente e difícil de controlar. Visualização e exercícios de controle dos esfíncteres provaram ser valiosos para tratar esse problema. Ensinei Ilana a contrair o máximo possível os músculos que controlam a bexiga, imaginando que ela estava segurando a urina de propósito. Depois eu disse que retesasse os músculos da parte superior do corpo, o máximo possível, inclusive os olhos e a boca, e forçadamente expelisse a respiração pelos dentes. Depois, alternadamente, pedi que repetisse o exercício, dessa vez soltando a bexiga como se estivesse tentando expelir a urina e não conseguisse. (Este exercício é descrito em detalhe no capítulo 10, "imitar um trem"). O exercício ajudou Ilana a conseguir controlar a bexiga, e desde então eu o recomendo para todos os pacientes que reclamam de falta de controle na bexiga.

Vered, que é uma observadora do caráter e da natureza humana, notou a rigidez da mente de Ilana. Apesar de ser inteligente, educada, estudiosa e ter muitos interesses, Ilana tinha bloqueios mentais inexplicáveis. Por exemplo, ela era professora, mas nunca aprendera totalmente o hebraico; continuava a usar certos padrões de fala estrangeiros, que soavam engraçados em hebraico. Era como se algumas partes de sua mente não se comunicassem com o resto. Ela falava de forma dogmática e dava a impressão de ser inflexível tanto de mente como de corpo.

Depois, como que por mágica, quando o corpo de Ilana aprendeu a relaxar e a confiar, sua mente seguiu o exemplo. Ela se tornou mais aberta às possibilidades, inclusive à possibilidade de uma cura para a sua doença. Sua nova atitude parecia surgir naturalmente das suas novas experiências com o corpo.

Trabalhei com Ilana até sair de Israel e, em todo aquele tempo, ela não teve nenhuma degeneração. Ela nunca deixou totalmente de mancar, mas sua claudicação diminuiu e seu equilíbrio melhorou nitidamente. Ela recuperou a coordenação das mãos e seu estado mental continuou a melhorar à medida que ela ia aumentando a sua autoconfiança. Foi Ilana quem me deu a confiança de que a esclerose múltipla, apesar de ser um desafio extraordinário, era algo que podia ser aliviado.

Sophia: uma cura sem precedentes

Sophia Gefen nos foi indicada por outra paciente, chamada Hannah. Esposa de um rabino ortodoxo, Sophia era professora para mulheres na sinagoga. Seu marido, um homem bondoso e não sofisticado, fizera todo o possível para tornar a vida dela mais fácil, depois que foi acometida de esclerose múltipla, e ele sofria muito por ela ter essa doença. Ele a levava a médicos e a ajudava com os afazeres e tarefas em casa. Era óbvio que Sophia era profundamente amada e respeitada por todos que a conheciam.

O primeiro sintoma de Sophia foi a falta de sensação nas mãos e nos pés. Quando lavava louça, muitas vezes deixava um prato cair das mãos sem perceber. As mãos estavam tão insensíveis que ela nem percebia que estavam adormecidas. Sentia as mãos imóveis e fechadas, mesmo quando estavam abertas. Um dia, quando ela chegou em casa depois de fazer compras, percebeu que tinha o mesmo problema com os pés. Ela perdera os sapatos na rua andando e nem tinha percebido. Foram feitos exames na clínica neurológica do hospital, picando suas mãos e pés com objetos pontiagudos até sangrarem, e ela não sentia nenhuma dor. Os médicos confirmaram o que Sophia mais temia e lhe disseram que tinha esclerose múltipla.

Sophia foi hospitalizada, tomou remédios, mas o seu problema não melhorou e ela recebeu alta. Ela e o marido perguntaram ao neurologista: "Há alguma coisa no mundo que possamos fazer?" Ele respondeu bondosamente: "Não há nada que eu conheça na medicina que possa ajudar. Sophia provavelmente voltará a me ver de seis em seis meses, com outra crise e vai sofrer uma degeneração constante. Mas não desistam", acrescentou preocupado. "Você deve rezar. Há sempre uma esperança."

Daquele momento em diante Sophia foi hospitalizada a cada dois ou três meses. Embora a freqüência das suas crises diminuíssem gradativamente, elas aumentaram em gravidade, e ela não tinha remissão ou melhora. Sofria do tipo de esclerose múltipla que é crônica e progressiva.

O equilíbrio de Sophia e a sua coordenação quase desapareceram, e ela estava à beira da paralisia. Não conseguia mais fazer as tarefas que precisavam de coordenação nas mãos. Quando ela conseguia caminhar, o seu andar era lento e pesado. Ela andava, no máximo, a extensão do seu quarto. Os médicos disseram ao marido que Sophia não tinha mais do que oito meses de vida.

Um prognóstico desencorajador vindo de um médico de confiança pode apressar a morte de um paciente. Nós nos tornamos totalmente dependentes dos médicos para informações sobre o nosso corpo, a nossa doença e a nossa esperança de recuperação. Os médicos deveriam usar esse incrível poder cuidadosamente para ajudar a encorajar os seus pacientes, em vez de exacerbar os seus medos. Os pacientes não devem considerar os prognósticos médicos como sendo o único desenlace possível.

O marido e os filhos de Sophia a acompanharam na sua primeira visita e ficaram presentes durante a nossa sessão. Sophia, quando chegou, andou como se os seus pés fossem pesados demais para serem levantados. Ela mal conseguia se manter em pé, muito menos atravessar a sala. Sua expressão era de medo, e me parecia que o medo constituía uma grande parte da sua dificuldade em andar. Parecia que ela tinha medo de cada passo que dava. Ela mal levantava um pé do chão, tensionando todo o corpo e rosto, depois jogava todo o peso naquele pé e arrastava o outro. Depois de alguns passos, ela precisava sentar-se ou segurar algo para lhe dar apoio. O que ela mais temia era perder o equilíbrio. Sem perceber, ela mal respirava, e as poucas respirações que dava eram feitas pela boca. Sua energia parecia quase inexistente.

Ajudei Sophia a ir até a mesa de tratamento e pedi que se deitasse de costas. Depois, ela estando com os joelhos dobrados e os pés apoiados na mesa, eu comecei a lhe ensinar exercícios de respiração. Como é comum em pacientes com lesões ou deficiências sérias, eles primeiro precisam aprender a respirar. Pedi que inspirasse profunda e lentamente, depois soltasse completamente o ar e esperasse o máximo que ela conseguisse, cerca de vinte segundos, antes de respirar de novo, e repetisse todo o processo novamente. Ela fez isso cerca de cem vezes.

Sophia logo começou a sentir o seu corpo; ela tinha perdido totalmente o contato com ele. A primeira sensação que experimentou foi de extremo peso. Estava convencida de que a sessão a ajudaria, mas o seu marido e seus filhos estavam céticos, então, ela decidiu não continuar o tratamento. Quando Hannah soube disso, visitou Sophia várias vezes e conseguiu afinal convencê-la a continuar o tratamento comigo seriamente. Depois de uns dois meses, Sophia voltou a me ver. Ela lembrava os exercícios que eu lhe mostrara e, depois de algumas semanas de pequenas melhoras, ela me disse: "Meir, este tratamento é um grande encorajamento". "Espero que os efeitos não sejam apenas psicológicos", eu disse. "Não, eu realmente estou me sentindo bem melhor", respondeu, "tanto psicológica como fisicamente, e isso me dá esperanças."

Depois de um mês trabalhando comigo, ficou óbvio para todos que o estado da mente e do corpo de Sophia tinha melhorado. Antes disso, ela não queria fazer nada. Agora queria se envolver em todas as atividades que conseguisse. Estava mais interessada na sua doença e começava a acreditar que uma recuperação era possível.

O marido de Sophia estava sofrendo um grande desgaste por causa do problema dela. Quando às vezes ele a trazia, eu o massageava nos ombros e no pescoço. Uma vez, eu fiquei de costas para ele e o agarrei pelos braços, inclinando-me para frente até suspendê-lo do chão, apoiado nas minhas costas. Sophia ficou impressionada ao ver isso, pois ele era muito mais alto e mais forte do que eu. Ao carregá-lo assim, eu alongava os seus braços, pescoço, ombros e costas, puxando delicadamente os seus braços. Isso liberou bastante de sua tensão, e ele conseguiu se sentar e relaxar enquanto assistia à nossa sessão.

Depois de dois meses, o equilíbrio de Sophia era visivelmente melhor. Apesar de ainda não ser regular ou confiável, ela caía menos. Também tinha algumas horas por dia de alívio da sua fadiga. Um dia, Sophia disse: "Sinto que algo maravilhoso está por acontecer comigo". Ela conseguia prever uma grande mudança. Algumas vezes, quando os pacientes falam das melhoras que esperam, eles estão comprometidos com pensamento positivo. Mas, de vez em quando, um paciente fala sobre uma melhora que antecipa com uma convicção baseada em um conhecimento interior profundo. Quando Sophia disse que uma grande mudança estava para acontecer na sua vida, tive a sensação de que ela tinha razão.

Daquele momento em diante, a terapia de Sophia ficou completamente diferente. Danny, Vered e eu não mais trabalhávamos para dar a Sophia sua saúde de volta; apenas a ajudávamos. Nós quatro trabalhávamos juntos.

Um mês depois disso, Sophia começou a vir para as sessões sozinha. Ela conseguia subir e descer do ônibus e andar do ponto do ônibus até o nosso espaço. Apesar de ainda mancar, seu passo se tornara claramente mais leve. Andar não a cansava tanto quanto antes. Ela tinha uma sensação renovada de entusiasmo e começou a fazer caminhadas diariamente. Suas melhoras reafirmaram a esperança de uma cura.

A coordenação de Sophia ainda era um grande problema. Tarefas muito simples eram difíceis para ela, e seus movimentos eram desajeitados e ineficazes. Danny e Vered trabalhavam com ela até os seus músculos relaxarem, e eu me concentrava em lhe dar exercícios. Como resultado, a respiração de Sophia ficou mais profunda e regular e o aumento do fluxo sangüíneo permitiu-lhe fazer movimentos que de outro modo seriam difíceis ou prejudiciais.

Depois de algum tempo, Sophia entendeu como o seu corpo era tenso. Às vezes, ao conseguir relaxá-lo, ela ficava consciente da diferença. Agora conseguia trabalhar para se movimentar sem o mínimo esforço. Quando nós massageávamos os pés de Sophia, ela precisava de uma meia hora para conseguir girar os tornozelos sem tensionar as pernas, as costas, o peito e o estômago. Em pouco tempo, os músculos da panturrilha, alguns dos quais estavam tão duros como aço por causa da tensão por trabalharem em excesso, começaram a se soltar. Outros músculos da panturrilha tinham se deteriorado por não serem usados nunca, e esses lentamente começaram a se fortalecer. Isso fez com que ela ficasse em pé com mais firmeza, mas não resolveu totalmente o seu problema de equilíbrio. Em um dado momento, pedi que Sophia ficasse em pé apoiada em um só pé. Ela começou a cair, mas eu a segurei. Com o tempo, passamos horas fazendo isso antes de ela ser capaz de ficar em pé sobre um pé só, mesmo por alguns segundos. Uma vez ela conseguiu e passou a achar um pouco mais fácil ficar em pé sobre os dois pés.

Danny, Vered e eu também trabalhamos outras partes do corpo de Sophia. Suas articulações dos quadris estavam muito rígidas, e isso restringia muito seu andar, então pedi que ficasse em pé e fizesse movimentos circulares com a pelve. Apesar desse movimento ser simples para a maioria das pessoas, Sophia o achou quase impossível. Ela movimentava os quadris aos trancos e barrancos, em movimentos angulares e não em círculos. Vered, que tinha muita experiência com este exercício, mostrou-lhe como começar, fazendo pequenos círculos e aos poucos aumentando o movimento. Ela pediu a Sophia que levasse a pelve para a frente, para trás, para a direita e para a esquerda. Com o tempo, Sophia aprendeu a sentir o quanto ela podia se virar sem cair. Seu equilíbrio começou a melhorar e as articulações dos quadris se tornaram mais soltas. Ela começou a ter mais confiança para andar.

Assim como Danny, Vered e eu tínhamos feito, Sophia começou a trabalhar em si mesma com uma disposição quase fanática. Ela se exercitava durante horas por dia e vinha nos ver três vezes por semana. Enquanto estava deitava na mesa, um de nós segurava o seu braço ou a sua perna e suavemente os alongava, pedindo que ela imaginasse que estava se alongando para o outro lado da sala, para a rua e até o infinito. Fazíamos isso com cada perna e braço, e ela sentia o seu corpo se expandindo cada vez mais. Ao alongarmos assim, estávamos alongando os músculos, permitindo que eles relaxassem. Músculos tensos são mais curtos e limitam a circulação, contraindo os vasos sangüíneos. Essa sensação de expansão era relaxante para Sophia e fazia com que ela se sentisse mais leve e mais aberta. Como ela mesmo disse, o seu corpo parecia ter perdido os limites. As restrições que aquela tensão tinha imposto ao seu corpo pareciam ter se dissolvido.

A mudança no conceito de Sophia com relação ao seu corpo e às suas habilidades fez com que mudasse o seu conceito sobre ela mesma. Assim como o seu corpo se expandiu e conseguia fazer cada vez mais coisas, ela também expandiu a percepção de si mesma. Em menos de seis meses, Sophia se tornou uma pessoa totalmente diferente. Ela queria aprender coisas novas, expandir os seus horizontes estreitos e mudar. Ela estava especialmente com vontade de aprender tudo o que pudesse conosco. Era um prazer trabalhar com Sophia. Quando lhe mostrávamos um exercício que era difícil no começo, ela o praticava em casa e, dois dias mais tarde, nos mostrava que conseguia fazê-lo perfeitamente. Nossas sessões eram uma troca mutuamente benéfica.

Apesar de Sophia não apresentar quaisquer sintomas de dano no seu nervo ótico, pensei que pudesse estar vulnerável a problemas de visão, pois eles são comuns para o grupo de doenças da esclerose múltipla. Uma pessoa pode ter uma tendência inerente a um problema sem apresentar nenhum sintoma; por isso, para não esperar que o sintoma se manifestasse, decidi oferecer uma terapia preventiva; mostrei-lhe o *palming*, o *sunning* e outros exercícios para os olhos. Depois de fazê-los, ela tinha dor de cabeça, mas expliquei que isso era comum para alguém que começava a fazer esses exercícios; o relaxamento muscular torna a pessoa mais consciente da tensão em volta dos olhos, coisa que antes não era percebida. Essa tensão, junto com o aumento do estímulo do nervo ótico, era parcialmente responsável pelas suas dores de cabeça. Essas dores, porém, eram um sinal de que os nervos precisavam ser estimulados e relaxados e que tinha sido uma boa idéia lhe dar exercícios de visão. Mostrei a Sophia como massagear a cabeça e o rosto para aliviar a dor de cabeça, mas havia muito trabalho a ser feito para despertar e curar seu nervo ótico degenerado. Sophia levou dezoito meses até poder fazer exercícios de visão diariamente, de maneira confortável.

Depois de apenas seis meses, a maioria dos sintomas de Sophia tinha desaparecido. Ela e o marido faziam caminhadas juntos, todas as noites, e ele ficava mais cansado do que ela depois de andarem um quilômetro. Um dos sintomas mais graves permanecia: Sophia ainda não conseguia sentir nada nas mãos nem nos pés. Liguei para o dr. Arkin, o neurologista de Sophia, que me disse não haver nada a fazer para recuperar a sensibilidade dela. Ele tinha estudado o caso e o problema estava no sistema nervoso central. "Que eu saiba", disse, "não há nenhum caso de esclerose múltipla no qual a sensibilidade tenha voltado, assim, fique satisfeito pelo excelente trabalho que você fez." Eu não me convenci de que o dr. Arkin tivesse razão. Sentia que, se alguém merecia ter saúde, era Sophia. Ela trabalhara com tanto afinco e ainda estava fazendo tudo o que podia para ficar bem.

Comecei a esfregar os dedos de Sophia cada vez que ela vinha me ver, colocando todo o meu amor e fé em cada massagem. Eu usava creme nas mãos para aquecer a pele e reduzir a fricção da massagem. A cada vez, eu lhe perguntava: "Agora, você consegue sentir algo?", e ela respondia, "Não, nada".

Finalmente, em desespero, uma noite eu liguei para Miriam. Descrevi o problema de Sophia e, depois de fazer algumas perguntas, Miriam entendeu todo o quadro. Ela me perguntou: "Você sabe o que fazer em um caso como esse, não?" "Eu lhe estaria perguntando se soubesse?", respondi impaciente. Ignorando-me, Miriam continuou: "É tão simples. Tudo o que precisa fazer é pedir para que ela bata com os dedos em uma mesa".

Fiquei atônito. Realmente era muito simples. Por que eu não pensara nisso? Eu tinha certeza de que Sophia seria capaz de sentir com as mãos. Não entendi o efeito que tal exercício teria, mas estava claro para mim que estimular as extremidades dos nervos dessa forma iria influenciar o sistema nervoso central.

Sophia veio para a sessão seguinte na sexta-feira de manhã, pronta para enfrentar um dia atribulado por preparativos e depois o descanso do sabá. Ela ficou surpresa quando eu pedi que viesse até minha mesa em vez de ir para a sala de tratamento. Sentei-me ao seu lado. Naquele momento, minha empatia com Sophia era tão completa que eu senti uma união mental com ela.

Como Miriam sugeriu, pedi que Sophia batesse as pontas dos dedos na mesa. Ela respondeu sem hesitação, batendo rápida e ritmicamente. No começo isso lhe causou uma certa dor, mas a dor diminuiu depois de bater umas cinqüenta vezes, e então desapareceu. Depois de bater umas cem vezes, ela começou a sentir pressão nas pontas dos dedos. Continuou batendo, e a pressão também desapareceu gradativamente. Depois de ter batido cerca de trezentas vezes, ela sentiu só adormecimento. Eu estava fazendo o exercício com ela e, para minha surpresa, era como se eu sentisse cada sensação no meu próprio corpo. Quando chegamos a setecentas batidas, não havia mais dor nem pressão, só uma sensação contínua de estímulo. Pedi a Sophia que respirasse fundo e relaxasse os ombros para que pudéssemos continuar o exercício pelo máximo de tempo possível. Depois de bater mil vezes, suas mãos sentiam como se fossem capazes de ter uma sensibilidade completa, normal.

Depois começamos a bater as articulações dos dedos, perto das pontas, também na mesa, e a experiência foi a mesma, mas levou a metade do tempo para atingir os mesmos resultados alcançados com as pontas dos dedos. A princípio batemos suavemente, aumentando lentamente a intensidade. Quando a dor veio, era uma sensação forte, não adormecida nem distante. Depois, repetimos o exercício com a articulação do meio com resultados semelhantes, com ainda maior sensação, pressão e dor. Depois que o processo de despertar tinha começado, foi quase que instantâneo.

Finalmente, trabalhamos na articulação maior, onde os dedos se conectam com as mãos, com a mesma progressão. Primeiro ela sentiu dormência, depois dor, depois pressão sem dor, depois formigamento. Continuamos a bater na mesa com os ossos dos punhos adjacentes ao dedo mindinho. Agora, Sophia conseguia sentir tudo o que tocava, e suas mãos não mais se sentiam fechadas ou travadas, como há meses; na verdade, sentiam-se relaxadas.

Fiz com que Sophia se deitasse na mesa e a massageei por um tempo. Depois, comecei a examiná-la. Coloquei uma caneta na sua mão, ela estando com os olhos fechados; e ela conseguiu identificá-la pelo toque. Depois lhe dei um lápis e ela identificou como sendo um lápis e não uma caneta, porque ela podia sentir que era feito de madeira. Chamei Danny e Vered para compartilhar o nosso triunfo. Eu estava tão contente que lágrimas vieram aos meus olhos. Sophia era o auge em termos de melhora que eu já conseguira. Para Sophia e para mim, aquele foi um dos dias mais felizes de nossas vidas.

Durante as semanas seguintes, usamos o mesmo exercício para ajudar a restaurar a sensação nos pés de Sophia. Levei mais tempo para conseguir isso do que com os dedos das mãos. Sophia não conseguia levantar as pernas facilmente, então nós a ajudávamos a bater com os pés. Porém, depois de três semanas, ela começou a sentir algo nos calcanhares. Com muito exercício e massagem, um pouco da sua sensibilidade, apesar de não toda, foi recuperada.

Liguei para Miriam para contar sobre o sucesso de Sophia, e ela ouviu as novas calmamente; os resultados foram o que ela esperava. Depois, com grande excitação, liguei para o dr. Arkin. Ele permaneceu incrédulo e na defensiva no começo, mas logo se convenceu de que eu falava a verdade. Quando viu Sophia algumas semanas mais tarde, ficou impressionado. Como conseqüência, ele começou a indicar outros pacientes neurológicos para nós.

Os médicos de Sophia no hospital tiveram uma reação diferente. Quando viram a enorme melhora de Sophia, decidiram que, afinal das contas, ela tivera uma remissão, e lhe deram um novo diagnóstico como ela tendo uma forma de esclerose múltipla relapso-remissiva. Eles deixaram de reconhecer o fato de não se ter conhecimento de casos de pacientes com esclerose múltipla que experimentaram remissão de uma falta de sensibilidade prolongada e total. Não estamos falando de adormecimento, que é em si uma sensação, mas sobre uma falta total de sensibilidade.

Não posso alegar que tenho a cura para a esclerose múltipla, mas posso oferecer a possibilidade de saúde para quem estiver disposto a investir tempo e esforço. Sophia foi uma dessas pessoas. Ela estava determinada a se curar, e conseguiu. E mereceu totalmente essa cura. Sophia não tinha preconceitos; ela não abordava a questão intelectualmente. Ela apenas prosseguia com confiança e segurança de que algo iria acontecer. Com essa atitude, qualquer doença pode ser superada.

Menachem: escapando do desespero

Pouco tempo depois, o dr. Arkin nos indicou Menachem. Ele era dono de um restaurante. Tinha sido hospitalizado com crises freqüentes de esclerose múltipla, e estava tomado pelo desespero. Passou duas semanas no hospital impossibilitado de se deitar, se sentar, ou ficar em pé, sem sentir tonturas. Quando recebeu alta, ainda com tonturas, foi para o departamento neurológico do hospital, onde cinco neurologistas estavam reunidos. Ele os interrompeu para contar a sua história e perguntou: "Há algo que vocês possam fazer por mim?" Todos fizeram que não com a cabeça. Menachem então saiu da sala, mas esperou do lado de fora. À medida que eles iam saindo, ele perguntava para cada um: "O senhor pode me ajudar?" E todos repetiram: "Não, desculpe". O dr. Arkin, porém, acrescentou: "Eu não conheço a cura para esclerose múltipla, mas posso lhe indicar não oficialmente algumas pessoas que tiveram algum sucesso contra a doença. Não estou recomendando essas pessoas a você na minha condição de médico; isso é totalmente à parte". O dr. Arkin era muito cauteloso e deixou bem claro que não podia prometer nada.

Assim, Menachem veio nos ver como a sua última chance. Compreendi o pessimismo do dr. Arkin logo que comecei a avaliar Menachem; suas pernas eram tão fracas que ele mal conseguia ficar em pé. Um exame dos músculos mostrou que os músculos das pernas eram tão fracos que quase não funcionavam. As pernas e os braços eram excessivamente pesados, tanto para ele como para nós. Danny comentou que quanto mais uma pessoa está viva, mais os braços e as pernas são leves, e que essa sensação de peso é um tipo de morte. Vered acrescentou que essa sensação de peso não tem nada a ver com o peso real.

Se Menachem virasse a cabeça para um lado, ele perdia o equilíbrio e caía. Andava como um bêbado, balançando todo o corpo de um lado para outro. Estava constantemente fatigado e parecia simplesmente cansado da vida. Não via o menor sentido em fazer o que quer que fosse; cada movimento provocava um acesso de tontura, muitas vezes acompanhado por náusea.

No começo, não tínhamos idéia do que fazer. Nenhuma resposta médica tinha sido encontrada. Os médicos tentaram lhe receitar cortisona e algumas vezes vitamina B12, mas isso não conseguiu aliviar os sintomas. Mesmo durante os períodos de remissão, as tonturas de Menachem pioravam a cada dia.

A esposa de Menachem o deixara por causa da doença, e seus filhos o visitavam apenas ocasionalmente. Ele foi obrigado a alugar o seu restaurante porque não conseguia gerenciá-lo sozinho. Estava prestes a vender a sua casa e ir morar com os pais; ele só não o fizera ainda porque não tinha encontrado força física ou emocional para colocar a casa à venda.

Durante o nosso primeiro encontro com Menachem, disse-lhe que esperávamos que ele fizesse uma série de exercícios. Eu podia sentir a sua relutância em fazer o que quer que fosse; não era só o esforço exigido e o desconforto que qualquer ação lhe causava, mas também porque o seu corpo precisava de muito descanso. Decidimos ver Menachem três vezes por semana.

A primeira coisa que fiz com Menachem foi lenta e suavemente mover as suas pernas e os seus braços, um de cada vez, para ativar a circulação. Também passamos a trabalhar com o seu problema de visão; seu nervo ótico tinha degenerado e sua visão estava desfocada. O *palming* ajudou bastante; não só lhe dava um certo alívio para os olhos, mas, ao descansar os olhos, ele conseguia descansar o corpo inteiro. Ele teve consciência da sensação de que algo vindo de dentro o estava engasgando constantemente, tanto emocional como fisicamente, e essa sensação aliviava quando ele fazia o *palming*.

Depois de apenas duas semanas, o andar de Menachem começou a mostrar sinais de melhora. Nós o tínhamos instruído para girar os pés várias centenas de vezes por dia e, como resultado, seus tornozelos ficaram mais fortes. Sentindo-se mais relaxado, sua confiança aumentou, e seu medo constante de cair diminuiu. Mas ele ainda mancava, e era difícil para ele levantar as pernas.

Durante a nossa sétima sessão, Menachem disse: "Estou começando a ficar melhor. Ainda estou tonto, ainda manco, mas me sinto melhor por dentro. Sinto como se quisesse fazer coisas". Ele contou-me que, no dia anterior, ele fora para o seu restaurante e pedira para as pessoas para quem alugara que o deixassem trabalhar lá. Ele sentiu tontura, mas trabalhou durante duas horas. "Estou cansado de ficar na cama", confidenciou. Essa melhora me tocou profundamente. Senti uma mudança no seu estado de espírito, e acreditei que ele ia ser bem-sucedido na sua busca por uma melhora.

Menachem ainda tinha seus altos e baixos. Numa sessão, ele disse a Vered que não sabia como podia continuar a viver com tontura constante. Mas, com essa nova esperança podia enfrentar esse desespero. Foi durante aquela sessão com Vered, enquanto ela massageava a parte de trás da sua cabeça, que ele experimentou o seu primeiro alívio temporário da tontura. Embora esse alívio só tenha durado algumas horas, era um sinal de que a sua condição poderia melhorar.

Uma ocasião, Miriam me contara que ela tinha sofrido terríveis dores de cabeça durante anos. Uma delas tinha sido tão forte que ela não conseguia fazer nada. No meio do seu sofrimento, ela se deitou no chão e começou a mover lentamente a cabeça de um lado para outro. No começo a dor aumentou ainda mais, e ela sentiu como se todo o seu corpo fosse explodir, mas ela continuou a virar a cabeça e a massagear o couro cabeludo. Depois de trinta minutos, a dor passara, e ela nunca mais teve outra. Isso é como empilhar cobertores sobre um paciente com febre alta para ajudá-lo a "suar" mais a febre; o sintoma é levado a atingir o seu pico para que possa passar mais rapidamente. Isso segue o princípio básico da homeopatia: o igual trata do igual. Ocorreu-me que o problema de Menachem poderia ser tratado de forma semelhante.

Um dia, depois de dois meses e meio trabalhando com Menachem, ele chegou no nosso consultório, sofrendo mais do que nunca com a tontura. Pedi que ficasse em pé, em frente à janela, e virasse a cabeça de um lado para outro. "Não posso absolutamente fazer isso", protestou. "Já estou tonto demais." Mas eu insisti, e por alguma razão ele confiou em mim o suficiente para tentar. Ele virou a cabeça para a esquerda e para a direita e sentiu náuseas. Tentou de novo e ficou ainda mais enjoado, com uma sensação sufocante no plexo solar. Na terceira tentativa, ele achou que iria vomitar; na quarta, ele vomitou. Depois, o seu rosto ficou pálido e esverdeado, e ele disse: "Vou desmaiar". O seu corpo estava frio e úmido, então o ajudei a chegar na mesa e esfreguei-o com óleo quente para aquecê-lo. Massageei-o até que ele se sentisse quente de novo, a náusea tivesse passado e o seu rosto ficasse rosado.

Fomos de novo para o terraço e tentamos mais uma vez. Ele se sentia fraco e enjoado, mas dessa vez conseguiu virar a cabeça sete vezes antes de ficar pálido e com calafrio. Aí vomitou de novo. Levei-o de volta para a mesa para outra massagem.

Fizemos a terceira vez, com os mesmos resultados. Eu mal podia acreditar que ambos estávamos dispostos a continuar, mas de alguma forma sentíamos que estávamos fazendo a coisa certa. Depois da quarta tentativa, Menachem começou a ficar menos suscetível ao exercício. Sua circulação foi ativada, e isso criou uma distribuição de sangue melhor entre a cabeça e o corpo.

Repetimos o exercício dez vezes! A cada vez, parecia que ele o afetava um pouco menos. Na décima vez, levei-o até o terraço e ele conseguiu virar a cabeça trinta vezes em cada direção. Depois disso, ele disse: "Não estou tonto e não estou enjoado, mas estou fraco e cansado". Concordamos que era o suficiente por um dia. Massageei-o de novo e o instruí para que não comesse mais nada o resto do dia; chamei um táxi para levá-lo para casa.

Menachem começou a fazer esse exercício todos os dias. No dia seguinte, ele conseguiu virar a cabeça duzentas vezes sem ficar tonto. Daquele dia em diante, melhorou drasticamente. Conseguia andar pelas ruas e virar a cabeça de um lado para outro para olhar as vitrines. Era capaz de andar de bicicleta meia hora e até mesmo correr um pouco.

Tendo sido aliviado de seu pior problema, Menachem começou a ter contato com outros aspectos de sua doença. Agora podia sentir como os seus movimentos eram fracos e rígidos e como ficava em pé e andava de maneira desequilibrada. Essa nova consciência mudou toda a abordagem de Menachem em relação à sua vida. Não era mais uma vítima sem esperança, sofrendo com uma doença misteriosa, ele agora podia olhar para a causa dos seus problemas e fazer um esforço para mudar.

Trabalhar com Menachem me ensinou muito sobre a importância de restabelecer o centro do movimento quando tratar de esclerose múltipla. Depois de ajudá-lo a superar a tontura e a recuperar o equilíbrio, tínhamos que ajudá-lo a reestruturar o seu padrão habitual de movimento, especialmente andar, e ajudá-lo a fortalecer os músculos das pernas e dos pés.

O centro do movimento de Menachem era a parte de trás da cabeça onde ela se unia ao pescoço, o que dificultava uma respiração profunda. Isso se via pela tensão existente naquele ponto e pelo fato de ele jogar todo o peso nos dedos dos pés quando andava. Pedi-lhe que ficasse em pé, ereto, e mantivesse os pés paralelos quando estivesse em pé ou andando, e para se concentrar no centro verdadeiro de seu corpo, um pouco abaixo do umbigo. Ensinei-lhe a respirar profundamente até o abdômen para aumentar a sua consciência naquela área para que ele começasse a focalizar ali o seu centro de movimento, onde ele deve ser. Esse exercício de "centralização" ajuda as pessoas a terem consciência de onde vem o impulso atrás de um movimento. Esse não é um conhecimento esotérico; qualquer pessoa que prestar atenção ao seu corpo pode aprender a se centrar.

À medida que Menachem dirigia a respiração para o abdômen, uma sensação de leveza fluiu através dele. Coloquei as minhas mãos no seu abdômen e pedi-lhe que visualizasse as suas costas relaxando e se tornando mais largas e alongadas. Quando fiz isso, Menachem experimentou um grande alívio na tensão do pescoço e conseguiu mexê-lo de um lado para outro sem restrição, num movimento mais amplo do que jamais conseguira antes. Continuando a mover a sua cabeça de um lado para outro, visualizando as costas aumentando e fortalecendo, o seu pescoço alongando, o topo da cabeça indo até o céu e a sua energia fluindo a partir do seu centro, as vértebras torácicas de Menachem começaram a fazer sons de pequenas explosões, apesar de eu não estar tocando nelas. Isso era um sinal de que sua coluna estava se alongando e relaxando.

Depois tentamos incorporar essa nova consciência ao seu modo de andar. Menachem sempre parecia querer voltar para o seu andar desequilibrado, constrito. Eu o treinava, lembrando-o de se concentrar no seu centro e sentir as costas se expandindo, os ombros se estendendo e o pescoço se alongando. Depois lhe pedi para se sentar e se levantar sem usar os braços como apoio. Isso é difícil para todos que têm os músculos das pernas muito tensos a ponto de estarem quase paralisados. Ele não se sentava mais; ele se jogava na cadeira, depois usava os braços para se levantar. Alongar e exercitar os músculos da coxa e manter a consciência do seu centro abdominal como sendo o foco do movimento, finalmente permitiu a Menachem sentar-se e levantar-se de maneira coordenada, relaxada.

Minha palestra para a Sociedade de Esclerose Múltipla

Muitos anos mais tarde, fui convidado a dar uma palestra durante uma conferência da Sociedade de Esclerose Múltipla na Colúmbia Britânica, no Canadá. Queria lhes oferecer uma nova perspectiva para esse problema e orientá-los em alguns exercícios que lhes poderiam ser úteis. Quase trezentas pessoas com esclerose múltipla participaram da minha palestra. Foi um desafio falar sobre as questões que seriam de interesse para todos os participantes, pois as pessoas que sofrem de esclerose múltipla têm sintomas variados, que se expressam de formas diversas. Mesmo assim, apesar dos sintomas e vidas diferentes, havia algumas coisas que todos tinham em comum.

O meu conselho para eles foi diferente do que estavam acostumados a ouvir. As pessoas que sofrem de esclerose múltipla geralmente são aconselhadas a usar uma bengala se não andam bem, depois usar muletas ou andadores e, por fim, cadeiras de rodas quando perdem a força e o equilíbrio. Eu disse o contrário: se você não anda bem, não use bengala a não ser que caia freqüentemente e possa quebrar os ossos. Se você usar bengala, muleta ou andador, ande sem eles sempre que possível. Se estiver em cadeira de rodas há pouco tempo, faça tudo o que puder sem ela, o mais rápido possível. Esses aparatos viciam; uma vez que você se acostuma, a sua auto-imagem se constrói em volta deles, e mais cedo ou mais tarde você não consegue mais viver sem eles. Ao se acostumar a usar esses apoios, você subconscientemente sente que não tem outra escolha. Mas há muito mais envolvido no problema além disso. Sentar-se em uma cadeira de rodas diminui a circulação e enfraquece os músculos. Se começar a usar uma cadeira de rodas por conveniência quando você ainda tem a escolha de usá-la ou não, você se torna mais fraco e depois não consegue ficar sem ela. Tive a sensação de que as pessoas que me ouviam concordaram. Também tive a impressão de que a maioria delas sentiu que começara a usar bengala cedo demais.

As pessoas com esclerose múltipla muitas vezes se cansam mais do que a maioria das pessoas. Enquanto as outras podem descansar quando ficam cansadas e se recuperam do cansaço rapidamente, as pessoas com esclerose múltipla percebem que o cansaço permanece com elas por dias ou semanas. Este, descobri, era um outro ponto que o grupo tinha em comum: se você sofre de esclerose múltipla, você tem que lidar imediatamente com o seu cansaço. Independentemente do que tenha a fazer na vida, disse-lhes, no momento em que você se sente cansado, você deve descansar; é um reconhecimento da sua incapacidade específica. Enfatizei o fato de que há uma diferença entre reconhecer a incapacidade e sucumbir a ela. Para ser mais específico, há uma diferença entre trabalhar constantemente com a sua mobilidade, descansando quando você precisa, e se entregar à incapacidade.

Apresentei, então, alguns dos meus exercícios prediletos para a platéia:

Exercício para esclerose múltipla: relaxar respirando

Deite-se de costas. Dobre os joelhos se puder fazê-lo facilmente, colocando os pés no chão ou no colchonete. Se não for possível, coloque os pés sobre dois ou três travesseiros. Agora, respire profundamente, mas não forçadamente, pelo nariz e visualize o seu corpo se expandindo enquanto inspira e encolhendo enquanto expira. Inspire profundamente de novo e visualize que os espaços entre as vértebras estão aumentando. Relaxe e respire profundamente e imagine que os seus ombros estão crescendo, ficando longe um do outro e que o seu pescoço está se alongando. Passe de três a cinco minutos fazendo este exercício. Outro dos meus favoritos para relaxar respirando: deitado de costas, inspire, expire, permaneça sem ar e conte até trinta, depois inspire lenta e profundamente. Repita isto três vezes.

Algumas orientações sobre exercícios

Eu disse ao grupo que eles deveriam trabalhar no próprio corpo e não superar todos os sintomas. Acrescentei que eles podem achar algumas vezes que, mesmo quando fazem o seu melhor, o corpo não melhora, ou talvez até piore. Mas acrescentei que, pela minha experiência, na maioria dos casos podemos prevenir a degeneração aprendendo os prós e os contras do nosso corpo. Descobri que trabalhar o aumento da mobilidade e superar outros sintomas é melhor do que qualquer pensamento ou afirmação positiva; é a ação física em si que pode nos ajudar a evitar os perigos da depressão, permanecer otimistas e positivos e manter uma abordagem saudável. Se você pode melhorar um pouquinho, vale a pena fazer o esforço. Se puder retardar a sua piora, você estará trabalhando para uma boa causa.

Depois, fiz com o grupo o exercício para os músculos anelares que controlam a eliminação (ver capítulo 10, "imitar um trem"). É um exercício importante para aqueles que perderam o controle da bexiga ou que tenham um controle apenas parcial. Como isso influencia o sistema nervoso autônomo, mesmo as pessoas sem problemas urinários, mas que estão com um enorme *stress*, podem se beneficiar com esse exercício. A maioria das pessoas no grupo sentiu uma enorme sensação de relaxamento depois de praticá-lo.

Expliquei à platéia o princípio de estabelecer a força pela base: se os seus pés estão fracos, os músculos do tornozelo tendem a se tensionar para estabilizar o pé. Os joelhos então se enrijecem para se ajustar à rigidez dos tornozelos. A articulação do quadril se enrijece para se ajustar à rigidez dos joelhos. Conseqüentemente, as costas e o pescoço se tensionam também. Portanto, fortalecer os dedos dos pés pode ajudar a soltar os tornozelos e aliviar a rigidez no corpo todo.

Depois, guiei-os em alguns exercícios para os dedos dos pés e tornozelos:

Exercício para esclerose múltipla: fortalecer os dedos dos pés e soltar os tornozelos

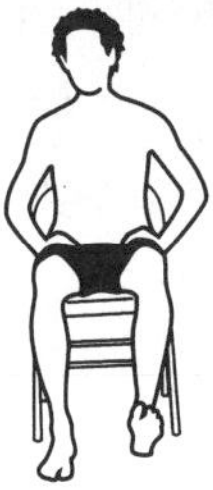

Sentado em uma cadeira com os pés no chão, use os dedos dos pés para movimentar o pé para a frente e para trás, centímetro a centímetro.

Ainda sentado na cadeira, mantenha o calcanhar no chão e levante a ponta do pé; alterne o pé direito e o esquerdo.

Fortalecer os pés e panturrilhas

Depois, eu disse ao grupo que trabalhar com os dedos dos pés e com os pés traz outro benefício importante: fortalecer os pés e as panturrilhas, o que traz maior estabilidade; isso ajudará a manter o seu equilíbrio. Se você estiver em uma cadeira de rodas e não puder andar, trabalhar com a parte inferior do corpo de todas as maneiras possíveis pode ajudar até certo ponto a estabilizar a parte superior do corpo.

Instruí às pessoas do grupo que podiam andar e ficar em pé e massagear o pé rolando uma bola de tênis sob a sola do pé. (Aqueles que não conseguiam ficar de pé podiam rolar a bola de tênis sentados, ou imaginar que estavam fazendo isso se não pudessem fazê-lo fisicamente.) O exercício que fizemos foi o seguinte:

Exercício para esclerose múltipla: massagear os pés com bola de tênis

Coloque uma bola de tênis no chão embaixo do seu pé. Colocando pressão na bola, movimente o pé de um lado para outro, deixando a bola massagear a sola do pé, o arco e depois o calcanhar. Agora mentalmente divida o pé em três partes, e role a bola de tênis indo do dedão até o calcanhar e voltando, dos dedos do meio até o calcanhar e voltando, e do dedinho até o calcanhar e voltando. Faça isso com os dois pés.

Quando o procedimento terminou, aqueles que participaram perceberam que ficavam em pé com muito mais segurança e muito menos medo de cair.

Controle fino do movimento

O controle fino do movimento foi o que mais interessou ao grupo. Expliquei que, quando nascemos, não temos um controle fino dos movimentos que vamos conseguir desenvolver. Nossos nervos e nossa bainha de mielina se desenvolvem à medida que aumentamos a nossa capacidade para refinar os nossos movimentos. Então, nos casos de esclerose múltipla, as pessoas perdem a capacidade para os movimentos finos e ao mesmo tempo a bainha de mielina se deteriora. Parece que os meus ouvintes todos podiam se relacionar com o que eu dizia, estando eles em cadeira de rodas ou com sintomas mínimos. Continuei nessa linha de pensamento e sugeri que, pela minha experiência, trabalhar para fortalecer o movimento refinado parecia ter um impacto positivo no sistema nervoso; talvez até refizesse a mielina.

Apresentei ao grupo a minha opinião, baseada no meu extenso trabalho com esclerose múltipla: que todos podiam melhorar, contanto que prestassem atenção e fossem muito conscientes de suas restrições. Se uma restrição é a fadiga, precisa-se ter consciência disso, perceber quando ela está se aproximando, e descansar. Se a restrição é falta de vontade de se mover por causa da depressão, é preciso imediatamente usar exercícios de movimentos suaves e sutis para reduzir a sensação de desesperança. O movimento que leva a uma mudança de padrão, o movimento que é fora do comum para nós, é o tipo de movimento que ajudará a fortalecer o sistema nervoso central.

É possível melhorar o nível de controle fino, mas as pessoas podem se beneficiar rapidamente quando aprendem o nível de controle que está disponível para elas e dos quais podem não ter consciência. Orientei o grupo para os seguintes exercícios para ajudá-los a avaliar os seus níveis atuais de controle fino:

Exercício para esclerose múltipla: abrir e fechar a mão

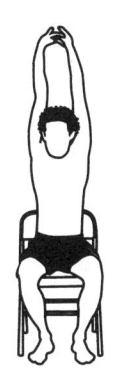

Abra e feche as mãos bem devagar, sentindo cada parte do movimento. Pare e visualize o movimento, depois tente novamente. Você vai sentir o movimento provavelmente mais suave na segunda vez, mesmo se sofrer de tremor.

Agora entrelace os dedos de ambas mãos e alongue os braços para cima, com as palmas das mãos viradas para o teto.

Repita o exercício lentamente, abrindo e fechando a mão.

Com este exercício, você pode prestar atenção ao controle da sua mão e, sutilmente, onde perdeu o controle. Mesmo se o movimento lhe parecer perfeitamente bom e normal, pode perceber algumas partes que estão menos suaves e mais rígidas do que outras. Com suficiente repetição, visualização e cuidadosa atenção, você pode melhorar sua capacidade de abrir e fechar a mão suavemente.

Exercício de esclerose múltipla: girar a cabeça

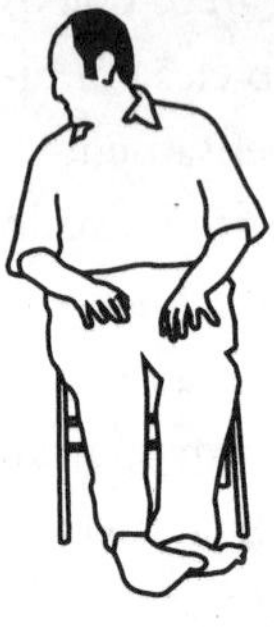

A maioria das pessoas tende a tensionar o pescoço quando movimenta os pés, e vice-versa. A finalidade deste exercício é isolar os pés e o pescoço um do outro para poder criar melhor controle e coordenação.

Movimente a cabeça de um lado para outro. Se possível, gire os pés na direção oposta. Se não puder movimentar os pés, imagine que eles estão indo na direção oposta à da sua cabeça. Este exercício é um desafio para a maioria das pessoas, bem sei, tenha você limitação de movimento ou não.

Além de remédio

Por fim, falei sobre a questão de remédios. Muitas pessoas com esclerose múltipla estão tomando remédios e muitas vão tomar outros remédios que estão sendo desenvolvidos o tempo todo. Disse-lhes que, na minha opinião, praticar movimentos, como eu acabara de ensinar-lhes, seria sempre o melhor recurso para melhorar sua saúde.

Contei à platéia várias histórias de sucesso que tive com meus pacientes de esclerose múltipla. Ao descrever um paciente depois do outro, suas lutas e suas realizações, sabia que aquele público de repente sentiria, pelo menos por um curto tempo, que também tinha energia para fazer a mesma coisa. No final da palestra e dos exercícios, eu podia sentir o otimismo do grupo.

A seguir, mais duas histórias que contei ao grupo, sobre pacientes cujas vidas melhoraram com o movimento Self-Healing.

Ruth: aumentar a mobilidade e estabilidade

Ruth vinha me ver sempre que eu ia para Londres. Por causa da esclerose múltipla, ela mancava e tinha pouca estabilidade. Usamos o seguinte exercício de visão para ajudar a reduzir a instabilidade:

Exercício para esclerose múltipla: equilibrar os olhos

Prenda um pequeno pedaço de papel (cerca de 5 cm de comprimento por 3,5 cm de largura) na base do nariz, com a parte mais longa na vertical. Agora, olhando para frente, abane simultaneamente as mãos de cada lado da cabeça para que cada olho possa ver uma mão.

A finalidade deste exercício é encorajar o cérebro a equilibrar o uso dos olhos. É especialmente importante se você perdeu parte da visão por causa da esclerose múltipla. Recomendo praticar este exercício durante sete minutos por dia.

Também pedi a Ruth que andasse de costas (ver página 127), "Andar de lado ou para trás"). Este exercício melhorou temporariamente o seu equilíbrio.

A mobilidade de Ruth estava estável há anos, até um determinado inverno, no qual ela conseguia andar muito pouco por causa do clima e de outros fatores estressantes. Quando começamos a andar de novo, ela estava muito mais fraca.

Esclerose múltipla em clima frio e quente

Os músculos enfraquecidos pela esclerose múltipla não podem ficar imóveis por um longo período. O custo dessa perda de tempo pode ser a perda da mobilidade. Invernos chuvosos ou com neve podem tornar difícil ou impossível sair de casa para uma pessoa que ande mal; nesses casos, é importante encontrar maneiras de se trabalhar dentro de casa.

Verões muito quentes não são melhores. A maioria dos pacientes com esclerose múltipla tem uma mobilidade pior durante os verões quentes. Nesses dias quentes, sugiro tomar cinco a seis duchas ou banhos frios por dia. Se você tem esclerose múltipla, certifique-se de tomar uma ducha fria (por três ou quatro minutos) a cada duas horas ou entrar em uma banheira fria (por quatro ou cinco minutos). Se não for capaz de fazer isso, pelo menos coloque uma bolsa de gelo no pescoço por sete a dez minutos a cada duas horas. Se você permitir que o seu corpo aqueça, pode ficar sujeito a crises de esclerose múltipla, e isso poderia diminuir a sua mobilidade. Muitas pessoas ganham mobilidade quando esfriam; é a freqüência do esfriamento que faz a diferença. Não posso deixar de enfatizar: não ignore a sua doença. Trate-a enquanto trabalha para ter uma vida normal. Dê ao seu corpo aquilo de que ele precisa para se sustentar, e sua vida ficará mais normal com o tempo.

Sair da cadeira de rodas

Durante anos, vi Ruth por diversas sessões cada vez que ia a Londres. Entretanto, não a vi no inverno em que piorou. Anos mais tarde, Ruth veio a São Francisco para uma sessão comigo. Estava numa cadeira de rodas e incapaz de dobrar os joelhos. Sabia que a incapacidade de dobrar os joelhos não era o resultado de dano neurológico da esclerose múltipla; tinha a ver com ficar confinada a uma cadeira de rodas. É verdade que tinha sido a esclerose múltipla que a levara para a cadeira de rodas em primeiro lugar, mas alguns dos músculos que funcionavam bem antes de começar a usar a cadeira agora estavam enrijecidos e congelados. Mais da metade dos problemas relacionados com a esclerose múltipla, na minha experiência, são secundários à doença e podem ser superados.

Usei a massagem de tecido profundo nas pernas de Ruth, deixando marcas roxas nelas. Brincamos sobre qual seria a distância da delegacia de polícia mais próxima. Depois da massagem, Ruth foi capaz de dobrar as pernas. Depois eu a coloquei em uma banheira fria, coisa de que ela realmente não gostou, durante quinze minutos. No começo ela se sentou na banheira, reclamando e resmungando alto, mas tomar chá quente na água fria fez com que ela se sentisse melhor.

Depois levei Ruth para a praia, na sua cadeira de rodas, e lá ela conseguiu andar vários metros e engatinhar na areia. Ela estava sorrindo e seus olhos brilhavam com a alegria de se sentir com tanta mobilidade novamente.

Ruth voltou para a Inglaterra com entusiasmo renovado. Ela conseguia ficar fora da cadeira de rodas a maior parte do dia. Também engatinhava quarenta minutos por dia e andava pelo menos dez minutos por dia. Apesar de passar a maior parte do tempo sentada, ela conseguia se mover de um lado para outro e ficar sentada em diferentes posturas. Cada passo para a frente pode elevar o espírito.

Shannon: a recuperação da visão afetada pela esclerose múltipla

Shannon era uma linda jovem que sofreu uma crise de esclerose múltipla forte, que a paralisou, depois de uma cirurgia. Não é incomum que ataques de esclerose múltipla sejam desencadeados por causa de choque ou trauma; a cirurgia pode, na verdade, ser qualificada como um trauma físico para o corpo. Quando Shannon foi diagnosticada com esclerose múltipla progressiva, um dos médicos disse aos seus pais que ela logo estaria internada numa instituição ou morta. Os pais a massagearam, fizeram com que se levantasse da cama e trabalharam com ela, usando movimentos e massagem, até que ela conseguisse andar. Finalmente, ela conseguiu viajar da Pensilvânia a São Francisco, sozinha, para duas semanas de sessões intensivas.

Um dos olhos de Shannon estava quase cego pela esclerose múltipla. O seu outro olho sempre fora "preguiçoso", e seu cérebro não se envolvia com ele. Conseqüentemente, ela não conseguia dirigir nem ler e se sentia visualmente desorientada. Ensinei-lhe o exercício *palming* para relaxar os olhos, mas ela o odiava; ela não se sentia relaxada o suficiente para fazer esse exercício.

Shannon era terapeuta corporal. Uma vez, quando precisava de uma massagem depois de um longo trabalho no dentista, ela me fez uma. Aproveitei a oportunidade e pedi que colocasse as mãos sobre os meus olhos e fizesse o *palming* para mim. Estou acostumado a fazer *palming* eu mesmo, mas quando alguém faz os meus olhos ficam ainda mais relaxados.

Shannon não tinha nenhum problema com os meus olhos, só com os dela. Quando suas mãos descansaram nos meus olhos, ela sentiu como eles relaxaram e percebeu que o *palming* lhe seria útil. Ela continuava a odiar o *palming*, mas quando voltou para casa pediu aos pais que fizessem *palming* em seus olhos. Conseqüentemente, eles melhoraram.

Como o olho direito da Shannon, que era o mais forte, estava quase cego por causa das crises de esclerose múltipla, ela não o usava mais. Apesar de o seu cérebro não se envolver com o olho preguiçoso, o esquerdo, agora se envolvia ainda menos com o direito. Portanto, eu tinha que lhe ensinar a quebrar esse padrão e a usar os dois olhos juntos. Ensinei-lhe a pôr um pequeno pedaço de papel (cerca de 3 cm de comprimento por 2,5 cm de largura) na base do nariz para separar os campos visuais dos dois olhos. Pedi que olhasse para a frente com o olho direito danificado enquanto abanava a mão na frente do olho esquerdo, preguiçoso. A finalidade desse exercício era estimular o olho direito a ver, enquanto enviava uma mensagem para o cérebro dela que o seu olho esquerdo precisava ser envolvido simultaneamente. De alguma maneira, ao usar ambos os olhos ao mesmo tempo dessa forma, ela conseguiu ler com o olho esquerdo, que fora preguiçoso toda a sua vida. Optometristas e oftalmologistas geralmente acreditam que um olho preguiçoso não pode se recuperar depois dos 8 ou 9 anos de idade. Até essa idade, exercitam o olho preguiçoso e tapam o outro olho e, depois, interrompem completamente o programa. Shannon conseguiu recuperar o uso do seu olho preguiçoso aos 22 anos. Sua visão melhorou para 20/50 no olho esquerdo, 20/20 com óculos, e ela desenvolveu a capacidade para ler e dirigir dependendo deles. A mobilidade e a confiança de Shannon aumentaram e o seu nível de fadiga diminuiu. Ela foi capaz de fazer o meu curso de treinamento intensivo, que usou para o seu próprio benefício assim como para o de muitas outras pessoas.

Há muitos exercícios para esclerose múltipla, mas o fator mais importante é acreditar que uma melhora é possível. Você ouvirá muitas opiniões em contrário. Independentemente delas, se você sofre de esclerose múltipla, tente ir em frente, refazer a sua bainha de mielina e recuperar as suas funções. Espero que você encontre a energia para se cuidar, pois, quando estamos sem a nossa própria energia, não vamos atrás de respostas.

CAPÍTULO 12

RESPIRAÇÃO, VISUALIZAÇÃO E CONSCIÊNCIA CORPORAL

A visualização é um recurso poderoso para melhorar a função corporal. Ela pode ajudar a ativar a circulação, melhorar os movimentos, reduzir e eliminar a inflamação, aliviar a dor e ampliar os sentidos da visão, da audição e do tato. A visualização revela os nossos pensamentos subconscientes relacionados com o funcionamento do nosso corpo e conscientemente corrige esse funcionamento. Num processo circular de melhora, a visualização aumenta a consciência do nosso próprio corpo e, à medida que a consciência melhora, as nossas visualizações se tornam mais eficazes.

Sr. Solano: respirar para se libertar de pequenas dores nas costas e de cabeça

O sr. Solano ouviu a minha palestra na Sociedade Vegetariana. Ele não tinha nenhuma doença séria, mas queria usar os seus problemas pequenos e comuns como uma forma para se conhecer melhor. Um homem bonito, com mais de 40 anos, o sr. Solano me contou que sofria de pequenas dores nas costas e freqüentemente se sentia cansado. Também ocasionalmente tinha dores de cabeça. Era uma pessoa aberta e muito curiosa.

O sr. Solano tinha desenvolvido um certo grau de rigidez na região lombar, resultado de má postura e maus hábitos no andar. Em vez de colocar o peso igualmente em cada pé e igualmente em cada parte dos pés, ele tinha a tendência de pisar com força no calcanhar direito, o que criava pressão na região lombar. Ele não estava especialmente preocupado com a possibilidade de o seu problema na coluna piorar, mas sentia que, se pudesse aprender a relaxar as costas, ele poderia relaxar todo o corpo e, assim, eliminar as dores de cabeça.

Não é de surpreender que o tratamento que percebemos ser o mais eficaz para o sr. Solano era o de regular e aprofundar a sua respiração. Respirar superficialmente causa constrição de todas as partes do corpo. Com menos oxigênio entrando, as funções se tornam mais difíceis; o nível de energia cai e a fadiga chega. O coração fica particularmente afetado, pois o trabalho dos pulmões e o do coração estão intimamente ligados.

Se houver mais oxigênio no corpo em conseqüência da respiração mais profunda, o coração não precisará se esforçar para bombear sangue para o resto do corpo. Cada célula no corpo requer oxigênio fresco como combustível, e ele é levado a cada célula pelo fluxo sangüíneo. As veias levam o sangue desoxigenado para o coração, e o coração bombeia-o para os pulmões, onde é enriquecido de oxigênio. O sangue volta para o coração, que o bombeia através das artérias para as células. Se você não respirar profundamente o suficiente para levar bastante oxigênio, o sangue sai dos pulmões sem oxigênio suficiente para alimentar adequadamente as células. As células precisarão então mandar o sangue de volta em busca de oxigênio com mais freqüência, exigindo do coração que ele bombeie mais do que seria necessário, o que não aconteceria se a respiração adequada já tivesse levado oxigênio suficiente para os pulmões. Com a respiração superficial crônica, as células não são alimentadas adequadamente e se começa a sentir fadiga. Depois de um tempo, as células se acostumam com isso e não exigem mais oxigênio. A fadiga, a baixa energia, a depressão e muitos problemas comuns se tornam um modo de vida. Não mais os reconhecemos como problemas, mas eles nos deixam vulneráveis a doenças.

O modo como respiramos exerce um efeito sobre a nossa vida emocional. O medo, a raiva e outras emoções negativas perdem um pouco do seu impacto quando respiramos profunda, lenta e regularmente. A respiração profunda traz com ela uma sensação de paz e harmonia. Respirar é vida, e quanto mais lenta e profundamente você respirar, mais vivo estará.

Pedi ao sr. Solano para inspirar e segurar a respiração, contando até sessenta, depois expirar e contar até sessenta antes de inspirar de novo, e repetir esse exercício dez vezes de forma relaxada, semelhante à meditação. Ele precisou de várias semanas para conseguir chegar a contar até sessenta. Para isso, tivemos que usar massagem e exercitar os músculos do diafragma, do peito e os abdominais, todos estes envolvidos na respiração profunda. Esse exercício encoraja o paciente a desfrutar o mais completamente possível dos benefícios do oxigênio. Ele cria em todo o corpo uma sensação bastante diferente da que é criada com uma respiração rápida e superficial.

Pedi ao sr. Solano que visualizasse a sua respiração como uma brisa que chegava até o seu abdômen, depois subia pela coluna até a parte posterior do pescoço. Também pedi que descrevesse o som da sua respiração, para encorajá-lo a realmente ouvir o som e experimentar um relaxamento profundo. Enquanto o sr. Solano estava ali ouvindo a sua respiração, de repente ele ficou com frio. Fora fazia quase 32 graus, uma tarde quente de verão, mas ele tremia. Ambos ficamos surpresos, e o sr. Solano me perguntou porque sentia frio. Pensei por um momento e me veio a resposta: "Você deve estar profundamente relaxado". Ele respondeu, ainda tremendo: "É verdade, estou. Na realidade, estou me sentindo tão bem e tão relaxado como nunca". Observei que isso acontece comumente durante um relaxamento profundo.

A partir de então, o sr. Solano sentiu cada vez mais o relaxamento e a expansão que vinham de dentro. Ele ficou tão relaxado, na verdade, que me mostrou um novo padrão de relaxamento. Ele ficou em pé, bem equilibrado sobre os dois pés. A tensão que tinha controlado a sua mente e o seu corpo durante trinta anos, que lhe causava as dores de cabeça, dores nas costas e um estado permanente de impaciência e frustração, dissolvera-se completamente. Simples exercícios de respiração praticados durante menos de um mês curaram-no de todos esses problemas, e seu modo de agir consigo mesmo melhorou enormemente.

Viva: alívio da anemia por meio da melhora da circulação

Mais ou menos na mesma época, eu comecei a trabalhar com uma mulher chamada Viva, que sofria de um tipo de anemia na qual o suprimento de hemácias do sangue estava exaurido. (Este é apenas um dos muitos tipos de anemia, e é o mais comum.) As hemácias são produzidas na medula de certos ossos, como o esterno, as vértebras e outros. Por meio dos movimentos, da respiração e do trabalho corporal, podemos melhorar a circulação e possivelmente a produção de hemácias na medula óssea.

Viva era uma mulher pequena, magra, cujo rosto era pálido por falta de circulação. A pele nas palmas das mãos e nas solas dos pés era grossa e áspera, e ela sofria de eczema. Estava constantemente cansada e quando vinha ao meu consultório na Sociedade Vegetariana, ela parecia exausta.

Viva tinha pouco mais de 30 anos, era casada com um motorista de ônibus e mãe de duas crianças pequenas. Seus pais estavam ainda tão profundamente envolvidos com a sua vida que ela não sabia como se libertar da influência deles. Viva sentia-se completamente oprimida pelas circunstâncias que a rodeavam. Ela sentia que não tinha controle sobre a sua vida ou as suas decisões.

Os médicos têm a tendência de ver a anemia somente em termos de química sangüínea e a tratam sob essa perspectiva, mas acho que ela poderia ser vista em termos de circulação. Uma circulação visivelmente deficiente, creio, leva a uma deficiência de ferro. Eu sabia que ativando a circulação de Viva poderia estimular os órgãos responsáveis pela produção de hemácias.

Eu tinha dois objetivos principais no meu tratamento de Viva. Primeiro, queria criar uma circulação boa, forte, em todo o seu corpo. Segundo, queria fortalecer e relaxar o seu corpo exaurido. Eu disse a Viva para tomar duchas frias e quentes, alternadamente. A água quente traz circulação sangüínea para a superfície, relaxando os músculos, e a água fria envia o sangue mais profundamente para os tecidos, estimulando os órgãos internos e fazendo o sangue fluir mais rápido para manter a temperatura do corpo. Ao relaxar as articulações dos quadris e ombros com exercícios suaves e massageando mãos e pés, ativamos a circulação de Viva, levando sangue para as extremidades, fazendo-o fluir assim forte por todo o seu corpo. Isso, junto com a aplicação de um creme hidratante, ajudou também a aliviar o seu eczema.

Também ensinei a Viva como respirar profundamente, o que ajuda muito a circulação, enriquecendo o sangue com oxigênio. No começo, usamos outros poucos exercícios. Era mais útil para ela simplesmente deitar-se e respirar. Eu cuidei para que ela não se esforçasse demais para respirar, pois isso exigia muito dela; era preciso aprender a respirar sem fazer esforço.

Depois, começamos a trabalhar com pequenos movimentos para reduzir a rigidez dos músculos e articulações de Viva, um distúrbio que muitas vezes acompanha a anemia. Ensinei-lhe a esfregar as mãos uma na outra e depois esfregar os pés um no outro enquanto segurava as panturrilhas. Isso era especialmente difícil para ela, que se cansava quase imediatamente. Para esfregar os pés um no outro, ela usava as costas, os ombros e o abdômen, com enorme esforço. Quando aprendeu a relaxar os músculos que não eram necessários para esse movimento, o exercício se tornou muito útil, e ela o fazia constantemente até esquentar os pés.

Eu também massageava todo o corpo de Viva, especialmente as mãos e os pés frios e pálidos. As mãos tinham um tom esverdeado e os pés eram quase alaranjados, mas, depois de massageá-los, ficavam com uma cor rosada normal. Trabalhava bastante no seu peito. Emoções negativas muitas vezes são armazenadas nos músculos do peito.

Mostrei a Viva várias maneiras de massagear as mãos. Primeiro, ela esfregava suas mãos umas cem vezes. Depois ela esfregava só as pontas dos dedos umas nas outras, depois só as palmas, em movimentos circulares. A variação mais eficaz era "lavar as mãos", na qual ela esfregava as mãos e os dedos como se os tivesse ensaboando. Esse movimento assegura que cada parte da mão seja massageada e estimulada.

No começo, esses simples exercícios eram difíceis para Viva, não só por causa da sua fraqueza física, mas também porque liberavam muita emoção. No início, depois de cada sessão, Viva se sentia exausta. Tinha muita dificuldade em julgar quanto podia fazer fisicamente, qual era o seu limite e quando ela deveria descansar.

Conseqüentemente, o passo seguinte era ensinar movimentos de relaxamento para Viva. Ensinei-lhe a imaginar o seu corpo como sendo muito pesado e, em seguida, muito leve. Depois, a imaginar o seu sangue fluindo pelas veias, da cabeça para baixo, passando pelo pescoço. Ao atingir o peito, ela sentia uma tensão emocional, que aos poucos se dissolvia. Ela visualizava o sangue fluindo pelos músculos de suas costas, pelo plexo solar, pelos músculos e órgãos da cavidade abdominal, por sua pelve, pernas e chegando aos pés. Ela passava pelo menos cinco minutos imaginando o sangue circulando pelos pés, imaginando cada dedo do pé esquentando, antes de visualizar o sangue voltando, subindo pelas pernas e pelo resto do corpo, até alcançar as mãos.

Pedi a Viva que sentisse a conexão entre os dedos do seu pé esquerdo e os dedos da sua mão esquerda. Ao fazer isso, ela encorajava a comunicação neurológica entre essas duas áreas. Essa sensação de interligação aumenta a capacidade de influenciar o funcionamento do corpo, que, por sua vez, ativa a circulação e aumenta a vitalidade. Gradualmente, Viva começou a superar a fadiga. Depois de dois meses de tratamento, tanto as nossas sessões como os exercícios que fazia sozinha tornaram-se mais fáceis para ela. Mesmo assim, ela reclamava que freqüentemente se sentia exausta. Perguntei-lhe: "Por que você não faz exercícios de relaxamento cada vez que se sente exausta?" "Não sabia que eu deveria", respondeu. "Achei que era só para aquele período em que me exercitava." "Por que você não ouve o seu corpo", perguntei, "e não só o que você pensa que deve fazer?" Viva ficou calada.

Depois disso, sempre que Viva sentia cansaço, fazia os exercícios de relaxamento, mesmo que por pouco tempo, e depois voltava para o que estava fazendo, sentindo-se renovada. Depois de mais alguns meses, a fadiga desapareceu e as mãos e os pés ficavam quentes o tempo todo. Eu soube então que ela tinha sarado da anemia, o que seus exames de sangue confirmaram. Ela sentia e agia como se tivesse voltado à vida. Todo o processo durou cinco meses.

No final das contas, a maioria dos problemas físicos está de alguma forma relacionada com má circulação. Trabalhamos para ativar a circulação em cada paciente que vem nos ver. Apesar de uma boa circulação sozinha não ser capaz de resultar em cura, nenhuma cura é possível sem ela.

Dvora: Recuperação da força interior

Dvora era uma mulher judia ortodoxa, com pouco mais de 40 anos, que tinha passado por onze cirurgias por causa de um problema grave de hérnia; a extrema fraqueza dos seus músculos abdominais era hereditária. A família e a comunidade impunham-lhe muitas exigências, que ela cumpria com muita dificuldade. Ter que observar as muitas restrições religiosas era um peso para ela, e seu andar lento e sua postura curvada refletiam isso. Seu marido era extremamente egoísta, exigente, e pedia muito mais do que estava disposto a dar. Tratava-a mais como uma empregada do que como a companheira da sua vida.

Os ombros de Dvora estavam tensos e rígidos, e essa tensão permeava todos os músculos de seu corpo. Embora ela acreditasse piamente em sua religião, viver com tantas restrições deixava cicatrizes de raiva e ressentimento no seu corpo e na sua personalidade. Era uma mulher compassiva, generosa, receptiva a novas idéias e aberta para outras pessoas. Cuidava de sua família, inclusive do irmão que era mentalmente desequilibrado, e de todos e tudo a sua volta. Também cuidava de si, e foi por isso que ela veio me ver, apesar do desprezo do seu marido.

Quando vi Dvora pela primeira vez, era óbvio que ela deveria fazer algumas grandes mudanças na sua vida. Ela perdera a sua fonte interior de força em uma vida que só atendia às necessidades dos outros. Ela precisava encontrar forças de novo e construir uma vida em volta disso. A expressão no seu rosto quando ela entrou na minha sala me impressionou: seus olhos escuros eram quentes e vitais, e vi uma alma compassiva, suave, escondida atrás de um olhar duro, agressivo, que se tornara habitual pelos anos de conflito.

Comecei a ensinar Dvora a respirar bem. Esse primeiro exercício era muito importante: a falta de oxigênio era uma razão pela qual ela sempre se sentia tão oprimida. Sua respiração era superficial e rápida. Ensinei-lhe a se concentrar na respiração, primeiro contando a duração de cada expiração e inspiração, para conseguir respirações mais longas e profundas; depois, conscientemente expandindo o abdômen enquanto respirava. Isso a ajudou relaxar e se sentir mais leve e também fortaleceu seus músculos abdominais. Depois de cem respirações lentas e profundas, ela sentia-se relaxada e certa de que poderia melhorar, tanto física como mentalmente.

Expliquei a Dvora que iríamos fortalecer todos os músculos do seu abdômen para que os músculos em volta dos intestinos não se rompessem novamente. Seus músculos estavam fracos e degenerados, mas eu tinha certeza de que ela faria todo esforço necessário para melhorar. A expressão no seu rosto já estava mais suave; agora ela exprimia toda a sua alma amorosa. Ela me lembrava minha avó, que para mim era a personificação de amor altruísta, e de Miriam, que me conduziu à visão.

Depois do exercício de respiração, massageei o abdômen de Dvora e os músculos reagiram imediatamente. Os que estavam mais tensos se soltaram, e os mais fracos, os que não tinham nenhuma sensação, tornaram-se mais firmes. Depois, coloquei uma mão sobre o seu abdômen e a outra na parte inferior das suas costas e pedi que visualizasse minhas duas mãos se encontrando dentro do seu abdômen. Pedi que imaginasse que minhas mãos, que estavam se abrindo, aquecendo e soltando os músculos do seu abdômen e das costas, estavam fazendo o mesmo nos músculos intestinais, relaxando toda a cavidade abdominal. Depois lhe ensinei a massagear o próprio abdômen; apesar de não ter sensibilidade naquela região, ela conseguiu relaxar um pouco os músculos. Ela respirava mais profundamente, e sentia um grande alívio quando foi embora.

Durante a nossa sessão seguinte, ao massagear e relaxar Dvora, passei-lhe um terceiro exercício. Normalmente ela arrastava as pernas pesadas ao andar, deixando os músculos abdominais e lombares se contraírem e fazerem todo o trabalho. Na verdade, ela tinha a tendência de usar todo o corpo para fazer qualquer movimento, despendendo muito mais esforço do que o necessário. Isso mantinha o seu corpo tenso e fraco. Pedi que conscientemente orientasse as pernas para trabalharem independentemente. Ela, claro, tinha uma profunda resistência a mudar seus hábitos. Por meio da respiração profunda e de se lembrar constantemente de usar somente as pernas para andar (ou outros músculos específicos necessários para um movimento), ela era capaz de fazer isso algumas vezes durante as nossas sessões e nos períodos em que exercitava. Minha meta era fazer com que o movimento corrigido, feito sem esforço, passasse a ser automático para Dvora.

O seu marido era contra o tratamento e se recusava a financiá-lo; ela então começou a trabalhar meio-período para ter como pagar o tratamento. Ela disse que agradecia a Deus o fato de poder ir me ver enquanto o marido estava trabalhando; assim, não precisava discutir com ele sobre isso. Nesse meio-tempo, ela fazia grandes progressos. As dores da hérnia voltavam ocasionalmente, mas o exercício de visualização, em que ela imaginava as minhas mãos penetrando no seu abdômen e costas e se encontrando dentro dela, quase sempre aliviavam a dor. Em três meses, o seu corpo ficou mais forte, especialmente os músculos do abdômen. Ela, porém, se sentia arrasada emocionalmente. Sua filha, de 9 anos, ainda urinava na cama e estava afetada emocionalmente pelo sofrimento da mãe e os problemas entre os pais.

Um dia, Dvora chegou no centro sorrindo e alegre, pronta para começar o nosso trabalho. Tinha feito sua lição de casa, e estava claro para ambos que ela melhorara bastante. Pedi que respirasse fundo e, depois de alguns exercícios de aquecimento e um pouco de massagem, levantei uma de suas pernas da mesa para massageá-la e pedi que sentisse o peso dela enquanto eu a segurava. Depois a coloquei de volta e pedi que imaginasse que eu a levantava novamente. Só o fato de imaginar que eu levantava a sua perna fez com que ela sentisse como era difícil relaxar e permitir que eu a levantasse. Ela ficou vermelha e com náuseas, como se estivesse fazendo o esforço para levantar a perna ela mesma.

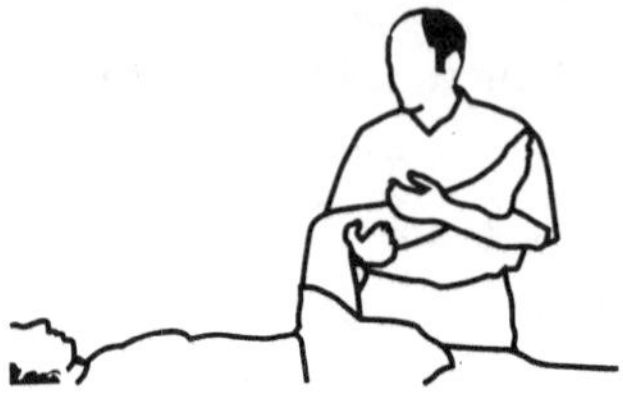

Depois eu pedi que ela levantasse a perna; ela achou bem mais fácil do que a visualização, pois podia usar os músculos abdominais para ajudar a perna. Ao fazer o movimento, ela reverteu para os seus hábitos antigos, permitindo que outros músculos trabalhassem pelas pernas, mas na visualização ela não podia fazer isso. Ela dependia tanto do seu abdômen, das costas e da pelve para ajudá-la a mover a perna, que a imagem de levantá-la com a própria força da perna foi demais para ela. Mais uma vez tentei que ela visualizasse que a perna se levantava, e mais uma vez ela ficou vermelha e com náusea. Quando lhe pedi que imaginasse levantando as duas pernas juntas, ela perdeu os sentidos por alguns segundos.

Essa experiência foi demais para Dvora. Pela primeira vez, ela experimentou totalmente os efeitos da tensão, e viu claramente que ela era causada pela maneira como usava o corpo. Percebeu o que tinha que fazer e decidiu fazê-lo. Saiu do meu consultório naquele dia sentindo-se pesada e um pouco enjoada, mas com uma profunda sensação de desafio e autoconfiança.

Depois disso, Dvora nunca mais foi a mesma. Daquele momento em diante, ela foi capaz de lidar com todos os seus problemas físicos; ela descobrira que lidar com imagens era o seu recurso mais útil. Ela melhorou a maneira de fazer os exercícios e chegou a ponto de poder levantar as duas pernas, juntas ou separadas, com pouco ou nenhum esforço. Uma visualização específica lhe trouxe a mais profunda sensação de libertação: ela visualizava que estava voando deitada de costas e levantando os pés até que eles se alongavam para trás de sua cabeça, depois rolando para a frente até que as mãos tocassem os dedos dos pés. Ela não podia na verdade fazer esses movimentos, mas imaginá-los ajudava-a enormemente.

Dvora começou a trabalhar em si com a mesma devoção que mostrara à sua família e à fé judaica. Ela ficou mais forte e sentia-se mais leve em corpo e espírito, e sua vida mudou completamente. Sua relação com o marido começou a melhorar, pelo menos do ponto de vista dela, pois ela aprendera a se posicionar. Os problemas da filha e do irmão se tornaram uma prioridade, pois agora ela podia lidar com eles sem se prejudicar.

Foi maravilhoso ver Dvora desabrochar no meio de sua vida. Seu progresso foi rápido depois que percebeu o que estava fazendo errado. Ao soltar as tensões destrutivas e aprender a relaxar, ela conseguia energia para se recuperar; seus músculos foram se fortalecendo cada vez mais até ela ficar completamente curada.

Até então, Dvora recebera tratamento só dirigido aos sintomas, quando o problema tinha raízes profundas. Apenas os seus músculos rompidos tinham sido tratados, mas não as pressões emocionais e fisiológicas que tinham causado o dano. Os médicos conseguiram consertar cirurgicamente os músculos rompidos, mas não conseguiram evitar rupturas recorrentes. Lidar só com os efeitos e não com as causas é no mínimo insatisfatório e pode, realmente, ser perigoso. Quando Dvora aprendeu a curar o seu corpo num nível mais profundo, mais básico, ela não só aprendeu a tratar o seu problema de hérnia, mas ganhou a capacidade de evitar recorrências futuras.

Naomi: o poder da visualização

Depois de trabalhar três meses com Naomi, cuja história contei no capítulo 9 (Problemas nas costas), decidi que era tempo de começarmos a fortalecer as suas pernas, seu abdômen e a região lombar. O primeiro exercício que lhe dei foi levantar as duas pernas juntas, deitada de costas. Ela mal conseguia levantar uma perna sem fazer um enorme esforço. Pedi que imaginasse que sua perna era muito pesada e curta; isso porque os músculos encurtam quando se contraem. Ao praticar esse exercício de imaginação, ela tentou levantar uma perna, a lombar se tensionou e ela sentiu que mal conseguia respirar. Depois, pedi que imaginasse que a perna estava normal em tamanho e peso. Ao fazer isso, suas costas relaxaram e a respiração voltou ao normal. Depois, pedi que ela imaginasse que a perna tinha crescido, estava mais longa e era leve como uma nuvem. Quando ela fez isso, os músculos das costas relaxaram completamente e as costas ficaram quase planas na mesa.

Esse exercício de visualização ajudou Naomi a sentir a conexão entre as pernas e as costas; depois de fazer isso, ela conseguiu levantar a perna sem envolver em demasia os músculos das costas no movimento. Ela sentiu um enorme alívio. Depois que fizemos o mesmo com a outra perna, pedi a Naomi que visualizasse levantar e abaixar as duas pernas, por vinte minutos. Ela ficou com uma enorme dor na testa, e eu a massageei para aliviar a dor. Pouco a pouco, ela não só conseguiu visualizar-se levantando as duas pernas, mas foi realmente capaz de levantá-las.

A visualização se tornou essencial na nossa abordagem terapêutica. Descobri que é benéfica para cada parte do corpo. Para certas pessoas, a visualização se tornou a chave para resolver os problemas físicos. A imaginação é importante porque nos ajuda a reconhecer os nossos sentimentos e conceitos inconscientes sobre como o nosso corpo funciona. Algumas vezes, uma mudança pode acontecer só por meio da consciência, mas geralmente é preciso tempo e trabalho. Naomi não tinha percebido que acreditava subconscientemente que era difícil levantar a perna, nem que como resultado de acreditar nisso ela colocava esforço demais em um simples movimento. Quando percebeu como era difícil imaginar levantar a perna, toda a sua atitude mudou. Ela percebeu imediatamente o quanto a sua mente afetava o movimento do seu corpo.

Uma vez que alguém reconhece os seus problemas e suas causas, é muito mais fácil achar uma solução. O principal trabalho do terapeuta é ajudar o paciente a ampliar a sua consciência. A visualização é um recurso eficaz para isso. Descobri que ela é mais eficaz quando usada junto com a massagem e o movimento. Se um paciente tem os músculos das pernas tensos, o terapeuta pode segurar e suavemente alongar a perna ao mesmo tempo em que pede ao paciente para imaginar que os seus músculos estão crescendo, ficando mais longos, mais leves e mais soltos, ou que a respiração está fluindo para os músculos tensos, através da perna, e saindo pelos pés. Em quase todos os casos, os músculos vão realmente alongar e relaxar.

O terapeuta deve, é claro, ser criativo. Nenhum exercício de visualização único é o certo para todos os pacientes, e é o terapeuta que determina qual a imagem que vai ajudar o paciente. Uma vez que aprendeu como a visualização ajudava, Naomi continuou a usá-la junto com os exercícios com grande sucesso, até que, gradativamente, suas costas ficaram mais fortes e saudáveis.

Aumentar a consciência do seu corpo

Antes de me mudar para os Estados Unidos, eu pensava que só poderia instruir as pessoas individualmente, pois, nas minhas sessões, sempre desenvolvi os exercícios de movimentos de acordo com as necessidades de cada cliente. Porém, meus clientes e alunos nos Estados Unidos pediram que eu desse um curso. Hesitei um pouco no início, até que percebi que mesmo as pessoas com necessidades diferentes têm muita coisa em comum. Uma coisa importante que quase todos têm em comum é a falta de familiaridade com o próprio corpo. Era necessário aumentar a consciência, fazer a conexão entre mente e corpo. E era possível fazer isso também em uma situação de aula, tanto quanto em sessões individuais.

Antes de poder visualizar que o seu movimento está melhorando, você precisa, em primeiro lugar, aprender como o seu corpo funciona. Quando você entende melhor como o funcionamento do seu corpo é organizado, você fica consciente daquilo que está fazendo que é prejudicial, do que está fazendo de forma útil, e onde pode usar a imagem para mudar. Acredito que a falta de tal consciência causa muitos dos problemas modernos, desde problemas nas costas a lesões na coluna, de *stress* visual à perda de visão, de má circulação a doenças cardíacas, de rigidez à artrite.

Em um dos meus cursos, uma mulher cujas pernas estavam paralisadas, reclamou que a sua paralisia se estendia para os braços. Durante a aula, descobrimos que a rigidez em suas costas causava limitação dos movimentos em seus braços. Quando ela aumentou a mobilidade das costas, os seus braços se moveram normalmente. De certo modo, isso é o que acontece para todos nós. Usamos só certas partes do nosso corpo, colocando enorme *stress* nessas partes, e precisamos aprender a movimentar as partes que normalmente negligenciamos.

Reaprender a andar

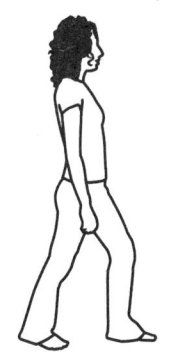

Um dos meus exercícios favoritos para ensinar em *workshops* é reaprender a andar. É importante aprender como andar melhor, pois um andar rígido pode machucar os pés, os joelhos, as articulações dos quadris e as costas. O pé precisa estar completamente móvel, enquanto o peso no andar é transferido do calcanhar para os dedos. O joelho deve dobrar quando está para a frente e endireitar quando está atrás. Mas quando observa as pessoas andando, você consegue ler em sua postura muito sobre a auto-estima, nível social, família, preocupações cotidianas, e autoconsciência. Tente corrigir um andar rígido, e você terá que enfrentar todos esses elementos como obstáculos no seu caminho. Você pode passar o dia inteiro fazendo isso com resultados mínimos.

Por outro lado, nenhum de nós tem nada disso como limitação quando a questão é andar de costas. Assim, quando levo um grupo de pessoas para um parque ou para a praia, nós andamos ou corremos para trás. Essa é uma oportunidade para explorar grupos de músculos, a parte posterior das pernas, o glúteo, as costas, e chamar a atenção do cérebro para eles. Andamos de costas, paramos, sentimos as costas, prestamos atenção à postura ficando mais reta, andamos de costas novamente, observamos que a perna em que apoiamos o peso ao mudar o passo está dobrada, e depois tentamos andar para a frente. Andar para a frente parece muito diferente depois disso; o cérebro acha mais fácil usar completamente as articulações das pernas. A essa altura, é mais provável que ao andar para a frente você dobre o joelho, em vez de enrijecê-lo.

Outra razão que torna esse exercício eficaz para muitas pessoas é que, quando andamos para a frente, prestamos atenção ao que estamos vendo à frente. O nosso corpo pode ter o hábito de se contrair como parte da maneira como usamos os olhos. Ao andar para trás, damos uma olhadela de vez em quando, mas a maior parte do tempo os olhos estão relaxando, seguindo conosco como passageiros; soltamos a tensão associada com o uso dos olhos.

Andar com os músculos pouco usados

Rolar de um lado para outro é outro exercício importante que usei em meus cursos; ele ajuda os participantes a se familiarizarem com outro grupo de músculos do qual normalmente eles não têm consciência. O exercício seguinte é uma variação do exercício "Rolar de um lado para outro" que descrevi no capítulo 9 (Problemas nas costas).

Exercício para consciência corporal: rolar de um lado para outro

Encontre um canto silencioso, deite-se de costas em um colchonete ou tapete e massageie o abdômen. Agora role de um lado para outro: role para a direita até que sua mão esquerda toque o chão na altura do peito, depois empurre seu corpo para rolar para a esquerda. Agora empurre com a mão direita para começar a rolar para a direita. Também deixe que os quadris e as pernas suavemente empurrem você de um lado para outro. Preste atenção aos lados de seu corpo enquanto rola. Como a maioria dos nossos movimentos é para a frente, rolar de um lado para outro pode parecer estranho.

Agora, deite-se de lado, alongue os braços acima da cabeça, entrelace os dedos e role por um momento, só um pouco, para a frente e para trás, nas costelas desse lado. Vire para o outro lado, de novo, alongue os braços acima da cabeça com os dedos entrelaçados e volte a rolar de um lado para outro. Você pode perceber que é mais fácil rolar agora.

Nós temos a tendência de limitar os caminhos neurais que usamos em nossos movimentos. Quando fazemos um exercício como rolar de um lado para outro, ativamos músculos que antes estavam negligenciados e criamos novos caminhos neurais para eles. Quando, além disso, liberamos a contração desnecessária de músculos no nosso corpo, integramos esses músculos recém-ativados nos nossos movimentos do dia-a-dia.

Em grande parte, a função conduz à estrutura. A maioria das pessoas que você vê curva-se para a frente. Elas não nasceram assim. A maioria das pessoas sofre de dores nas costas. Isso não é porque nós nascemos para ter dores nas costas; é por causa do mau uso do nosso corpo. Temos a tendência de sobrecarregar alguns de nossos músculos e usar pouco outros. Alguns de nossos músculos permanecem excessivamente contraídos, enquanto outros se tornam fracos. Os padrões de movimento que levam a esse desequilíbrio tornam-se rígidos com o tempo. Eles reforçam os problemas que se desenvolvem no corpo. Porém, esses padrões podem ser transformados por meio de um funcionamento diferente. Esse novo funcionamento é resultado da quebra de padrões existentes e de um grande volume de pensamentos e de cuidado para criar novas maneiras de coordenar os nossos movimentos. Quando funcionamos diferentemente, toda a dor nas costas e a tensão que criamos durante anos pode certamente deixar o nosso corpo.

Você não pode movimentar o seu corpo mecanicamente, sem ter consciência dele, e esperar não causar nenhum dano a si mesmo. Por outro lado, a combinação de imaginação e consciência ajudará você a manter e a melhorar a saúde do seu corpo. É errado contrair demais os músculos, e é errado alongá-los em excesso. Se você contrai demais os músculos, pode não ser capaz de alongá-los. Se você alonga demais os músculos, pode não ser capaz de contraí-los. É também errado movimentar o corpo de forma limitada, repetindo o tempo todo. Por exemplo, a maioria de nós flexiona demais. Escrevemos, dirigimos carro, andamos, lavamos louça e nos sentamos inclinados para a frente, mesmo que levemente. Para compensar, precisamos alongar para trás e para os lados; precisamos encontrar os músculos que foram negligenciados e usá-los.

A seguir, mais alguns exercícios para tomar consciência do corpo que usei em muitos dos meus cursos.

Exercício para consciência do corpo: centrar e expandir

Este é um exercício importante. Sente-se em uma cadeira confortável e imagine que a sua cabeça vai até o céu. Imagine que um ombro se alonga até o outro lado da sala e o outro alcança o lado oposto. Visualize as suas costas alongando e os espaços entre as vértebras aumentando. Respire profunda e lentamente, expirando e inspirando pelo nariz. Inspire lentamente e expire ainda mais lentamente.

Ao mesmo tempo, imagine que há uma conexão direta entre o centro do seu corpo (a área do seu umbigo) e o centro da terra. Se você puder imaginar essa conexão, mas não a conseguir sentir, isso é um bom começo, mas pode não criar uma enorme mudança no seu corpo. Só é possível conseguir uma sensação de estar centrado quando as articulações estão relaxadas; com o pescoço alongado, as vértebras parecem estar separadas uma da outra; os ombros sentem que estão bem separados um do outro; há mais espaço na pelve; as pernas, as coxas e os pés se sentem alongados; e todo o corpo se sente aberto e longo. Essa sensação de expansão é o que leva você a se sentir centrado. De forma semelhante, é impossível manter a sensação de expansão sem se sentir centrado. Portanto, precisamos trabalhar esses dois elementos juntos: a expansão e o centramento. A tentativa de se tornar centrado e expansivo pode ajudá-lo a sentir quais tensões estão presentes e quais movimentos você precisa fazer.

Assim, sente-se e imagine que a sua cabeça vai para cima, um ombro se estende para uma direção, o outro ombro se estende para a outra direção, e há um enorme espaço entre uma vértebra e outra.

Mantenha esse pensamento com você o tempo todo. Quando você andar, imagine que a sua cabeça vai para o céu, um ombro se alonga para um lado do universo e o outro ombro se alonga para o outro lado do universo. Nós temos um problema técnico, em que a gravidade nos puxa para baixo, mas o céu nos leva para cima para equilibrar essa força. Muitas formas de trabalho corporal tentam alcançar esse equilíbrio para cima usando o mesmo pensamento: alongue-se com a ajuda de sua imaginação. Isso nos ajuda a contrapor não só a gravidade, mas outras forças que nos puxam para baixo e nos fazem sentir pequenos, curvados e apertados, ou seja, os problemas da vida. Se você se lembrar de expandir em direção ao céu e aos dois lados do universo algumas vezes por dia, você criará mais separação entre suas vértebras, o seu cérebro permitirá que você se movimente com maior fluidez e leveza, e você sentirá uma enorme diferença na sua capacidade de funcionar bem.

Exercício de consciência corporal: separar as funções das pernas e das costas

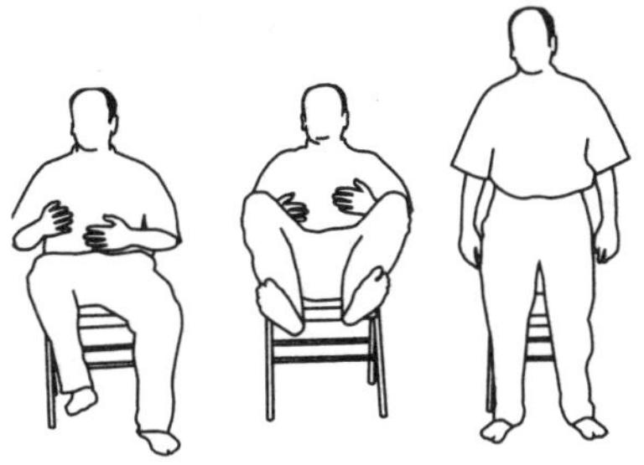

Agora, sente-se em uma cadeira, bata no seu abdômen e, ao mesmo tempo, bata os pés no chão, um de cada vez, durante um minuto, mais ou menos. Isso chamará a atenção para o seu centro e para os seus pés. Agora, levante as duas pernas juntas e fique em pé chegando com os dois pés no chão ao mesmo tempo. Você pode notar que o ato de levantar-se não envolveu esforço de suas costas, como aconteceria de outra forma. Como prestou atenção aos seus pés, você criou uma separação entre a função das pernas e a função das costas, e você não precisou envolver os músculos das costas que não eram necessários para o ato de levantar-se. Agora, ande pela sala, prestando atenção em colocar primeiro o calcanhar no chão e depois trazer o peso para os dedos dos pés. Tenha a sensação de leveza e de andar facilmente.

Outra maneira de criar a separação entre a função das pernas e das costas: levante-se e bata os pés no chão. Depois, quando andar, imagine que os seus pés estão levantando as pernas. Por exemplo, quando corro nas praias arenosas de São Francisco, imagino que a areia é como um trampolim, que joga as minhas pernas para cima, depois de cada passo que eu dou. Claro, os pés não podem, na realidade, carregar as pernas. Mas quando você imagina que sim, relaxa muitos dos músculos que tensiona nas costas e no abdômen quando anda. Dessa forma, você permite que os músculos dos tornozelos, joelhos e articulações dos quadris trabalhem independentemente dos músculos da parte inferior, média e superior das costas e do pescoço. Isso é um enorme alívio para as costas!

Exercício para consciência corporal: rotação do antebraço

Deite-se de costas com um pequeno travesseiro sob a cabeça. Descanse os cotovelos ao lado do corpo, apoiados no chão ou no colchonete. Para começar, repouse as mãos sobre o diafragma. Agora comece a girar os antebraços em círculos amplos, com os cotovelos apoiados no chão ou no colchonete. Gire os antebraços cerca de vinte e cinco vezes em cada direção.

Agora acrescente outro movimento à rotação: role a sua cabeça de um lado para outro. Tente deixar a cabeça solta e não tensionar o pescoço. Não pressione a cabeça com muita força no travesseiro nem tente comprimir o pescoço. Dessa vez, ao girar os antebraços, imagine que as pontas de seus dedos estão levando os seus braços, e não os músculos dos braços ou dos ombros. Nestes exercícios, estamos levando o uso de imagens a um passo além, e combinando-o com o movimento. Você pode querer pensar que é uma marionete, com os seus dedos presos em fios. Embora o movimento permaneça o mesmo, permitir que você solte os músculos dos ombros e dos braços, mesmo que só na sua mente, na verdade, fará diferença no envolvimento dos músculos. Seus ombros vão liberar muito do *stress*.

Pare o movimento por um tempo; apenas imagine que os antebraços estão continuando a se mover, que a cabeça rola facilmente de um lado para outro, e que o movimento é fácil e suave. Agora continue a girar realmente os antebraços, e você provavelmente perceberá que eles parecem mais leves e que o seu pescoço está mais solto ao mover a cabeça de um lado para outro.

A última etapa deste exercício acrescenta um outro elemento. Enquanto você movimenta os antebraços e a cabeça como antes, concentre-se nas costas. Imagine que as suas costas estão sendo alongadas, tornando-se tanto mais longas como mais largas.

Algumas pessoas acham muito fácil visualizar um movimento, enquanto outras acham praticamente impossível. Se você não consegue visualizar um movimento que deseja fazer, verbalize o que está tentando imaginar. Diga em voz alta: "Estou girando meus antebraços", e pode ser que quando você fizer o movimento de novo, ele se tornará mais fácil. Esta técnica funcionou para milhares de pessoas em meus cursos, assim como funcionou há muitos anos para o sr. Shadmi.

Exercício para consciência corporal: rotação das pernas

Deite-se de costas e concentre-se nas suas pernas, desde a articulação dos quadris até os joelhos, e dos joelhos até os pés. Agora dobre um joelho e gire a panturrilha nas duas direções, com o pé fazendo um enorme círculo no ar. Imagine que o seu pé está guiando o movimento; respire fundo e lentamente. Agora, pare e descanse a perna, seja mantendo-a dobrada ou trazendo o pé de volta para o colchonete. Imagine que você está girando a panturrilha de novo, nas duas direções.

Descanse dessa visualização e preste atenção à perna. Ela parece mais longa? Quando nos levantamos e andamos, nossas pernas ficam retas com tanta freqüência na extensão dos joelhos, que adoram quando nós lhes damos um descanso desse esforço e tensão.

Agora, imagine novamente que você está girando a panturrilha, como antes, nas duas direções. Agora, pare a visualização e realmente gire seu pé na altura do tornozelo, nas duas direções. Imagine que o seu pé está guiando o movimento e que você não precisa usar os músculos da panturrilha e da canela para fazer o movimento.

Agora gire a panturrilha, movimentando o joelho; sua perna pode parecer mais longa do que antes. Gire de seis a oito vezes em cada direção, e imagine que o seu pé está guiando o movimento. Traga a perna de volta para o colchonete ou chão e verifique se ela parece mais longa do que a perna que você ainda não exercitou.

Repita todo o exercício com a outra perna. Quando tiver terminado, dobre os dois joelhos e gire as panturrilhas juntas nas duas direções, imaginando que os seus pés estão guiando o movimento. Agora abaixe as duas pernas e observe se as suas pernas parecem mais compridas e alongadas.

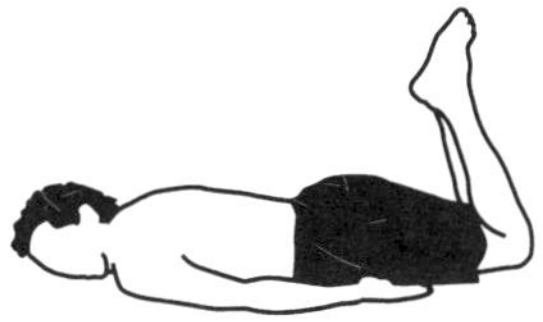

Nós temos a tendência de não tomar consciência de quanto movimento, na verdade, temos disponível no nosso corpo. Os dois exercícios a seguir podem demonstrar isso.

Exercício para consciência corporal: alongar os braços para trás

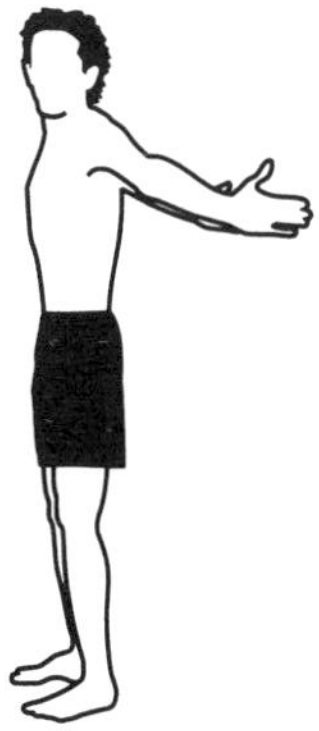

Em pé, abra bem os braços, com as palmas das mãos viradas para a frente. Tente alongar os braços para trás, na altura dos ombros. Até onde você consegue chegar? Atingiu o seu limite? Agora vire a cabeça em direção a um dos braços e imagine que ele pode ir um pouquinho mais para trás. Na verdade, você consegue alongá-lo um pouco mais? Vire a cabeça em direção ao outro braço e olhe para ele. Consegue imaginá-lo indo um pouco mais para trás? Tente movê-lo um pouco mais para trás. Volte para o primeiro braço e tente repetir este exercício. Depois de várias tentativas, você poderá perceber que os braços se alongaram um pouco mais do que no início onde você definira o seu limite. Agora, relaxe os braços.

Exercício de consciência corporal: balançar as pernas

Em pé, apoiado no pé direito, balance a perna esquerda para a esquerda e para a direita, e da direita para a esquerda, umas trinta vezes. Quando você balançar a perna para a direita, balance-a na frente do seu corpo. Você precisará dobrar um pouco o joelho esquerdo para fazer isso. Ao balançar a perna para longe do corpo, você usa os músculos abdutores. E quando balança a perna na sua frente, você está usando os adutores. Isso ajuda você a soltar a articulação do quadril e a fortalecer os músculos laterais das pernas, que são importantes para estabilizá-las.

Agora, balance a perna para frente e para trás, umas trinta vezes. Assim, você cria flexão e extensão da articulação do quadril. Você quer ter a sensação do movimento completo que está disponível para a sua articulação do quadril.

De vez em quando, ao fazer esses dois exercícios de balanço, bata o pé esquerdo no chão várias vezes. Isso ajudará a visualizar que o pé está guiando o movimento.

Repita todo o processo, com o peso na perna esquerda e balançando a perna direita.

Agora ande, prestando atenção nos músculos que está usando para apoiar o seu andar. Você vai ver que é mais fácil levantar o pé agora, pois você lembrou o cérebro de convocar os abdutores e adutores para fazerem também o seu trabalho. Dessa forma, deixou também que o cérebro soltasse os músculos das costas que não são necessários para o processo de andar.

Quando usamos os músculos locais da perna o máximo possível, temos uma propensão menor de envolver os músculos das costas para apoiar o movimento da perna. Separando e isolando os grupos musculares, podemos controlar melhor os músculos que usamos, e soltar os músculos dos quais realmente não precisamos para fazer um movimento específico. A visualização desse isolamento é um recurso importante para tornar o movimento mais suave; ajuda a atingir uma sensação de alongamento e alivia a contração excessiva das costas. Esse isolamento evita que as articulações fiquem tensas e se contraiam e é, portanto, um elemento importante na prevenção de artrite e problemas da coluna. O isolamento ajuda também a ativar melhor o sistema nervoso, pois propicia maior variabilidade para o movimento. Para as pessoas com sistema nervoso vulnerável, isso pode significar a diferença entre manter a saúde e desenvolver distúrbios neurológicos, como a esclerose múltipla. Se você já sofre de artrite, problemas na coluna ou neurológicos, o isolamento de seus músculos pode ser muito útil em seu processo de recuperação.

Exercício para consciência corporal: isolar as várias partes das costas

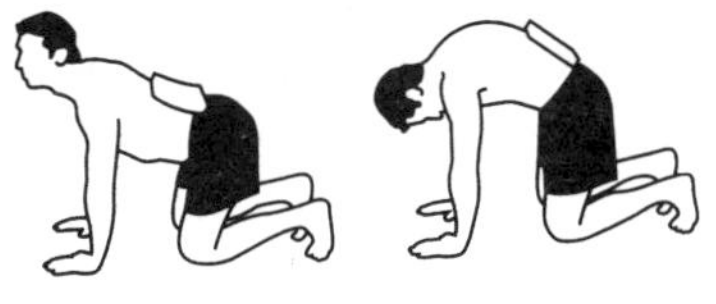

Este exercício ajudará você a isolar e movimentar partes separadas de suas costas. Fique de joelhos, apoiando as mãos no chão, e movimente a região lombar para cima e para baixo. Pode ser difícil para você separar na sua mente essa parte das costas do resto. Nesse caso, coloque um livro grande ou um saco com areia longo e estreito na região lombar; agora, movimente-a para cima e para baixo, com o peso para ajudar você a sentir onde realmente essa parte realmente se localiza. Faça a mesma coisa com o meio das costas, depois com a parte superior das costas, ou seja, a região entre os ombros.

Soltar as emoções armazenadas

É impressionante notar o quanto as emoções nos impedem de mover várias partes do nosso corpo. Em 1982, durante um *workshop* em Fresno, na Califórnia, demonstrei um exercício para mobilizar o peito: ficamos em pé, virados para a parede, com as palmas na parede, movimentando o peito para frente e para trás. O peito é a parte onde temos a tendência de guardar as emoções fortes. Tocamos o nosso peito e o meio das costas com nossos polegares para nos dar a sensação tátil do movimento que estávamos fazendo. Depois, batemos com as pontas dos dedos nas coxas e contra a parede, para ter a sensação dos nossos dedos, giramos os braços em movimentos amplos, imaginando que os dedos estavam guiando o movimento. Depois de soltar os ombros dessa forma, voltamos a movimentar o peito para a frente e para trás.

Um dos participantes, uma mulher muito doce, começou a chorar. Mas isso não nos preparou para o que aconteceu quando passamos a fazer um exercício para isolar os dedos dos pés. Estávamos movendo os dedos dos pés, um de cada vez, segurando os outros quatro e girando um por um. Pressionávamos cada dedo em várias direções, tentando levá-lo para cima, para baixo, direita e esquerda, contra a resistência.

Quando ficamos em pé, a mesma mulher que chorara antes ficou pálida e sentou-se no sofá, meio inconsciente. No seu delírio, começou a gritar: "Apague o fogo!" Ela parecia inconsciente do que acontecia à sua volta e só parecia ver a sua realidade interior. Várias pessoas tentaram dizer-lhe que não havia fogo nenhum, mas ela parecia não estar ouvindo. Pedi a um dos participantes que me trouxesse, rápido, uma jarra de água. Quando chegou a água, joguei-a em seus pés. Ela pareceu aliviada e lentamente voltou a si.

Parecia calma e ficou surpresa ao ver todos parados ao seu redor, olhando para ela. Não tinha a menor idéia do que ocorrera. Quando lhe contamos, ela disse: "Não acredito! Há um ano, minha casa pegou fogo, e meus dedos dos pés se queimaram e foi muito doloroso. Na ocasião, aparentemente eu fui forte, cuidei de tudo, mas parece que carrego comigo esse medo terrível de que meus dedos se queimem". Os dedos dela estavam quase curados da queimadura, mas ainda não tinham tido tempo suficiente para sarar completamente por ocasião do *workshop*. Porém, o medo não desaparecera tão facilmente quanto a queimadura. O exercício que soltava o peito tinha permitido que as emoções presas ali viessem à tona.

Emoções fortes que possa ter experimentado no passado podem ter determinado a sua postura na ocasião. O medo, o pesar, a raiva ou o machucado prenderam-se aos seus músculos, contraindo-os. Eles podem ter causado o estreitamento do peito, o arredondamento dos ombros, a tensão no abdômen, nas nádegas, nas coxas, nas mandíbulas, no pescoço, no rosto, na testa ou no couro cabeludo. Podem ter causado uma inquietação constante dos dedos dos pés, ou a contração do rosto a cada piscada. Essas adaptações de postura e movimentos automáticos, que faz sem perceber, podem permanecer com você durante anos depois que os acontecimentos que os causaram não terem mais a menor relevância na sua vida.

Os acontecimentos atuais podem desencadear emoções de grande magnitude. Essas emoções podem, em alguns casos, não estar relacionadas com o seu presente; você pode estar carregando-as há anos em seus músculos. Você já se viu reagindo com raiva, medo, ou tristeza, de modo desproporcional, a um problema específico que esteja enfrentando? Movimentos que liberam a tensão nos músculos podem desencadear velhas emoções presas neles, trazendo os sentimentos para a superfície. Com mais movimentos, esses sentimentos podem evaporar — simplesmente desaparecer. Esse pode não ser um processo fácil de se passar, mas é muito importante.

Quando você trabalha cada vez com mais movimento no seu corpo, pode ficar mais fácil liberar as emoções. Portanto, sugiro que, em períodos de grandes mudanças emocionais, fale com um mestre espiritual, um terapeuta ou um bom amigo, e mantenha um diário para registrar suas mudanças emocionais e de consciência.

O papel das imagens

Nas minhas aulas, incorporei o uso de imagens à maioria dos exercícios. Em quase todos os exercícios, você pode imaginar fazer as coisas de maneira diferente da habitual, de como você está acostumado. Em geral, pode querer imaginar que o movimento que está fazendo não é feito envolvendo os músculos centrais e maiores. A imagem de uma marionete que mencionei anteriormente pode ser usada em muitas formas de movimento.

Exercício para consciência corporal: mais fácil usar imagens

Por exemplo, deite-se de costas com os joelhos dobrados e movimente as pernas juntas de um lado para outro, levando os joelhos para perto do chão, a cada lado. Difícil? Não precisa ser assim. Agora imagine que os seus joelhos estão guiando o movimento, as pernas estão se levantando e que realmente você não precisa envolver os músculos do seu abdômen para fazer este movimento.

Para fazer isso de modo ainda mais fácil, é preciso tornar a visualização mais fácil. Assim, bata os joelhos um no outro, algumas vezes, para ter a sensação nos joelhos e uma melhor conexão entre os joelhos e a sua mente. Agora, movimente os joelhos de um lado para outro novamente, enquanto o abdômen descansa.

Eu o encorajo a criar novos exercícios e imagens para acompanhá-los. Há outra coisa importante para se lembrar quando faz isso: não tente fazer o que não consegue. Não visualize algo que esteja além da sua possibilidade. Dê apenas o próximo passo. Se tentar visualizar algo que está além da sua capacidade, o seu subconsciente imediatamente rejeitará a visualização consciente. Se, ao contrário, visualizar algo um pouquinho melhor do que aquilo que consegue fazer, o seu subconsciente não vai rejeitar; a visualização terá efeito, e você perceberá a melhora. Quando tenta alcançar tudo de uma vez, o que está fazendo, na verdade, é desafiar o processo; se der um passo de cada vez, poderá confiar que o processo funcionará.

Não só o funcionamento leva à estrutura, mas o pensamento leva a uma nova maneira de funcionar. No cérebro, para cada dois neurônios que recebem informações dos nossos sentidos, temos cinco neurônios motores que instruem os músculos a contrair e 200.000 interneurônios. Os interneurônios recebem informações dos neurônios sensoriais e se comunicam entre si até formar uma ordem para enviar aos neurônios motores. A maioria dos nossos movimentos não é automática; é resultado de pensar, sentir e de padrões que desenvolvemos e aprendemos. Os nossos pensamentos e o uso de imagens podem mudar os comandos do movimento que o nosso cérebro envia ao corpo. Já vi outros métodos de trabalho corporal e terapia de movimento que se concentram na interrupção dos padrões de movimento, mas alguns deles não oferecem sugestões para padrões saudáveis e eficazes para serem incorporados no lugar. Queremos desenvolver padrões que levam a mais mobilidade, mais flexibilidade e mais consciência.

O uso de imagens pode ser eficaz, não apenas para melhorar o movimento, mas para melhorar a visão, respiração e circulação. Precisamos lembrar que, assim como podemos nos visualizar nos movendo e nos sentindo melhor, precisamos deixar de lado as nossas antigas imagens e expectativas de movimento limitado, doloroso e deteriorado. Essas imagens podem nos ser impostas por pensamentos vindos de outras pessoas, especialmente ao envelhecermos. Essas imagens negativas muitas vezes nos impedem de seguir adiante, e precisamos nos familiarizar com elas para podermos aprender a nos livrar delas.

Em resumo, podemos usar a visualização de um movimento específico que estamos por fazer para nos ajudar a fazê-lo com maior facilidade ou suavemente. Podemos também visualizar um movimento antes de executá-lo, para sentir antes onde podemos tensionar ou onde poderia faltar graciosidade a esse movimento; depois, ao fazer o movimento, ele será feito com maior fluidez. A visualização também pode ser usada durante o movimento, para torná-lo mais fácil, mais leve e mais eficiente. A capacidade de visualizar pode ser aprendida. Algumas pessoas têm maior aptidão do que outras, mas todas que eu conheci conseguiram melhorar essa capacidade.

CAPÍTULO 13

DISTROFIA MUSCULAR

A Sociedade Vegetariana organizou muitas conferências sobre saúde e medicina, com a participação de renomados médicos e profissionais de saúde. Foi em uma dessas conferências que Danny, Vered e eu conhecemos o dr. Arkin, o neurologista que também praticava acupuntura.

Embora a melhora de Vered fosse extraordinária, ela ainda mancava bastante. Vered e eu contamos para o dr. Arkin o que tínhamos feito até então e perguntamos se havia algo que ele pudesse fazer pela perna dela. Ele se interessou e convidou a nós três para irmos à sua casa para uma conversa informal.

O dr. Arkin examinou os meus olhos e ficou surpreso quando viu os cristalinos fragmentados. "Com estes cristalinos, você deveria ser completamente cego", ele me disse.

Quando examinou Vered, ele nos disse que a acupuntura não poderia aumentar a mobilidade de Vered e que o nosso método era provavelmente a melhor coisa no mundo para ela.

Entretanto, o dr. Arkin ficou especialmente interessado em Danny. Na sua peregrinação de clínica em clínica em busca de cura, Danny também passara pela clínica do dr. Arkin. Em conseqüência disso, o dr. Arkin conhecia o seu caso. Ele estava impressionado com o desenvolvimento muscular nos seus braços e coxas. Ele podia ver claramente que Danny fortalecera os músculos que são subdesenvolvidos na maioria das pessoas, para substituir os músculos que tinham deteriorado. Mais do que qualquer outra coisa, a grande melhora de Danny convencera o dr. Arkin do valor do nosso trabalho.

A natureza da distrofia muscular

Danny tinha sido diagnosticado com distrofia muscular do tipo Duchenne. Distrofia muscular é um grupo de doenças genéticas com um ponto em comum: esses pacientes têm músculos enfraquecidos, facilmente danificados pelas atividades da vida diária. Com Duchenne, assim como com outras formas de distrofia muscular, a ligação normal de uma camada externa dura e protetora ao músculo está ausente. Nas pessoas que não sofrem de distrofia muscular, essa ligação de cadeia de proteína prende a camada protetora às fibras do músculo, penetrando na membrana externa mais mole da fibra muscular e prendendo-a à arquitetura interna da célula. Diferentes ligações da cadeia estão faltando em cada forma de distrofia muscular, mas o resultado é bastante semelhante. A proteína pode também estar presente, mas com defeito; isso faz uma enorme diferença no desenvolvimento da doença.

Essa camada protetora é uma questão de vida ou morte para a fibra muscular, porque os músculos funcionam contraindo-se (mudando de forma), enquanto desenvolvem força, muitas vezes, contra uma enorme resistência. Para uma pessoa saudável, os músculos ficam maiores e mais fortes quando trabalhamos com eles consistentemente, mas para os pacientes de distrofia muscular, todos os movimentos são destrutivos, com exceção dos movimentos mais suaves.

A gravidade e a expectativa de vida diferem muito entre os diferentes tipos de distrofia muscular. Alguns bebês morrem de distrofia muscular ainda no útero, ou não conseguem sair do hospital depois de nascidos. Quanto mais tarde surgem os sintomas, mais promissor o resultado. Algumas dessas doenças, como a distrofia fascioescapuloumeral, têm manifestações bastante variadas; um pai pode ter simplesmente perdido a capacidade de assobiar, enquanto o seu filho pode ter dificuldades para comer, andar, pegar objetos em prateleiras ou levantar coisas.

A distrofia muscular do tipo Duchenne é a doença neuromuscular mais comum na infância. Causada por um defeito do cromossomo X, é transmitida pela mãe e se manifesta como doença no filho. Cerca de um terço desses meninos sofrem de retardamento mental, e muitos têm problemas cardíacos. Invariavelmente, os sintomas como desajeitamento e quedas freqüentes aparecem por volta dos 3 anos de idade; se a doença não apareceu antes na família, essa será a primeira vez que eles tomam consciência do problema. O menino então acaba na cadeira de rodas aos 10 ou 12 anos, e a morte geralmente ocorre aos vinte e poucos anos. A causa da morte quase sempre é um problema cardíaco ou pneumonia; se os músculos respiratórios não são suficientemente fortes para produzir uma boa tosse, os germes patogênicos da garganta podem migrar para os pulmões, e os antibióticos são ineficazes contra alguns desses micróbios.

Apesar das brilhantes pesquisas feitas, a profissão médica ainda não encontrou a cura para nenhuma das formas de distrofia muscular. Os médicos são forçados a dizer aos pais desses jovens que sofrem de Duchenne e outras formas relacionadas de distrofia muscular que não há esperança, que podem esperar pelas perdas progressivas, que no final causam a morte.

O sr. Kominski: recuperação da função

O dr. Arkin nos indicou um paciente que sofria de um tipo incomum de distrofia muscular. O sr. Kominski tinha 50 anos quando veio nos ver. O processo de deterioração começara aos 20 anos e se desenvolvera lentamente durante os trinta anos seguintes. Até o ano anterior, ele parecia quase normal, quando o seu estado piorara muito. O sr. Kominski possuía uma pequena fazenda onde plantava frutas cítricas e começou a ter dificuldades para colhê-las, pois mal conseguia esticar os braços. Ele consultou-se com vários médicos, e mesmo curadores espirituais, sem sucesso.

Testei os músculos do sr. Kominski e concluí que os seus músculos peitorais estavam muito contraídos e quase completamente atrofiados. Sua garganta estava tão tensa que ele mal conseguia falar. Os músculos dos braços também estavam tensos e duros, e ele mal podia mover os braços. Os poucos músculos das pernas que ainda conseguia usar estavam extremamente tensos, mesmo quando ele descansava; isso indicava que eles estavam sendo trabalhados além da sua capacidade.

Eu disse ao sr. Kominski que ele precisava parar de forçar além dos seus limites quando os seus músculos se encontrassem em tal estado de exaustão. Nossa primeira sugestão foi de parar imediatamente certas atividades, especialmente o trabalho pesado de cuidar do pomar e dos campos. Ele precisava ter consciência de sua fraqueza e trabalhar para se fortalecer.

Comecei a massagear os seus músculos; isso para ele foi um grande alívio, mas foram necessárias várias sessões antes de os resultados começarem a surgir. Pouco a pouco, ele começou a funcionar melhor e a se sentir com mais energia. Acabamos gostando muito um do outro.

Seguindo a nossa sugestão, o sr. Kominski foi se consultar com o dr. Frumer para se aconselhar sobre uma dieta natural. Ele começou com uma dieta simples, com alimentos não processados; isso ajudou o seu corpo cansado a ter uma digestão mais fácil e a abaixar o nível de material tóxico que o seu corpo precisava eliminar. O principal problema do sr. Kominski era que ele simplesmente não tinha idéia do que era bom para o seu corpo e o que não era.

Depois de apenas três semanas, o sr. Kominski melhorou imensamente; achava mais fácil usar os braços, andar e executar suas atividades em geral. Foi ver sua neurologista, a dra. Kotter, para lhe mostrar o quanto melhorara. Como neurologista-chefe do hospital, ela tinha uma equipe de treze neurologistas. Ela convocou uma reunião para mostrar-lhes, e a um grupo de alunos, os músculos do sr. Kominski e o quanto tinham melhorado. Aquele caso parecia confirmar o que ela pensava: o que um paciente de distrofia muscular precisa é, acima de tudo, de uma terapia de movimento correta.

A dra. Kotter nos chamou para uma reunião. Isso me fez ficar nervoso, pois eu mal completara 20 anos e quase não tinha treinamento profissional. Liguei para o dr. Arkin, que me assegurou que a dra. Kotter era uma pessoa bastante aberta, e que eu realmente precisava me encontrar com ela.

Nosso encontro foi cordial. A primeira coisa que fizemos foi mostrar-lhe o histórico médico que ela fizera de Danny; ela ficou tão bem impressionada com o progresso dele que expressou sua dúvida sobre se ele realmente sofria de distrofia muscular. Como ela era a neurologista-chefe de um grande hospital, foi um grande elogio ouvir dela: "Uma coisa eu reconheço com certeza: vocês três são autênticos. Há muitas coisas que vocês não sabem, e eu os ajudarei no que for necessário para orientá-los todas as vezes que disserem algo que não faça sentido em termos médicos. Mas gosto do que vocês estão fazendo e vou lhes indicar pacientes e então veremos que resultados vocês vão conseguir".

Lili: saindo da quase paralisia e passando a andar

Algumas semanas mais tarde, a dra. Kotter nos indicou para Lili. Ela disse ao pai de Lili que achava que a medicina nada poderia fazer pela filha dele, que sofria de distrofia muscular. "Em relação à nutrição, você pode lhe dar qualquer sopa, mas não acredito que vá ajudar. Porém, conheço três pessoas que talvez possam ajudá-la. Se vocês forem vê-las, por favor, depois me contem os resultados."

Lili tinha 5 anos de idade. Ela começou a apresentar os primeiros sintomas de distrofia muscular aos dezoito meses, e já sobrevivera ao primeiro prognóstico médico. Apesar de mal conseguir engatinhar, seus pais nunca a colocaram em cadeira de rodas, suspeitando que isso poderia provocar um trauma psicológico. Fiquei satisfeito com isso, porque ficar em uma cadeira de rodas poderia ter roubado a pequena oportunidade que ela tinha para se movimentar.

Lili estava bastante fraca, e seu corpo era magro e deformado. Suas mãos caíam para os lados e não conseguiam se manter na frente. As omoplatas e a clavícula eram saltadas, a pele mal as cobria. A região lombar era curvada para trás, e a parte superior para a frente. Seu pescoço era tão fraco que a cabeça ficava caída para a frente. Quando engatinhava, fazia movimentos laterais ineficazes, tateando, e não para a frente como uma criança normal. Ela mal respirava.

A primeira vez que a vimos, percebemos que era difícil para ela levantar os braços. Ela não conseguia absolutamente movimentá-los contra qualquer resistência. Também não conseguia levantar as pernas, e quando pedimos para se deitar de bruços e dobrar os joelhos, só conseguia levantar o pé alguns centímetros. Qualquer movimento normal era quase impossível de ser feito por ela. Ela não tinha nenhuma força no corpo.

Decidimos usar massagem e movimentos passivos, movimentos feitos pelo terapeuta e não pelo paciente, com o terapeuta segurando parte do corpo do paciente e suavemente fazendo os movimentos. Isso é diferente da fisioterapia, que geralmente encoraja o paciente a trabalhar arduamente com um músculo fraco. Tentamos fazer movimentos com os músculos fracos da Lili, da maneira mais fácil possível, depois lhe mostramos como fazer o movimento ela mesma.

Mostramos à sua mãe como girar o pé dela, depois a perna, o joelho, o cotovelo e o braço, depois cada um dos dedos das mãos e dos pés. Depois de duas sessões, a mãe nos ligou para contar que Lili lembrara de todos os exercícios; até tinha corrigido alguns enganos que a mãe fizera ao ajudá-la. Lili era muito alerta e perceptiva; depois de duas sessões, ela demonstrou bastante entusiasmo pelo tratamento e pelos exercícios. Posso dizer que ela deve ter sentido a grande mudança que estava vindo, e sua consciência a ajudou interromper o processo de degeneração.

Depois de três sessões, Lili não sofria mais perda de funções. Com a ajuda da mãe, ela fazia exercícios durante quatro horas por dia. No final da quinta sessão, ela conseguiu deitar-se de costas e levantar a perna em ângulo reto em relação ao corpo, e conseguiu levantar os braços retos acima da cabeça. Os músculos do pescoço começavam a se fortalecer e movimentar, apesar de a cabeça ainda cair para a frente. Depois de sete sessões, ela conseguiu engatinhar apoiando-se nas mãos e nos joelhos como uma criança normal.

Depois de algumas semanas da primeira sessão, Lili deu seus primeiros passos em três anos. As costas ainda estavam bastante encurvadas, o que tornava difícil para ela ficar em pé, por isso eu apoiava as suas costas. Eu colocava uma mão nas suas costas e a outra mão no seu abdômen, e ela dava alguns passos!

Menos de uma semana depois, Lili conseguiu, com algum apoio, descer as escadas e ir até o carro da mãe! Este foi o progresso mais rápido e dramático que jamais vi em um paciente com distrofia muscular. A alegria de ver aquela menina em pé foi tão forte que nunca me abandonou. Ela foi um dos nossos casos mais impressionantes. Levou apenas vinte e um dias para sair de sua quase paralisia e passar a andar.

Não preciso dizer que o nosso trabalho com a Lili valeu o respeito da dra. Kotter por nós, e ela começou a indicar mais pacientes. Foi um prazer trabalhar em harmonia com a comunidade médica. Queríamos ajudar o maior número possível de pessoas e o apoio dos médicos era muito importante.

Nossa abordagem em relação à distrofia muscular

O programa de Self-Healing para distrofia muscular combina massagem, respiração, exercícios de movimentos e mudanças no estilo de vida.

É importante avaliar cuidadosamente os músculos de um paciente com distrofia muscular para descobrir quais estão saudáveis, quais estão saudáveis mas tensos e quais estão distróficos ou danificados. Os músculos danificados pela doença podem estar atrofiados (finos e esgotados) ou pseudo-hipertróficos, o que significa que estão maiores porém fracos. Músculos pseudo-hipertróficos podem parecer fortes e com boa aparência, como músculos bem desenvolvidos, mas na realidade estão fracos porque muito do tecido muscular foi substituído por gordura e tecido conjuntivo. Fico mais preocupado com os músculos pseudo-hipertróficos do que com os atrofiados, porque neles as fibras musculares que ainda são funcionais estão sobrecarregadas com o peso da gordura e do tecido conjuntivo que as cerca.

Os músculos mais fortes dos pacientes com distrofia muscular, que compensam os músculos afetados pela doença, podem já estar sofrendo até certo ponto com a doença, ou podem estar próximos de ficar afetados. Para melhorar a circulação tanto dos músculos fortes como dos distróficos adjacentes a eles, começamos o tratamento aliviando a tensão e a rigidez dos músculos fortes e tensos com massagem, movimento passivo e alongamentos.

A massagem Self-Healing para músculos distróficos é sempre muito suave. Usamos várias técnicas que ajudam os músculos a "inflarem", enquanto melhoram o seu tônus. É preciso muita massagem para os pacientes com distrofia muscular, assim sempre peço aos familiares e amigos que venham às sessões para poderem continuar o trabalho em casa.

A sensibilidade do toque na massagem feita pelo terapeuta é vital. Alguns músculos necessitam de um toque suave, outros uma pressão mais firme. Massagem pode tanto relaxar o músculo distrófico como fortalecê-lo. Porém, um toque duro e insensível pode prejudicar um músculo distrófico. Na realidade, mesmo o toque mais suave em um músculo que não está pronto para isso pode ser prejudicial.

Quando um cliente é forte o suficiente, eu introduzo movimentos passivos durante a sessão. O cliente precisa soltar aquele membro, deixando-o mole como um boneco de pano, enquanto faz um movimento, geralmente circular. Muitas pessoas acham um grande desafio relaxar completamente uma perna ou um braço e entregá-lo para que outra pessoa faça o movimento. Quando conseguem relaxar, elas descobrem que o movimento passivo acostuma os seus músculos a fazer movimentos novamente sem precisar forçar e ir contra a gravidade ou resistência e, portanto, sem cansá-los. O alongamento é parte dessa fase da terapia; aumenta a flexibilidade e amplitude do movimento nas articulações.

O movimento ativo começa muitas vezes com hidroterapia, em piscinas ou banheiras com água aquecida. Primeiro, descobrimos quais os movimentos que são fáceis e começamos com algumas repetições, depois aumentamos o número delas à medida que a pessoa vai se fortalecendo, chegando com o tempo a cem ou mais. A hidroterapia é extremamente relaxante e rejuvenesce.

As pessoas com distrofia muscular precisam evitar o trabalho manual com esforço e, em geral, procurar não usar os músculos em excesso, evitar o esforço repetitivo e a imobilidade. Acima de tudo, precisam sempre permanecer abaixo do seu nível de fadiga. Os exercícios para pacientes com distrofia muscular devem ser individualizados para não causar qualquer dano, portanto não estou incluindo nenhum deles aqui.

Rosie: deixando a bengala e chegando a dançar

Rosie nunca foi boa nos esportes enquanto estudava. Na realidade, as pessoas sempre diziam que ela era lenta e preguiçosa. No final da adolescência, foi diagnosticada como tendo distrofia fascioescapuloumeral.

Quando conheci Rosie, ela tinha 33 anos de idade. Ela andava com enorme dificuldade, usando duas bengalas para lhe dar apoio. Caía freqüentemente. Como professora, pedia a seus alunos que escrevessem uma redação sobre "a bengala excêntrica" ou "minha professora de pernas bambas".

Rosie foi se encontrar comigo durante um *workshop* em Londres, e depois fomos juntos para Tel-Aviv para ela trabalhar lá comigo como convidada para o meu curso de treinamento avançado. Depois disso, veio trabalhar várias vezes comigo em São Francisco e trabalhou regularmente com meus alunos e formandos em Londres.

Depois de me ver, Rosie passou a fazer uma série de exercícios diários, a maioria deles em piscina aquecida, onde ela gradualmente fortaleceu seus movimentos circulares, com suaves repetições. Ela passava duas horas por dia na piscina, que, afinal, se tornou uma parte importante da sua vida social, e as pessoas do clube chegaram a levantar fundos para ela poder viajar a São Francisco.

Fui a Londres especialmente para comemorar os 40 anos de Rosie, quando ela pôde demonstrar para os amigos que podia até dançar! Naquela ocasião, o problema dela estabilizara e o seu andar deteriorara um pouco. Rosie se comprometeu a divulgar o Método Self-Healing. Falou para várias pessoas sobre ele, foi objeto de pesquisas e abriu sua casa em Londres para a prática de Self-Healing.

Beatriz: surpreendeu os especialistas

Em 1988, fui convidado para visitar o Brasil para passar uma semana trabalhando com pacientes com distrofia muscular. Uma das pessoas com quem trabalhei foi Beatriz Nascimento, uma jovem e inteligente professora assistente de terapia ocupacional. Como Rosie, ela sofria de distrofia fascioescapuloumeral. Vi Beatriz no Brasil para algumas sessões. Ela estava preocupada com a doença porque a sua mãe, que sofria da mesma coisa, logo precisaria usar cadeira de rodas. Quem sofre dessa distrofia, tem caracteristicamente deterioração dos músculos faciais, dos antebraços e da parte superior das costas. Como Rosie, Beatriz também sofria de perda muscular nas pernas.

Beatriz perdera várias funções e se percebia cada vez mais limitada: costumava dançar samba, mas já não podia mais fazer isso. Participava de grupos políticos, mas agora nem levantar os braços era mais possível. Mastigar se tornou difícil, assim, até o prazer de comer se fora. Ela perdera mais de vinte quilos, só porque os músculos da mastigação se tornaram fracos demais para funcionar.

Depois das minhas primeiras sessões em São Paulo, Beatriz continuava triste, mas com esperança; suas pernas começaram a melhorar rapidamente. Ela decidiu vir para São Francisco para continuar a terapia comigo e para fazer um treinamento. Depois de alguns meses, superou as dificuldades burocráticas e chegou a São Francisco para pesquisar o meu trabalho, patrocinada pela Universidade Federal de São Carlos.

Nas suas sessões, descobri que os movimentos passivos eram muito eficazes para Beatriz. Trabalhei com seus músculos deltóides fracos, e eu lhe pedia que, deitada de costas, levantasse o braço, o que era mais fácil do que em pé. Relaxei suas canelas tensas, chacoalhando-as. Ela precisava também de muita massagem facial. Não só ela tinha dificuldade para comer, mas reclamava que não podia sorrir; os lados da sua boca não subiam por causa da fraqueza no seu rosto.

Durante seis meses, Beatriz passou duas horas e meia trabalhando e se exercitando diariamente. No final desse período, ela conseguia levantar os braços quase normalmente, comia o que queria, dançava de novo e sorria muito. Tornou-se professora do Método Self-Healing e oferece regularmente treinamento para alunos de terapia ocupacional e fisioterapia na Universidade de São Carlos. É também uma das fundadoras de uma clínica gratuita para distrofia muscular nessa universidade.

Treze anos depois de ter começado a trabalhar com este método, Beatriz surpreendeu especialistas no Brasil com os resultados de seus exames, comparados com as anotações de 1989. Ela recuperara quase todas as funções que tinha perdido até 1989 e mantivera sua melhora durante treze anos, pouco a pouco ficando cada vez mais forte. Sem terapia, o seu prognóstico era o de piorar cerca de quatro por cento ao ano.

CAPÍTULO 14

ENVELHECER BEM

Muitos anos atrás, meu amigo Arnon me disse: "Não consigo mais correr como eu costumava quando tinha 18 anos. Meu corpo está ficando velho". Ele tinha 24 anos.

Ele realmente estava ficando velho? Talvez um pouco mais duro do que quando tinha 18 anos e talvez tivesse algumas lesões por causa de atividades físicas no decorrer desses anos. Porém, a principal causa de ele parar de correr tão bem quanto aos 18 anos era sua expectativa de que com o tempo iria se deteriorar.

Este capítulo é para aqueles que estão com a esperança de se preparar para envelhecer bem e também para quem estiver dando apoio a um parente ou amigo mais velho no seu processo de envelhecimento.

É verdade que o nosso corpo muda com o tempo. Não temos mais uma reação tão forte aos desafios fisiológicos nos nossos anos mais tardios como quando éramos jovens. Nossos genes ditam que envelheceremos e no final morreremos. A qualquer momento, pode-se trabalhar para melhorar a qualidade da nossa vida e aumentar as chances de vivermos mais tempo. Seu potencial de melhora pode ser limitado ou pode estar além da sua expectativa; de qualquer modo, nunca é tarde demais, ou cedo demais, para começar.

Quando você tem 20 ou 30 anos, pode sentir que não tem importância comer bobagem, fumar ou não fazer exercícios; você pode ainda se sentir bem e fazer as suas atividades sem dificuldades. Pode se sair bem, ou pode imaginar que sim, e estar desenvolvendo arteriosclerose ou começando outra doença crônica.

De um jeito ou de outro, não pode se safar para sempre. Quando chegar aos 40 ou 50 anos, vai perceber que o seu corpo não perdoa mais.

Superar hábitos destrutivos

Muito freqüentemente, eu ouço as pessoas dizerem que sabem que estão se prejudicando com um mau hábito, mas que simplesmente não conseguem, realmente não conseguem parar. Por outro lado, encontro pessoas que pararam de fumar, beber ou comer bobagens, às vezes da noite para o dia, depois de terem levado um susto, como sofrer um derrame ou um problema cardíaco. Para meu grande prazer, também encontro pessoas que decidem mudar o seu estilo de vida sem a ameaça de sintomas amedrontadores.

O meu trabalho é principalmente relacionado com movimento e exercício, porém, mencionei questões de fumo e dieta. Não há ninguém que não possa parar um mau hábito, mesmo que tenha uma longa lista de desculpas. É a nossa vontade, profunda na nossa mente, talvez até na nossa alma, que nos permite mudar de vida. Mesmo se estiver bebendo café há cinqüenta ou oitenta anos, hoje é o dia de parar. Mesmo que tenha fumado desde a pré-adolescência e tenha comido fritura durante toda a sua vida, agora é a hora de mudar isso. Ao dar esse passo, pode ser que você sofra um pouco, mas conseguirá muitas coisas em troca. Uma delas, por exemplo, é que, se você tem um certo desconforto como cansaço, indigestão, peso em excesso por causa de hábitos alimentares, uma dieta mais saudável lhe dará a sensação de bem-estar, o que fará com que seja mais fácil para você seguir um programa de exercícios. Além disso, você vai gostar mais de si mesmo, vai aumentar a sua auto-estima por ter demonstrado esse controle e se sentirá muito mais capaz de continuar a realizar os objetivos e as atividades da sua vida.

Se tiver hábitos destrutivos ou não-saudáveis e gostaria de mudar, não faça tudo de uma só vez. Decida qual será o seu próximo passo e comece hoje. Uma coisa por vez é suficiente.

Há uma grande diferença entre saborear um pedaço de bolo de aniversário ocasionalmente e não conseguir passar nem um dia sem chocolate ou açúcar. É difícil diminuir ou parar alguma coisa na qual você foi viciado. Recomendo que fique um longo tempo, meses, ou até mesmo anos, longe das coisas que são muito difíceis para você evitar, antes de se permitir usá-las com moderação.

Como você sabe se algo que está consumindo faz mal? Eduque-se. Mas mais do que isso, pergunte a si mesmo se o que você está consumindo lhe causa cansaço, irritação, azia ou impede você de dormir. Os corpos não são todos iguais e as necessidades alimentares variam de uma pessoa para outra. Não vou fazer sugestões específicas aqui, além de mencionar alguns itens que, na minha opinião, deveriam estar no topo da lista de coisas a serem evitadas: frituras, excesso de açúcar e sal, nada que vicie, como bebidas alcoólicas, café ou chocolate.

A transição é difícil, mas compensa.

Mobilidade

Há vários outros elementos para se envelhecer bem. Gostaria de começar com um dos meus assuntos favoritos: a mobilidade. Muitas das pessoas que encontro não prestam atenção à rigidez que chega de mansinho no seu corpo. Enquanto fumar e beber café pode levar à rigidez, e hábitos de poucos movimentos podem levar à artrite, o elemento mais importante é a sua atitude. Mesmo os jovens muitas vezes aceitam a rigidez como parte da vida. Se não prestar atenção à rigidez de seu corpo, você vai acabar sofrendo de artrite. Se prestar atenção, mas tiver todas as desculpas prontas para não fazer nada a esse respeito, você desenvolverá artrite do mesmo modo. Na minha opinião, a rigidez determina como será o seu processo de envelhecimento até mais do que o alimento que você ingere.

Vamos supor que você quer ter uma longa vida e se sentir o mais jovem possível; para isso, deve ser responsável pelo caminho que escolhe, e é bom começar cedo. É preciso mais do que alguns bons genes e sorte para se dar bem mais tarde. Pesquisas mostram que apoio social, esperança e menos *stress* são elementos importantes para envelhecer bem.

O que tudo isso tem a ver com rigidez? Tudo. Quanto mais mobilidade você tiver, mais poderá sair e ter uma vida social. Quanto maior a mobilidade de uma pessoa, melhor será a circulação, inclusive, claro, a saúde do sistema cardiovascular e a circulação para o cérebro. Quanto mais ativo fisicamente você puder ser, mais capaz será de reduzir o *stress*, e posso garantir que há inúmeros fatores estressantes.

No meu trabalho, encontro muitas pessoas que são exemplos de como envelhecer bem. Encontro pessoas com 80 anos que viajam pelo mundo, aprendem uma nova língua ou profissão e exploram novos métodos para se movimentar ou ver melhor. Elas dão ao próprio cérebro a oportunidade de desenvolver e manter a memória e a vivacidade e descobrem razões para pensar no futuro. Podem se tornar mais fortes e mais flexíveis. Se você está lendo isso e ainda não chegou aos 80, não espere até chegar lá. Pode ficar mais forte agora, aprender algo novo agora, cuidar da sua visão agora; isso fará uma enorme diferença quando envelhecer.

Eu encorajo os adolescentes a trabalharem a flexibilidade. Você terá uma chance maior de sentar-se na posição de lótus (com as pernas cruzadas, um pé sobre uma das coxas e não embaixo) quando chegar à meia-idade, se começar aos 15 anos e não esperar até chegar aos 50 para tentar. Claro que você pode aumentar a amplitude do movimento aos 50 e pode melhorar diariamente; mesmo que não fique tão flexível quanto era aos 15, você se sentirá muito bem.

Eu encorajo as pessoas com 20, vinte e poucos anos a fortalecer tanto a flexibilidade quanto a força. Apesar de muitas desenvolverem a força nessa idade, muitas vezes ela vem acompanhada de tensão e rigidez.

Apesar do corpo poder mudar bastante entre os 30 e 70 anos, os exercícios que recomendo para essa longa fase da vida têm muito em comum. A intensidade, entretanto, deve ser proporcional à sua capacidade nas diferentes etapas da vida. O princípio básico é o seguinte: observe que tipo de movimento você repete constantemente e que posturas normalmente você assume; então, movimente-se e faça alongamentos de maneira oposta ao uso diário do seu corpo. Por exemplo, se o seu trabalho é basicamente sedentário, tente não ter uma má postura e fortaleça os músculos das nádegas. Quando repete os mesmos movimentos constantemente, ou volta sempre para a mesma postura, você sobrecarrega certos grupos musculares e mantêm outros subdesenvolvidos. O resultado é que o tecido conjuntivo em volta dos músculos que têm pouca mobilidade se enrijece. Os espaços entre os ossos diminuem; se isso parece ser um passo em direção à artrite, você tem razão. A solução, mover-se na direção oposta à sua maneira habitual, pode ser simples, mas será preciso repetir muito.

A seguir alguns exercícios para as pessoas com estilo de vida sedentário:

Exercícios para envelhecer bem: fortalecer os músculos das nádegas

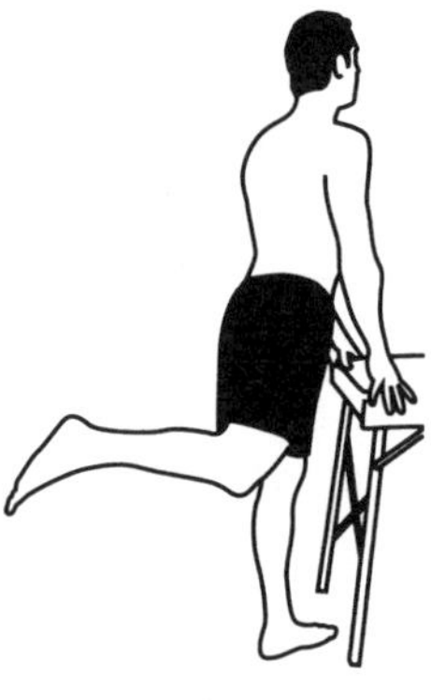

Em pé, segure-se em uma mesa ou coloque as palmas das mãos na parede à sua frente. Levante uma perna para trás a uma distância de 50 a 75 cm do chão, com a perna esticada ou levemente dobrada no joelho. Sinta o esforço nas nádegas. Gire a perna em círculos, depois dobre e estique o joelho, sem colocar o pé no chão. Você consegue manter a perna elevada durante dois minutos completos? É mais difícil do que parece. Repita isso com a outra perna. Com músculos das nádegas mais fortes, seu corpo tem melhor apoio. Você

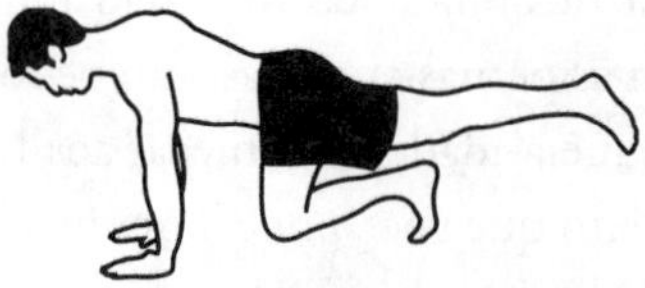

pode ajustar este exercício de acordo com a sua idade, claro. Por exemplo, aos 30 anos você pode querer fazer este exercício duas vezes por dia, aos 60, talvez uma vez a cada dois dias.

Para uma variação deste exercício, apóie as mãos e os joelhos no chão, levante uma perna para o alto e faça círculos com ela. Por quanto tempo consegue fazer isso? Cronometre e aos poucos aumente a sua capacidade. Talvez queira começar com trinta segundos e chegar até cinco minutos, se puder, com cada perna.

O exercício seguinte mantém a mobilidade da articulação do quadril, fortalecendo os músculos das nádegas e os abdutores. Você pode evitar a necessidade eventual de uma cirurgia para substituir a articulação do quadril. Tente esse exercício só se a sua articulação do quadril for relativamente flexível.

Exercício para envelhecer bem: nádegas e abdutores

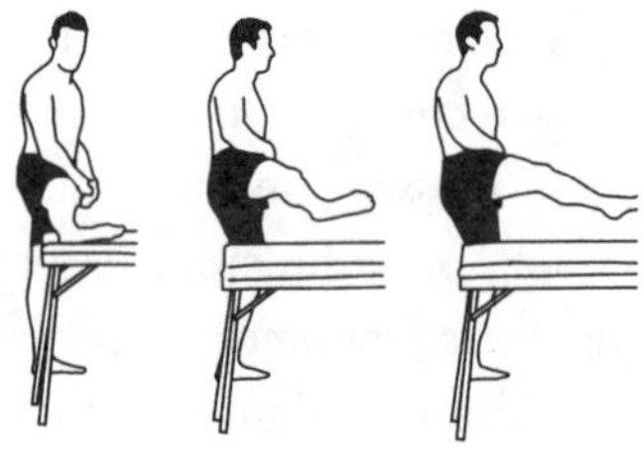

Em pé, a uma distância de uns 50 cm de uma mesa da altura da articulação do seu quadril. Não fique de frente para a mesa, mas de lado para ela. Levante a perna mais próxima à mesa e repouse o pé e parte do tornozelo sobre a mesa, com o joelho levemente dobrado e apontando para frente (não para cima) e os dedos do pé apontando para a canela. Agora levante sua perna da mesa várias vezes, colocando o pé mais para a frente ou mais para trás da posição inicial. Evite bater com o pé na mesa e tente fazer o movimento lentamente.

Exercício para envelhecer bem: transferir o peso (quase um split)

Em pé, com os pés separados, o máximo que conseguir afastar um do outro. Passe o peso de uma perna para outra dobrando e esticando um pouco um joelho e depois o outro. Tente girar os quadris um pouco. Segure-se na mesa, nessa posição, e tente levantar os pés do chão, um por vez. Você consegue manter este quase *split* por quatro minutos inteiros?

Se o seu estilo de vida é sedentário, há algumas outras coisas que pode fazer: ande ou corra para trás e para os lados, deite-se de costas e role de um lado para outro para usar os músculos laterais que você não usa o suficiente. Trabalhe com estes e outros exercícios que sugiro no capítulo 9 (Problemas nas costas), para evitar a tendência de dores crônicas nas costas.

Além de explorar os movimentos que o seu corpo não faz o suficiente, faça-se outra pergunta importante: quais de suas atividades causam problemas? As pessoas abusam do próprio corpo simplesmente porque podem fazer isso. Insisto para você ouvir o seu corpo e ser gentil com ele. Se estiver praticando um esporte, carregando sacolas de compras, ou trabalhando no computador até sentir as costas endurecidas e os olhos ardendo, não machuque o seu corpo se não quiser pagar por isso mais tarde. Em vez disso, arranje tempo para se fortalecer, ter mais resiliência (elasticidade) e flexibilidade. Fortaleça seus órgãos internos com o exercício "como um trem" descrito no capítulo 10 (Artrite).

Visão

Se você não cuida de sua visão, pare por um momento e pense sobre isso. Olhe em volta e veja se consegue identificar alguma pessoa mais velha que não esteja tendo problemas com perda de visão. Com o passar dos anos, encontrei pessoas que conseguiram aprender a viver com artrite, falta de energia, problemas cardíacos, mas sempre reclamam da perda da visão. Se você tiver miopia ou outro problema de visão, mesmo que tenha corrigido a visão desfocada com óculos (inclusive para leitura), lentes de contato ou cirurgia, considere-se um candidato para piores problemas, inclusive patologias. Catarata, glaucoma, ruptura da retina e degeneração macular não acontecem simplesmente porque a pessoa envelhece. Na realidade, você não precisa envelhecer para sofrer algum desses problemas. Anos forçando a vista e o acúmulo de *stress*, exacerbados pela correção artificial como óculos ou cirurgia, podem levar você a chegar nisso. A presbiopia, ou hipermetropia pela idade, é reversível; não espere até que seus cristalinos fiquem endurecidos e tenha o diagnóstico de catarata.

Descanse os olhos. Ensine os seus olhos a explorar novamente os detalhes, a ficarem à vontade na luz do sol e a cooperar um com o outro. Já tratei muito deste assunto no capítulo 8 (Problemas de visão), mas estou aproveitando esta oportunidade para de novo pedir a você que não negligencie a sua visão.

Também encorajo a massagear o rosto: coloque uma mão sobre a outra, e massageie todo o rosto em círculos com ambas as palmas. Faça pressão nas bochechas e uma suave pressão na testa.

Circulação

Um suprimento de oxigênio insuficiente e uma má circulação são os principais fatores na degeneração relacionada com a idade. A má circulação não só é um peso para o coração, mas pode resultar em uma fraca atividade dos órgãos internos e fraqueza nas pernas e nos braços. Por exemplo, pode causar derrame, danos na retina e coágulos sangüíneos. O que podemos fazer para evitar isso? A dieta, claro, é importante para a saúde das artérias. Mas não menos importante é a redução de tensão muscular (para permitir melhor fluxo sangüíneo através das artérias) e soltar as articulações dos ombros e quadris (que são as principais interseções dos vasos sangüíneos).

Faça os três exercícios seguintes diariamente para soltar as articulações e facilitar o trabalho do coração:

Exercício para envelhecer bem: rotação de ombros

Este é um bom exercício para soltar os ombros. Deite-se de lado, com a cabeça apoiada sobre um travesseiro alto ou um de seus braços. Gire o ombro livre, com a mão à sua frente; imagine que é a ponta do ombro que guia o movimento. Agora movimente todo o braço em círculos amplos, imaginando que são as pontas dos dedos que guiam o movimento.

Exercício para envelhecer bem: mobilidade da articulação do quadril

Deite-se de lado com os joelhos ligeiramente dobrados, depois alterne dobrar e esticar as pernas nas articulações dos quadris. Quando uma perna dobra, a outra estica. Deixe a articulação do joelho dobrar quando você dobrar a articulação do quadril.

Exercício para envelhecer bem: mobilidade pélvica

Em pé, com os pés separados na mesma distância dos quadris. Descanse as mãos nas articulações dos quadris e movimente a pelve em círculos amplos, mantendo a parte superior do corpo quase imóvel.

Quando ombros e cotovelos estão soltos, as mãos são mais quentes. Da mesma forma, quando suas articulações dos quadris estão soltas, você ajuda os pés a ficarem mais quentes, trazendo mais circulação até eles. Trabalhe sempre para manter o calor natural das mãos e dos pés. Além do exercício anterior, você pode conseguir isso esfregando uma mão na outra e massageando braços e pés.

Chegar aos 60 anos

Quando você se aproxima dos 60 anos, você pode ainda estar forte e ágil; pode também estar no auge do seu desempenho profissional. Esse é um grande momento para investir nas suas forças naturais para enfrentar os próximos trinta ou quarenta anos com maior energia e dignidade. A faixa dos 60 é um período importante para se preparar para a idade mais avançada. Esse é o momento para ser diligente no desenvolvimento de uma sensação de expansão e de se certificar de que algumas articulações não estão enrijecendo mais do que outras. Passe pelo menos vinte a trinta minutos por dia olhando a distância para compensar as horas em que os seus olhos ficam olhando para perto. Se estiver sofrendo de uma patologia nos olhos, passe pelo menos uma hora e meia por dia exercitando os olhos. A maioria das pessoas considera isso uma experiência prazerosa.

Muitas pessoas desenvolvem doenças degenerativas aos 60, como artrite ou problemas cardíacos. Nessa idade, cuide mais do seu corpo do que antes. Se estiver bebendo chá preto, afaste-se um pouco dele. Não coma muito tarde da noite; a sua última refeição deve ser pelo menos duas horas antes de se deitar. Não coma uma refeição pesada logo depois de se levantar, para não sobrecarregar o sistema digestivo. Não deixe de se exercitar: andar ou nadar, pelo menos.

Em geral, sugiro que as pessoas nessa idade andem pelo menos meia hora por dia, se não mais. Mas, primeiro e mais importante, insisto que prestem atenção às necessidades do seu corpo. Apesar de andar ser bom, alguns dias pode ser mais importante descansar ou fazer alongamento. Sua meta deve ser usar esses anos para aumentar sua flexibilidade e força, junto com maior consciência de seu corpo para poder responder às suas necessidades.

Chegar aos 70 anos

Aos 70 anos, recomendo trabalhar no seu corpo não menos de duas horas e meia por dia. Nessa fase da sua vida, não pense que a sua dieta não terá conseqüências. Faça um esforço extra para não ingerir bobagens nem açúcar. Se não estiver tomando suplemento nutricional, chegou a hora de começar, e seja constante. Crie um programa de exercícios para você e o modifique depois de alguns meses, seguindo as necessidades do corpo. Se tiver uma vulnerabilidade particular, faça o melhor que puder e lide com ela; um osso quebrado no quadril que não consolida pode diminuir a expectativa de vida em vários anos.

Muitos dos problemas que afligem as pessoas com 70 anos estão associados com o pescoço duro. Isso pode exacerbar o glaucoma e tornar você suscetível a derrames. A seguir alguns exercícios para aliviar a tensão no pescoço:

Exercício para envelhecer bem: alongamento do meio das costas

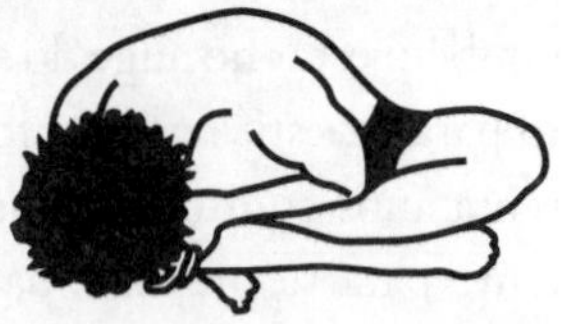

Sente-se no chão com as pernas cruzadas ou em cima de uma almofada. Gire a parte superior do corpo em círculos. Incline-se em direção a um joelho; você pode alongar um pouco mais segurando um joelho e se inclinando nessa direção. Incline-se para o outro joelho, depois faça círculos com a parte superior do seu corpo novamente. Este exercício alonga o meio das costas e as torna mais flexíveis, enviando uma mensagem para o cérebro de que há estabilidade e apoio no meio das costas, permitindo que o pescoço solte a tensão ali localizada.

Exercício para envelhecer bem: soltar o pescoço

Com as mãos e os joelhos apoiados no chão. Coloque a testa no chão e gire a cabeça de um lado para outro. Isso não só solta o pescoço como traz mais circulação para a cabeça.

Chegar aos 80 anos

As pessoas com 80 anos também devem trabalhar, fazendo exercícios duas horas e meia por dia. Enquanto as pessoas com 60 e 70 podem ficar bem, mesmo que não se exercitem todos os dias, as pessoas com 80 precisam investir tempo todos os dias para manter a sua massa muscular e força. Se for possível, sugiro andar pelo menos meia hora por dia, uma hora se puder. Não precisa ser uma longa caminhada; pode ser andar quatro vezes durante quinze minutos. Trabalhe na flexibilidade: você vai ver que adquire mais flexibilidade ou mantém a sua. A meta não precisa ser tornar-se cada vez mais flexível.

Várias pessoas com 80 anos fizeram o meu curso de treinamento. Uma delas, Mary, tinha 82 anos quando fez o treinamento intensivo: dez horas por dia, durante dezesseis dias. Ela sofria de incontinência. Quando veio fazer o curso para aprender a engatinhar cruzado na praia, isso para ela era um grande esforço; depois ela ficou dolorida por três dias. Não é de espantar que tenha ficado assim. O exercício de engatinhar cruzado é feito em posição deitada, com o abdômen na areia, movendo a perna direita para frente e puxando com o braço esquerdo esticado, depois se empurrando com a perna esquerda e puxando com o braço direito, e repetindo com a perna direita, depois com a esquerda, várias vezes. Ela fez isso engatinhando com as mãos e os joelhos, movimentando a perna direita e a mão esquerda simultaneamente, depois a perna esquerda e a mão direita. Foi muito esforço, mas, quando a dor passou, com ela desapareceu sua incontinência.

É importante não forçar sem supervisão adequada. Porém, com um bom orientador, você pode continuar a fortalecer os músculos. Sugiro trabalhar para fortalecer os músculos três vezes por semana, e para a flexibilidade pelo menos três a quatro vezes por semana. Você pode também querer passar um dia na semana concentrando-se em exercícios de relaxamento.

Aos 70 e 80 anos, preste mais atenção ao seu peso. Não fique acima do peso. Se estiver magro demais e precisar engordar, faça hidroterapia.

Chegar aos 90 anos

Aos 90, você deve se exercitar diariamente, mas diminua o tempo para uma hora e meia, para evitar a fadiga. Ao perder a funcionalidade, não fique desencorajado; preste atenção nas funções que não perdeu e pode manter para o resto da vida. Você ainda vai precisar se exercitar regularmente se quiser chegar quase aos cem anos ou mais mantendo a melhor forma possível.

Preste atenção na necessidade de o seu corpo descansar. Se você dorme muito pouco à noite, passe-a descansando: feche os olhos, pense em coisas agradáveis ou, se preferir, ouça uma boa música ou uma história gravada. Não acenda as luzes e fique ativo. Também, faça vários intervalos durante o dia para permitir que o seu corpo descanse. Se estiver fraco, faça exercícios para respiração e alguns alongamentos.

Ter uma mente aberta pode manter a pessoa se desenvolvendo e florescendo por muitos anos. Um adulto mais velho pode desabrochar com a oportunidade de tentar algo novo, como aulas de arte. Uma pessoa que fica na cama o dia todo pode ainda andar em volta do quarteirão, se alguém se oferecer para ir junto.

Mais elementos para envelhecer bem

Será que preciso mencionar que é importante ter interações sociais positivas, que é melhor conviver com pessoas que amamos? É de surpreender que adultos que continuam a estudar, qualquer coisa que seja, mostraram ter melhor função cerebral, em geral, do que os que não estudam? Não é óbvio que as pessoas que são criativas, produtivas, envolvidas com a sua comunidade, ou ocupadas com algum passatempo ficam melhor quando se aposentam do que as que não fazem isso?

Muitos adultos mais velhos sofrem de depressão porque não têm uma meta ou um objetivo na vida. Eles podem se aposentar de uma carreira muito ativa e descobrir uma sensação de vazio e falta de auto-estima. Minha avó costumava dizer: "Eu vivo para os meus filhos e netos". Gostaria que ela tivesse acrescentado: "..... e eu vivo para mim". As pessoas precisam sentir que estão dando alguma contribuição para o mundo e para elas próprias. Quando você tem um objetivo que o interessa, trabalhar com a sua saúde pode trazer resultados; você terá mais energia e capacidade para se dar aos outros. Sempre apreciei as pessoas que têm uma atitude positiva e amadurecem bem; elas são uma grande inspiração para mim e para as pessoas em volta.

Ruth, que foi uma de minhas clientes, começou um projeto espiritual quando tinha quase 80 anos: o perdão. Ela enfrentava uma doença fatal. Para morrer em paz, ela sentiu que precisava limpar o amargor que tinha no coração. Lembrou-se então de cada um dos seus relacionamentos, amigáveis ou hostis, trazendo a imagem de cada um, trabalhando com seus pensamentos e sentimentos e perdoando-os quando fosse o caso. Ela acabou se recuperando e viveu até os 95 anos.

Marguerite era uma mulher pequena, bondosa, com olhos de fogo, que se estabelecera como bibliotecária em Wisconsin. Kenneth era alto, magro, um veterano da marinha que, como repórter, sempre teve problemas com seus chefes por não seguir o protocolo. Esses dois eram muito independentes, conheceram-se e se casaram quando já tinham seus 40 anos.

Quando Marguerite chegou aos 80, seu corpo ficou mais fraco. O médico insistiu para que ela tomasse remédio a fim de evitar a perda óssea, dizendo que provavelmente poderia quebrar uma das articulações do quadril, o que pode encurtar em muitos anos a vida de uma pessoa. Ela não gostava do remédio, que irritava seus intestinos, e decidiu que a yoga seria uma coisa melhor. Na verdade, ela caiu durante uma viagem à Europa, mas quebrou as costelas e não a articulação do quadril.

Quase aos 90, Marguerite perdeu muito da visão por degeneração macular. Ela trabalhou bastante com a visão usando um de meus vídeos e durante dois anos pensou em entrar em contato comigo. Afinal, quase aos 90, ela decidiu vir até a Califórnia pela primeira vez na vida e trabalhar comigo. Kenneth a encorajou a fazer a viagem, escrevia todos os exercícios para ela, revisava e praticava os exercícios junto com ela. Tive a forte sensação de que ele era fundamental para a busca de Marguerite para envelhecer bem.

Um dos exercícios que passei para ela era o de usar óculos sem as lentes, com fita crepe para tapar o seu olho mais forte, e então jogar e apanhar uma bola. Em dado momento, fomos até a praia para praticar o exercício de jogar e pegar bola, depois ela ficou olhando a distância. Depois de ter passado a vida toda olhando para livros e pequenos detalhes, olhar para longe lhe deu um enorme alívio. Como resultado, a sua visão a distância melhorou. Depois, ela tirou os óculos com a vedação e percebeu que a sua visão estava mais clara do que tinha estado durante anos. Ao voltarmos andando para o meu escritório, ela me disse: "Minhas pernas estão doídas de andar na praia, mas o meu coração está batendo forte". "Ótimo", respondi. "É, muito, muito bom", ela disse. Foi muito bom trabalhar com uma mulher daquela idade que conseguia suportar a dor muscular, resultado de seu trabalho físico, e que trabalhava com a sua respiração depois de ficar sem ar, sem se preocupar.

Antes de Marguerite voltar para Wisconsin, ela me disse: "Não gosto do frio e do verão nublado de Sunset, em São Francisco. Eu pensei que nunca voltaria, mas provavelmente você vai me ver de novo, apesar do clima de São Francisco, por causa do que você ensina". Depois, ela disse: "Meir, você realmente é especial; sinto que estou começando uma nova e maravilhosa fase da minha vida". Senti que ela era minha professora e não o contrário.

PARTE 3

NOVOS HORIZONTES

CAPÍTULO 15

A MENTE

A mente é uma consciência não-material que habita cada parte do corpo, e cada parte do corpo humano é um reflexo da mente. Para que cada mudança possa ocorrer no corpo, primeiro ela deve ser aceita pela mente. Não é possível curar o corpo sem o apoio da mente. Infelizmente, a tendência da mente é repetir os padrões familiares e não experimentar com novas idéias. Essa rigidez se manifesta em todo o corpo.

Para poder mudar a maneira como funcionamos, precisamos entender a premissa que, em primeiro lugar, permite ao nosso corpo funcionar incorretamente: que esse funcionamento incorreto, ou doença, é natural. Como estamos agora, não podemos nem imaginar a possibilidade da saúde perfeita. Para poder alcançar uma saúde melhor, precisamos ter a visão da melhora desejada e praticar o movimento ou exercício adequado que instruirá o corpo na maneira de atingi-la. Devemos trabalhar simultaneamente com a mente e com o corpo. A maioria dos profissionais de saúde trabalha quase somente com o corpo, passando por cima da importância fundamental da conexão corpo-mente.

Como a mente controla o cérebro e o corpo

O cérebro (diferente de mente) é o centro de todo o funcionamento do corpo. A mente controla como o cérebro recebe e reage à informação transmitida a ele pelos sentidos. Em outras palavras, a mente estabelece os padrões de percepção. Se penso que não posso fazer uma atividade, a minha mente vai informar o cérebro que é assim, e meu cérebro vai instruir os meus músculos que eles não podem fazer aquilo. A mente dirige os sentidos em direção aos fenômenos que devem perceber e, depois, por meio do cérebro, dirige o funcionamento do corpo também. Quando vemos, ouvimos, sentimos o gosto, cheiramos ou tocamos, é a mente que determina o que experimentamos.

Nossa mente limita a nossa habilidade de usar o cérebro. O cérebro aceita e se torna programado de acordo com as limitações aí colocadas pela mente. O corpo inteiro, incluindo o cérebro, é a manifestação das idéias de uma pessoa sobre si, o que significa dizer que o corpo é uma criação da mente. A atividade muscular é pré-padronizada e sempre feita de acordo com uma série de instruções rígidas. Os músculos estão simplesmente agindo segundo o conceito da mente do que eles devem fazer.

A mente é afetada pelas circunstâncias, especialmente as que atingem as emoções. Se você vive perto de uma rodovia e ouve o barulho do trânsito por horas a fio, não pode deixar de se irritar e tensionar os músculos. Situações difíceis ou frustrantes podem nos deixar tensos, fracos e vulneráveis, e assim o nosso corpo fica tenso, fraco e vulnerável.

A inteligência inata do corpo é impedida de se expressar pelas limitações aí colocadas pela mente. Isso não é apenas um dilema moderno; tem sido uma verdade por milhares de anos. Em vez de instintivamente usarmos o músculo certo para funcionar apropriadamente, nós usamos grupos musculares inteiros que não são necessários nem eficazes, ficando tensos e exaustos. A mente percebe esse movimento incorreto como normal e se recusa terminantemente a permitir qualquer entendimento novo.

Nenhuma patologia ou doença pode ocorrer sem a total cooperação da mente. Ao impor a sua rigidez aos músculos por meio dos nervos, a mente pode tolher todo o funcionamento do corpo: a circulação, com sua distribuição vital de oxigênio, nutrientes e a igualmente vital ação de limpeza, pode ficar restringida; a função dos nervos pode ser distorcida; e a respiração pode ser limitada. Um dano incalculável é causado pela tensão muscular prolongada.

A patologia é inevitável quando o funcionamento normal do corpo é interrompido. No caso da esclerose múltipla, por exemplo, não faz muito sentido tentar encontrar um químico para restaurar a bainha de mielina quando o corpo do paciente, por meio de suas atividades diárias, está trabalhando ativa e continuamente para destruí-la. Esclerose múltipla e artrite são *processos* degenerativos, não doenças. A não ser que se peça a cooperação da mente para reduzir a tensão no corpo e diminuir a sobrecarga no sistema nervoso, os nervos do paciente com esclerose múltipla continuarão a se deteriorar.

A medicina moderna tem tido sucesso em encontrar curas para doenças. Porém, as patologias que surgem da rigidez mental, se suprimidas de uma forma, encontrarão outra forma de se expressar. Se não lidarmos com o problema básico, nunca livraremos a humanidade da doença ao descobrirmos curas para doenças específicas. Enquanto tivermos medo da doença, ela nunca desaparecerá. Por exemplo, acredito que, mesmo se pararmos de vacinar as crianças contra a pólio, é pouco provável que tenhamos uma epidemia, porque o medo da ameaça da pólio desapareceu. Porém, o medo agora foi transferido para outras doenças. É inútil superar o medo de uma doença específica, quando é o próprio medo que deve ser erradicado.

Compreender que a mente governa o corpo é o primeiro passo vital para entender o corpo e suas funções. A mente usa o corpo para traduzir pensamento em realidade física; ela pode reeducar os músculos de maneiras que podem ser prejudiciais ou úteis. A pessoa que se vê como sendo pequena, mesmo sendo alta, por meio da tensão física ela se transforma numa pessoa curvada, corcunda, curta e "pequena". Da mesma forma, a sensação de força e poder pode fazer uma pessoa pequena se movimentar com tamanha energia e expansibilidade que o seu tamanho se torna irrelevante e pode passar despercebido.

Por meio da mente, o processo de degeneração física pode ser revertido. Podemos eliminar a idéia da inevitabilidade da doença. Se nos sentimos fracos, pequenos e impotentes, podemos praticar exercícios, físicos e mentais, que nos dêem a sensação de expansibilidade. Se percebermos uma tendência no corpo de melhorar, qualquer sinal de que o processo de degeneração esteja se revertendo, devemos fazer tudo o que estiver em nosso poder para incentivá-lo. Podemos deixar que o corpo fique mais à vontade, mais flexível e menos estressado. Mesmo quando temos problemas nos nervos ou nos músculos, esse tecido pode ser regenerado por meio de um programa de exercícios físicos e mentais. Para isso, precisamos trabalhar com o nosso corpo e a nossa mente, para que o conceito não-material de saúde se manifeste no nosso ser material. Para isso, é preciso muito trabalho. As mãos carinhosas de um amigo, terapeuta, pai, mãe ou companheiro podem ajudar a trazer um estímulo saudável para os nossos músculos ou nervos.

Minha profunda experiência com Self-Healing

Quando eu tinha mais de 20 anos e já estava bem estabelecido nos Estados Unidos, decidi fazer um jejum de oito dias à base de sucos para limpar o meu corpo. Eu já fizera isso antes e percebi que ajudava muito os olhos. Um dos meus pacientes me levou de carro para as montanhas Sierra Nevada, para uma pousada, numa área remota do Donner Pass. Ao atravessarmos o desfiladeiro, fiquei pensando sobre a sua história. Parecia irônico que eu estivesse indo jejuar num lugar onde aqueles pobres pioneiros tinham morrido de fome.

Lembrei-me de que conheci algumas pessoas que jejuaram por noventa dias por questões de saúde sem correr perigo de vida, enquanto outras tinham morrido de fome por passarem três semanas com falta de comida. Parece-me que a mente e a vontade fazem toda a diferença. Jejuar com uma finalidade, com determinação e intenção, não é como ser privado de alimento contra a vontade. Medo, miséria e desespero são problemas reais, não apenas a privação de alimento. Jejuar é limpar, purificar e descansar.

Levei comigo a minha centrífuga e fazia sucos de frutas e verduras, andava pelas trilhas nas montanhas e fazia os meus exercícios. No meu quarto, eu fazia os exercícios de respiração profunda e o *palming*. Quando fazia o *palming*, desfrutava de uma sensação de perfeito relaxamento e contentamento. Descobri que eu era capaz de viver confortavelmente com um copo de suco por dia, apesar de adorar comer e de geralmente comer bastante.

No quarto dia, eu permaneci num estado de meditação quase constante. Sentei-me para fazer o *palming* e descobri que podia ver a escuridão perfeita, algo difícil de conseguir e que significava que os meus olhos e o nervo ótico estavam completamente descansados. A escuridão se aprofundava à medida que eu continuava, e uma grande sensação de calma se espalhava por todo o meu corpo.

Depois os meus olhos começaram a sentir uma dor aguda, a dor de terem sido trabalhados demais e forçados. A dor desapareceu depois de alguns minutos, mas eu senti pressão nos olhos e tive, de repente, uma recordação vívida: lembrei-me de um momento, seis meses antes, quando me senti tão desencorajado que desejara ser cego novamente. Eu estava estudando anatomia e fisiologia na faculdade e achava que a minha leitura era insuportavelmente lenta, difícil e dolorosa; estudava dia e noite e ainda assim ia mal nos exames; era esforço demais. Se aquilo era o que o mundo da visão tinha para me oferecer, o melhor era esquecer! Eu estava pronto para sacrificar os anos de trabalho feito com os meus olhos pela simples paz da cegueira.

Naquela ocasião, o meu desejo de ser cego de novo era tão forte que fui consultar um terapeuta Gestalt, que conseguiu me ajudar. Ele me pediu para imaginar um lugar onde eu gostaria de estar, e eu comecei por descrever um quarto totalmente escuro e onde os meus olhos pudessem repousar. Continuei descrevendo um jardim fortemente ensolarado cercando o quarto: plantas tropicais de um verde profundo, piscinas azuis cintilantes, céu azul-claro e uma luz dourada penetrante. O terapeuta sorriu: "Está vendo? Provavelmente você quer ver mais do que qualquer outra pessoa no mundo". Como por mágica, a minha resistência à visão desapareceu e eu queria ver mais do que antes.

A sensação de pressão nos olhos que eu sentia naquele momento fazendo o *palming* era exatamente igual à pressão que eu tinha sentido durante aqueles exames, e precisei continuar fazendo o *palming* durante quase uma hora para superá-la. Depois disso, senti um enorme cansaço e, em seguida, uma queimação nos olhos. Tinha me acostumado com essas sensações durante os meus anos de estudo e leitura sem óculos.

Depois comecei a experimentar todas as sensações que já sentira nos olhos, como se estivesse voltando no tempo. Senti como se tivesse 18 anos, quando tive a primeira experiência completa de luz nos meus olhos. Algumas vezes a luz machucava, e em outras era uma delícia, gostosa como um banho quente. Percebi meus olhos aos 17 anos, quando a visão desfocada que eu conhecia começara a se rearranjar e algumas vezes imagens que eu podia reconhecer apareciam surpreendentemente.

Recuei ainda mais, aos 15 anos, quando eu não via nada além de algo fora de foco, vazio, e meus olhos estavam completamente sem sensibilidade. Não só os meus olhos não tinham sensação, mas todo o meu corpo tinha uma sensação irreal, frágil, como se eu simplesmente não existisse. Permaneci nesse lugar de não-ser durante uma hora, até que comecei a achar monótono; a música *pop* que ouvia no quarto ao lado começou a parecer mais interessante do que o que eu estava fazendo.

Ainda fazendo o *palming*, eu estava começando a divagar quando vi a imagem de um bebê. Este mal respirava. Ele parecia estar sufocando, e eu lhe perguntei: "Por que você não respira?" Ele respondeu em russo, minha primeira língua: "Porque tenho medo". "Do que você tem medo?" "Tenho medo de mais ninguém ver o que eu vejo", ele respondeu.

Eu sabia que o bebê era eu. Ele se lamuriava profundamente, e eu podia sentir nele um terrível medo e constrangimento.

Sabia que isso representava o meu medo mais profundo, o medo que movia a minha vida. Tentei encontrar palavras para convencer o bebê a não ter medo; enquanto eu procurava palavras, a experiência se tornou esmagadora. Parei de fazer o *palming* e deitei-me na cama, cobrindo os olhos com uma toalha. Estava tomado pelo meu medo, mas senti um certo alívio em poder tocá-lo.

Comecei a fazer novamente o *palming*, e o bebê continuava lá. Mais uma vez eu lhe perguntei: "Por que você não está respirando?" Dessa vez ele respondeu em hebraico: "Porque eu tenho medo de ver". Nunca acreditei em experiências desse tipo e sempre menosprezava as pessoas que falavam sobre elas. Porém, lá estava eu, falando comigo mesmo quando era criança. Apesar de estar quase congelado pelo medo, tentei consolar o bebê: "Não tenha medo; não há nada a temer". Indefeso, parei novamente de fazer o *palming*. Eu sabia que não era forte o suficiente para confrontar-me com essa corporificação do meu medo mais profundo.

Deixei o quarto e fiz uma pequena caminhada para aproveitar o sol da tarde. Sentindo-me refrescado, voltei mais uma vez para o *palming*, e a imagem do bebê era vaga e estava desaparecendo lentamente. Senti-me relaxado e aberto, provavelmente por causa da caminhada. Depois outra imagem apareceu: eu estava em Israel, na biblioteca de Miriam, a pessoa que me encaminhou para ter uma vida com visão. Ao contrário do bebê, que era uma visão do passado, essa claramente era a visão do futuro. Eu estava na biblioteca de Miriam, lendo um livro que estava a uma distância de dois metros. Senti uma confiança enorme e profunda satisfação.

Não há nenhuma razão para eu não conseguir ler àquela distância. No momento não estou nem na metade desse caminho, mas não vejo mais obstáculos nele.

A mente mundial

Assim como a mente é a base de tudo no corpo físico, a "mente mundial" é a fonte de tudo no mundo: todos os pensamentos, ações, idéias e sentimentos. É uma consciência que é compartilhada por toda a humanidade. Ela não é infinita; tem as mesmas limitações e os mesmos padrões que a humanidade impõe a si própria a qualquer momento.

Cada indivíduo mantém um diálogo com a sua mente mundial. Como conseqüência, qualquer mudança em uma sociedade ou em qualquer indivíduo afeta a todos. Nada acontece em qualquer lugar que não se reflita tanto a partir da mente mundial como de volta para ela. Os pensamentos, sentimentos, ações ou condições de qualquer indivíduo ou sociedade, ou da humanidade em si, surge da mente mundial e pela sua existência perpetua a mente mundial.

As semelhanças, as suposições, os costumes e os traços de personalidade de uma cultura específica são o reflexo em miniatura de como a mente mundial funciona. Assim como as pessoas se desenvolvem de forma semelhante em uma cultura, a humanidade continuamente evolui em unicidade por meio da mente mundial.

Qualquer ato de um indivíduo reverbera através da mente mundial por toda a humanidade. Nenhum indivíduo pode permanecer sem ser afetado por qualquer ato humano, apesar de que os efeitos talvez não sejam experimentados consciente ou imediatamente. Cada pensamento e cada ato contribui para o quadro total da humanidade e se torna parte da mente mundial.

Assim como a mente de um indivíduo, a mente mundial tem a tendência de resistir a mudanças e conservar conceitos e situações que já são conhecidos. Idéias novas e criativas só surgem além da mente mundial, e são raras porque a mente mundial é muito poderosa.

Criar uma mudança na mente mundial é a coisa mais difícil que uma pessoa pode esperar fazer. A mente de um indivíduo sozinha já apresenta um tremendo desafio. A idéia de recuperar a saúde é quase inconcebível para o paciente de distrofia muscular que vê seu corpo se deteriorando; é quase impossível para essa pessoa aceitar a idéia de que esses músculos podem ser recuperados e ter novamente a força de antes. Somente pela demonstração de que algo pode ser feito e de como pode ser feito é que podemos mudar o mundo.

A mente individual é como um escriturário que prefere repetir tarefas rotineiras a criar mudança, e a mente mundial, a mente de toda a humanidade, é como uma convenção de escriturários: ela, também, muitas vezes prefere repetição à criatividade. Porém, há momentos de graça ou liberação, quando damos um passo para fora da mente mundial e momentaneamente ficamos livres dos nossos padrões. É durante esses momentos que tanto o indivíduo como a mente mundial podem mudar.

CAPÍTULO 16

UMA COMUNIDADE SELF-HEALING

Há necessidade de um novo tipo de hospital, onde terapeutas e pacientes possam trabalhar juntos para gerar saúde. Os terapeutas não vão curar pacientes; eles simplesmente os guiarão no caminho da *auto*cura. Vai depender dos pacientes fazer o trabalho para melhorar a sua vida e a sua saúde.

Os hospitais incentivam uma relação de dependência entre pacientes e médicos. Em tal atmosfera, os pacientes são completamente desencorajados de participar do seu próprio tratamento. Não há espaço nos hospitais normais para que os pacientes possam trabalhar com os terapeutas para fazer as mudanças necessárias para ficarem bem e evitarem uma recaída.

Na minha visão de comunidade, os terapeutas irão tanto orientar os pacientes quanto trabalhar em si mesmos. Irão instruir e oferecer apoio aos pacientes em suas terapias e serão exemplos vivos, que dedicarão uma parte do seu dia para trabalhar neles próprios.

As pessoas irão para a comunidade Self-Healing para ter uma experiência profunda de si mesmos, de suas doenças e de sua saúde, de uma forma quase impossível em circunstâncias comuns. A transformação de padrões habituais e a compreensão convencional de percepções precisas e penetrantes levam tempo e provavelmente ocorrem num ambiente calmo e alimentador. Para contemplar a saúde depois de anos de tendências autodestrutivas, precisamos de ambientes saudáveis, agradáveis, onde possamos deixar de lado o desgaste do dia-a-dia por um tempo e nos dedicarmos totalmente à autocura.

Minha visão desse lugar seria uma área rural isolada, medindo talvez um quilômetro quadrado, com vários prédios centrais e talvez cem chalés. O saguão principal poderia ser usado para refeições ou eventos para grupos; o prédio de salas de aulas, para pacientes e terapeutas trabalharem juntos, individualmente ou em pequenos grupos; e o "hospital" para os terapeutas observarem, instruírem, trabalharem com seus pacientes e avaliarem o progresso deles. Os chalés devem ser separados por áreas arborizadas e ligadas por caminhos. Deve haver um riacho e várias piscinas naturais para nadar. Um enorme jardim, com verduras, ervas e flores orgânicas, será um lugar bom para pacientes e terapeutas trabalharem, se eles quiserem.

Nessa comunidade, os pacientes se encontrarão freqüentemente uns com os outros em grupos, inclusive grupos de pessoas com as mesmas doenças. O que poderia ser mais encorajador para um grupo de pacientes com distrofia muscular progressiva do que ver outros pacientes com a mesma doença fortalecendo seus músculos um a um? Reuniões em grupos servirão para apoiar os pacientes, compartilhar conhecimento e encorajamento. Cada paciente terá a oportunidade de descrever seus sentimentos e experiências, o que pode ser extremamente benéfico. Todo um grupo, trabalhando junto para sua recuperação, tem uma força enorme. As pessoas que pensam estar mais doentes do que outras verão pessoas que estão piores do que elas, e também verão outras que começaram num estado muito pior e agora estão melhores.

Os grupos farão exercícios juntos e receberão instruções apropriadas para suas necessidades específicas. Quando um grupo de pacientes com asma respirar junto profunda e suavemente, uns ajudarão aos outros a desenvolver a força para superar as crises. Pacientes com problemas semelhantes podem trabalhar uns com os outros em grupos de dois ou quatro.

Os pacientes trabalharão em si mesmos em seus chalés durante seis a oito horas por dia. Uma vez por semana, haverá um *workshop* liderado por um paciente; toda a comunidade, inclusive os terapeutas, participará como aluno. Uma vez por mês, um terapeuta sênior dará um *workshop* de três a cinco dias, para todos. Cada pessoa terá sempre a opção de fazer algo diferente, se preferir; apesar de ser uma situação comunitária, as pessoas podem sempre optar pela privacidade.

A consciência subjacente ao grupo será a de paz interior e de saber que nenhuma doença do corpo ou da mente é inevitável. Todos meditarão sobre o conceito da "não-doença". O progresso dos clientes será documentado em detalhes e, se possível, o tratamento será supervisionado por médicos.

Esse não será um lugar de retiro, meramente para escapar da vida do dia-a-dia. Os pacientes ou os terapeutas que buscam fugir das pressões e dos problemas da vida poucas vezes se abrem para aprender ou crescer. Eles têm a tendência de se apegar aos padrões de comportamento rígidos, familiares.

Esta é a minha visão: uma comunidade no campo. Porém, falando em termos realistas, para alguns só é possível viver em cidades. Assim, construir um prédio na cidade que seja meio isolado, ou numa área mais tranqüila, pode ser uma opção para esse sonho de comunidade e poderia permitir que mais pessoas experimentassem o mesmo processo. Ela teria um jardim em volta, uma bela cozinha e salas separadas com espaço suficiente para realizar *workshops*.

Suspeito que poucas pessoas vão querer ir de verdade para uma comunidade como essa, e só uma pequena parte conseguirá ficar por um tempo. Será necessário um compromisso de seis meses para permitir tempo suficiente para que o processo de autocura desabroche. A nossa resistência à mudança, até mesmo à melhora, é muito forte; menos do que seis meses não é suficiente para a maioria dos participantes. Ao demonstrar a eficácia do nosso trabalho e apoiando e fortalecendo uns aos outros, os que chegarem primeiro abrirão o caminho para muitos outros que virão a seguir.

O primeiro passo para construir um mundo melhor é melhorar a saúde de todos. A única maneira de livrar a humanidade da doença é cada pessoa tornar-se saudável, tornar-se o seu próprio curador. Livres da preocupação com a dor ou com o corpo doente, poderemos concentrar a nossa atenção no aprofundamento da nossa consciência. A partir da base onde os indivíduos aprendem a cuidar de sua saúde, podemos criar um novo mundo. Precisamos libertar a mente para que ela não iniba o corpo de realizar o seu verdadeiro potencial.

Nos meus *workshops*, passo muitos tipos diferentes de exercícios para as pessoas. Eu as ensino a movimentar todas as partes do corpo. Se não movemos uma parte dele, todo o resto do corpo será afetado. Por exemplo, pernas paralisadas afetam os braços e o peito. À medida que os pacientes aprendem a movimentar mais as partes mais tensas do corpo, descobrem que os movimentos normais em outras partes também se tornam mais fáceis. Para permitir mais movimentos, as pessoas devem quebrar os padrões que perpetuam a rigidez. A finalidade de uma comunidade para a autocura é a mesma: para os seres humanos poderem avançar em direção ao seu potencial completo, precisamos ter mais movimento. As pessoas que não estão bem sofrem de uma profunda melancolia em relação ao próprio corpo. Ao libertar essa conexão rígida, criaremos a liberdade física necessária para a saúde perfeita e a verdadeira liberdade espiritual.

Uma revolução está ocorrendo lenta e silenciosamente nas atitudes de muitas pessoas em relação à doença e à saúde. Cada vez mais as pessoas estão percebendo que é possível gerar saúde e não apenas combater a doença. Nossa comunidade refletirá e liderará essa nova consciência. Em vez de perpetuar a noção de que a doença é normal, ajudaremos a criar um mundo que afirma a saúde perfeita.

CAPÍTULO 17

TRINTA ANOS MAIS TARDE

Recentemente, no dia do meu aniversário, decidi que precisava renovar a minha força interior. Apesar de estar satisfeito com o sucesso dos meus pacientes, muitas vezes fora desafiado durante os meus trinta anos de trabalho. Fui rejeitado por muitos céticos e pela mídia tradicional, que não consegue aceitar algo incomum. O Conselho Médico da Califórnia tentou quatro vezes, sem sucesso, me acusar de praticar medicina sem licença.

Decidi passar a manhã correndo. Era o dia do meu aniversário, eu completava 47 anos e queria provar para mim mesmo que ainda não estava velho; assim, comecei a correr dezessete quilômetros na praia, descalço. Eu só faço isso nos meus aniversários, e é uma maravilhosa oportunidade para contemplação.

Bebi um pouco de chá, um pouco de suco com vitaminas e saí de casa um pouco mais tarde do que o planejado. Quando comecei a correr, senti os doze quilos extras que estava carregando no corpo, e minha corrida estava quase tão lenta quanto uma caminhada. Meus passos eram pesados e arrastados. O meu corpo mostrava sinais do *stress* que eu sentira nesse período. No começo, comecei a correr para o norte, em direção à Cliff House, que ficava a alguns quilômetros. O céu estava ligeiramente brilhante, pois o sol ainda não conseguira atravessar a neblina matinal. Eu me sentia pesado.

Enquanto corria, pensei nas inúmeras pessoas que trabalham com o próprio corpo, aumentando a resistência, a massa muscular e até a flexibilidade, sem atentar, durante esse processo, às necessidades do corpo. Infelizmente, a maioria das pessoas não começa trabalhando com o corpo conscientemente; não entra em contato com seus poderes de cura até ficar desesperada. Nós não precisamos esperar por situações difíceis ou impossíveis para acionar o nosso poder de cura. Naquele momento eu precisava despertar o meu próprio.

Meus pensamentos durante a corrida começaram a mudar. A neblina parecia penetrar o meu corpo, a minha sensação de *stress* aumentou muito. Meus pensamentos voltaram no tempo.

Na manhã seguinte ao nascimento do meu filho Gull, o pediatra foi examiná-lo e diagnosticou a catarata. Eu não sabia como lidar com essa informação. Por que o meu filho tinha catarata? Nunca pensei que a catarata fosse genética. Ninguém mais em minha família nascera com catarata. Contaram-me que a razão de eu ter catarata era porque minha mãe tivera rubéola durante a gravidez. Portanto, se não era genética, pensei, era então uma questão de karma?

Quando Gull tinha dois dias de vida, o oftalmologista insistiu para que ele fosse operado imediatamente. O cérebro, eu soube, somente permitia um espaço de oito semanas para a visão se desenvolver antes de desistir do conceito de enxergar. Sem a cirurgia, Gull seria tão cego quanto eu fora, e teria que ler em braile.

Consultamos então um outro oftalmologista, o dr. Hoyt, que olhou para os olhos de Gull no microscópio. As cataratas realmente eram densas e centrais, e a cirurgia em Gull foi marcada para dali a uma semana e meia. Liguei para os meus amigos e alunos. Passamos aquela semana e meia revezando sessões de *palming* para Gull, sem resultado. Com tristeza, pesar e enormes dores de cabeça, levamos Gull ao hospital para fazer as cirurgias. Eu estava apavorado. Gull fez a operação para remover o cristalino que estava opaco de um olho e, no dia seguinte, do outro. Logo depois, minha esposa Dror, percebeu que Gull estava desenvolvendo uma catarata secundária; uma membrana estava preenchendo o espaço vazio onde estava antes o seu cristalino. Ela convenceu os médicos a examinarem de novo, com mais atenção, o que antes eles não tinham considerado um problema. Quando viram, precisaram operar novamente os olhos de Gull. Ao contrário dos adultos que passam por essa cirurgia, ele não fez o implante de lentes artificiais.

Com esses obstáculos removidos, Gull começou a olhar para as coisas. Na realidade, o seu processo visual foi uma fascinante oportunidade para eu aprender como era enxergar bem. Percebi que o que ele estava fazendo, explorar os quadrados branco e preto e outros padrões, era muito semelhante ao que eu fizera aos 17 anos, não com oito semanas de idade. Tinha aprendido a ver olhando e estudando as janelas e os aparelhos de ar condicionado de um prédio. A diferença entre Gull e mim era que o seu cérebro era muito mais jovem e capaz de aprender. É por isso que a visão dele, com óculos, tornou-se cem por cento normal, enquanto a minha ainda é cinqüenta por cento da normal. Os exames de Gull registram uma visão 20/80 sem correção, e melhor do que 20/20 com óculos. Para uma pessoa que não tem os cristalinos e com olhos fracos, isso é realmente uma visão de águia.

Eu continuei a correr, e correr, e correr. De repente, o sol apareceu no céu como uma bola de fogo. A espuma do mar começou a ficar mais grossa, e eu senti que as ondas me traziam mais e mais força e poder. O nome do meu filho, Gull, quer dizer em hebraico "uma onda".

Quando minha filha, Adar, nasceu, eu tinha certeza de que ela não teria catarata. Como poderia ter catarata? Afinal, o que acontecera com o meu filho tinha sido uma coincidência, não é verdade? Mesmo os médicos concordaram que os olhos de Gull não eram exatamente como os meus.

Gull foi ver a sua nova irmãzinha imediatamente depois que ela nasceu. Ele tinha pouco mais de 3 anos. Olhou para ela e disse: "Que bebê lindo, ela é muito bonita". E ela era, realmente, um bebê muito bonito. Voltamos para casa à noite. O pediatra foi vê-la na manhã seguinte. Examinou-a e disse: "Ela é perfeitamente saudável. Tudo nela está perfeito, com uma exceção. Ela também tem catarata. Você sabe o que fazer!"

Dror e eu sabíamos o que fazer. Apenas não sabíamos o que fazer com nossas emoções naquele momento. Saí para correr na praia. Estava uma tarde fria, e eu só estava com o meu calção de banho. Meus pés quase congelaram. Aquela sensação de congelamento refletia a maneira como eu me sentia por dentro: congelado, quase petrificado. O meu problema de infância voltara para me assombrar através dos meus filhos. Adar, também, fez a cirurgia nos dois olhos.

Quando ela completou um mês, minha família foi comigo para um retiro em um centro na costa da Califórnia, onde eu iria dar um curso de uma semana. Depois de algumas horas da nossa chegada, Dror observou que Adar desenvolvera catarata secundária, como o seu irmão, mas nos dois olhos. Senti-me amaldiçoado. Dror se aprontou para voltar imediatamente para São Francisco com as crianças, onde ela esperava que Adar fosse fazer as cirurgias depois de alguns dias. Percebi que eu precisaria interromper o *workshop* antes do final da semana; assim, acrescentei umas duas horas de aula nos primeiros dias, para compensar pelas horas que eu perderia.

Fiquei chocado com a reação que enfrentei. Sempre considerei aquele retiro como sendo um lugar de beleza, paz e silêncio, mas me deparei com algumas das pessoas mais egoístas que conhecera. Um grupo do meu curso expressou espanto com a minha vontade de "traí-los" e voltar para a cidade antes do planejado para estar com minha esposa e filha durante a cirurgia. Acrescentar algumas horas nos primeiros dias não era uma compensação adequada para eles, pois os impedia de ter mais horas de descanso naqueles dias. Disseram, resumindo, que, como eu não era um médico de visão, minha filha não precisava de mim para a cirurgia. E, além disso, ela era jovem demais para apreciar o apoio emocional vindo de mim.

Algumas pessoas de lá me deram apoio e me encorajaram a fazer o que eu precisava fazer, sem me preocupar com o *workshop*. No final das contas, a cirurgia de Adar foi programada para a semana seguinte, assim não precisei sair do *workshop* antes da hora.

Como Adar precisou de quatro cirurgias, as suas pupilas foram danificadas. Uma pupila permanecia constantemente dilatada, o que a fazia sensível à luz durante o dia, e a outra ficou do tamanho de um furo de alfinete, limitando a quantidade de luz que entrava no seu olho e, assim, limitando a sua visão noturna.

Continuei a correr. De repente me senti leve. Senti que estava correndo tão bem quanto nos dias do meu aniversário, cinco, dez — até quinze e vinte anos antes. Visualizei a minha cabeça se expandindo e cada articulação do meu corpo se movimentando igualmente. Dobrei a velocidade em que corria. As ondas pareciam fazer mais barulho e a cor delas parecia ser mais profunda. Terminei minha corrida até Cliff House e me voltei para o sul, para Daly City.

A visão de Adar tinha sido considerada como sendo 20/30 a 20/40, com óculos de lentes grossas, cerca de 85 a 90 por cento da visão normal. Quando ela tinha 5 anos, a sua visão se deteriorou para 20/80, 55 por cento da visão normal. Era hora de começar a trabalhar.

O olho dominante de Adar era o esquerdo, o que tinha a pupila semelhante ao furo de um alfinete. Sempre que ela fechava esse olho, a sua pálpebra direita também fechava. Nosso primeiro exercício foi praticar piscar com um olho de cada vez. Adar alternava rapidamente entre cobrir o olho direito depois o esquerdo com suas palmas, piscando a cada vez com o olho não coberto. No dia seguinte, ela já conseguia ler a linha 20/50 da tabela (75 por cento da visão normal). Foram mais de dois anos de exercícios de visão para ver quase 20/30 com lentes de contato, uma melhora incrível. Sem lentes de contato ela enxergava 20/200 (20 por cento da visão normal), muito mais do que se esperaria de uma criança com olhos mais fracos que o normal, pupilas desiguais e sem cristalinos. Sua visão sem lentes de contato era de se esperar que fosse 20/800 (cerca de cinco por cento da visão normal).

O programa de exercícios de visão da Adar incluía cobrir o seu olho mais forte, o esquerdo, e quando ela usava a venda na escola, as crianças a chamavam de pirata. Ela se sentia deslocada, constrangida e tímida. Expliquei à professora o valor dos exercícios de visão. Ela foi compreensiva e compassiva e pediu a Adar que mostrasse os exercícios para todos na sala de aula. Depois de fazer isso, Adar passou a se sentir à vontade quando usava a venda na aula.

Nossa sala se tornou um local para exercícios de visão. Adar e eu cobríamos nossos olhos mais fortes. Depois, nós nos sentávamos no chão, um em frente ao outro, a alguns centímetros de distância, porque sem óculos ou lentes não conseguíamos enxergar mais longe do que isso. Usávamos bolas de cores diferentes para definir nossos "gols", que tinham uns 75 centímetros de largura. Aí rolávamos a bola branca em direção ao gol do outro. O sucesso significava que diminuiríamos um pouco a largura do gol na próxima rodada. À medida que íamos melhorando, aumentávamos a distância entre nós: de 75 centímetros para um metro, depois para 1,25 m e para 1,50 m.

Quando Adar tinha 8 anos, ela começou a ganhar de mim em todos os jogos. Sua visão permanecia 20/40 com lentes e tinha avançado para 20/70 sem elas. Naquela ocasião, seu oftalmologista concordou em reduzir a receita dela de 26 graus para 19 (cerca de dez vezes mais forte do que a média dos óculos para leitura). Fiquei surpreso, porém, quando vi o relatório do médico sobre a consulta; não havia nenhuma menção ao fato da sua visão, sem correção, ter melhorado para 20/70. Mais tarde encontrei um professor de optometria em uma conferência sobre melhora natural da visão e lhe perguntei: "Por que o médico, que ficara tão bem impressionado quanto eu com a sua boa visão, mencionou que ela melhorara para sessenta por cento de visão normal em vez de cinco por cento?" "Porque ele teria que explicar isso", disse o professor, "e simplesmente não era capaz."

Continuei a correr. Chegara a uma parte remota da praia. Em São Francisco, geralmente você encontra de cinco a sete pessoas em cada parte da praia, e algumas vezes, dez ou doze, fazendo exercícios, praticando artes marciais, alongando ou correndo. Porém, onde eu estava, não havia ninguém por um trecho de quinhentos metros. As colinas de Daly City começaram a ficar vermelhas com o sol, mas a praia continuava fria ainda. Eu, porém, já parara de sentir frio. Continuei correndo, correndo, e comecei a ver melhor à minha frente. Compreendi que, conquanto o meu sonho para comunidades de Self-Healing estivesse apenas parcialmente realizado com os *workshops* e retiros, o sonho de levar o meu trabalho para o mundo estava se materializando dia após dia. Apesar dos momentos difíceis, também havia outros muito bons.

Comecei a me sentir mais leve a cada passo. Cada respiração se tornava mais profunda. De repente, algo dentro de mim disse: "Não pense, não se lembre, não traga nada à tona. Sinta o universo". De repente comecei a sentir a força do vento, que estava me massageando, e a força das ondas. Embora a temperatura não passasse de 7 graus e de eu estar usando só um calção de banho, tive uma sensação de calor vinda de dentro que era mais forte do que o frio ao redor. Experimentei novamente a sensação de excitação e calor que sentira quando comecei o meu trabalho terapêutico. Senti que estava sendo encorajado pelas forças do universo a continuar a trabalhar. O mundo externo começara a se fundir com o meu mundo interno, e eu me senti rejuvenescido. Ficou claro novamente que o que precisava não era lutar ou brigar por isso, mas ajudar a trazer a compreensão para aqueles que estivessem abertos para receber. No final, aquele sentimento de poder para curar chegaria a cada homem, mulher e criança neste mundo.

Eu continuei a correr. Os meus pensamentos se desvaneceram, mas o sentimento de calor continuou. Quando cheguei em Pacifica, minha mente estava vazia. Corri para casa, vazio de pensamentos e cheio de uma sensação de expansão. Completara dezessete quilômetros correndo em areia macia.

Eu aguardava ansiosamente a massagem que receberia naquela manhã, um pouco mais tarde. Ao voltar para Ocean Beach, em São Francisco, várias pessoas estavam começando a se exercitar na praia. Algumas pareciam sorrir para mim. Outras queriam conversar comigo, mas eu continuei a correr. Quando cheguei nas ruas perto de casa, as pessoas estavam cobertas com seus casacos e tremiam só de pensar que eu corria vestindo apenas um calção. Correr dezessete quilômetros pode esquentar o corpo, mas a sensação interior de força o esquenta ainda mais. Minha lição, que aprendi somente com o relaxamento profundo e a aceitação do mundo, era que o meu trabalho deveria trazer uma sensação de força para o coração das pessoas.

Por incrível que pareça, com a ajuda de alguns alongamentos, uma boa massagem e pensamentos positivos, os meus músculos quase não doeram depois de todo aquele esforço. Senti-me pronto para enfrentar a vida, com suas dificuldades e recompensas.

Permaneci cheio de calor e força, pronto para imaginar um mundo de pessoas motivadas que aprendem sobre os seus recursos interiores e os usam de modo prático, até que o corpo delas melhore o máximo possível.

EPÍLOGO

Fiquei muito contente quando me pediram para escrever um epílogo que tratasse da School for Self-Healing e do Método Self-Healing, de Meir Schneider. Conheci Meir por causa de uma tragédia, mas o Self-Healing ajudou a transformar a tragédia em objetivo e saúde.

Em 1992, quando eu morava no Texas, fui atropelada por uma caminhonete e quase morri. Entre as inúmeras lesões, sofri esmagamento do rosto, lesão cerebral, costelas quebradas, perfuração do pulmão, visão dupla, e muitos problemas musculoesqueléticos. Quatro anos mais tarde, os meus problemas aumentaram por causa de uma trombada na traseira do carro em que eu estava, que resultou numa ruptura de disco e uma hérnia de disco no pescoço. Em 1997, depois de anos fazendo fisioterapia e mais de vinte e seis cirurgias de reconstrução, eu ainda sofria com dores constantes, movimento limitado e visão dupla. Naquela ocasião, li o livro de Meir, *Uma Lição de Vida*, e a esperança surgiu dentro de mim. Resolvi ir para São Francisco e ver se Meir Schneider poderia me ajudar.

Inicialmente fui ver Meir porque estava perdendo o pouco da visão binocular que a cirurgia corretiva me proporcionara; especialistas oftálmicos estavam confusos e não ofereciam soluções definitivas. Depois de duas semanas fazendo terapia com Meir, recuperei minha fusão visual sem ser de forma invasiva. Mas, o mais surpreendente, tinha menos dor no corpo e conseguia me mover mais livremente. Voltei para casa cheia de esperança e com um programa de exercícios para fazer.

Depois de mais algumas visitas, Meir sugeriu que eu fizesse o curso de treinamento básico para entender melhor como continuar a trabalhar comigo mesma. Pensei que eu fosse pouco capacitada para empreender esse projeto, mas ele me encorajou e disse que me ajudaria durante as aulas. Esse curso mudou a minha vida. Entusiasmada com as minhas melhoras, e intrigada com a eficácia do Método Self-Healing, contatei a Comissão de Reabilitação do Texas para fazer outros cursos. Porém, depois de uma avaliação vocacional, eles não me aceitaram, considerando-me muito incapacitada fisicamente. Determinada, encontrei apoio na minha família e nos amigos. Hoje, tenho um emprego pela primeira vez em dez anos. Trabalho como terapeuta e professora do Método Self-Healing, muito envolvida com a School for Self-Healing. Exceto algumas deformações no rosto, ninguém teria idéia do que passei. Sem restrições, me ocupo com todas as minhas atividades favoritas, como cuidar do jardim e cozinhar, o que era impossível alguns anos atrás. Sou um milagre ambulante, um caso de trauma que transcendeu e se transformou.

Melissa Moody
Diretora Educacional, School for Self-Healing
melissa@self-healing.org

AGRADECIMENTOS

Gostaria muito de agradecer à minha esposa, Dror R. Schneider, que me ajudou a estruturar o livro *Movimento para a autocura*. Ela trabalhou com devoção e amor e ofereceu muito do seu talento para o original.

Gostaria também de agradecer a Hal Kramer e Linda Kramer, que decidiram publicar este livro. Linda Kramer ofereceu sugestões úteis que tornaram este livro mais acessível, mais atualizado e mais amplamente aceito pelo público.

Gostaria de agradecer a Maureen Ustenci e Marjory Annenberg, que me ajudaram a colocar meus pensamentos por escrito para o livro original, *Uma Lição de Vida*.

Muitas pessoas me ajudaram com este livro, e eu gostaria de agradecer a todas elas. A meus alunos que participaram das primeiras leituras. A Hannerel Ebenhoech, que me ensinou a expressar o que eu tinha na mente, de forma que pudesse ser publicado, ou não, e que me encorajou muito. A Arnie Kottler, que me ajudou a preparar o texto do livro de forma a poder ser lido. Principalmente, gostaria de agradecer a meus pacientes, que são os heróis deste livro; eles me ajudaram a compreender a vida mais profundamente, me ajudaram a criar o meu método e, com suas ações, ajudaram muitas pessoas a abordar a vida de uma maneira nova.

SOBRE A SCHOOL FOR SELF-HEALING

O Método Self-Healing de Meir Schneider é um sistema holístico, não-médico, de reabilitação e prevenção. Ele é detalhado e integrado, combinando educação dos movimentos, massagem terapêutica, automassagem, movimento passivo, exercícios de movimentos suaves, respiração, visualização e treinamento de visão. Self-Healing vai além das expectativas inconscientes que programam o que pensamos, como nos movemos, respiramos e vemos, e nos ensina novas maneiras de nos mover e de viver. Aprender a usar os músculos e as articulações de forma mais equilibrada — isolando grupos musculares, ativando a circulação, usando mais músculos e relaxando aqueles que estão sempre sendo usados, fortalecendo e estimulando as conexões neurais cérebro-corpo — pode melhorar e prevenir problemas degenerativos comuns e debilitantes que aparecem em decorrência de nosso estilo de vida, profissão, lesão ou sérios problemas de saúde.

A School for Self-Healing oferece, em São Francisco e em várias partes do mundo, sessões individuais, consultas por telefone, *workshops*, cursos e treinamento em profundidade. Como um serviço público para os moradores de São Francisco, a escola organiza *miniworkshops* e aulas semanais, gratuitos, sobre uma variedade de assuntos de saúde, ministrados por palestrantes da escola e convidados, assim como eventos abertos ao público, incluindo um dia inteiro de *workshops* gratuitos sobre o Método Self-Healing.

Os cursos são ideais para aqueles que estão motivados a melhorar o uso do corpo e estão dispostos a ter um papel ativo na sua saúde, ou para aqueles que querem aprender como ajudar um ente querido. Os profissionais de saúde, como médicos, enfermeiros, optometristas, fisioterapeutas, terapeutas ocupacionais, quiropráticos, terapeutas corporais e outros profissionais de várias disciplinas que trabalham com o corpo descobriram nos cursos de treinamento Self-Healing algo valioso. Alguns buscam prevenir ou superar os impasses profissionais de suas profissões. Outros procuram enriquecer e melhorar a sua prática. Todos vêm para estudar um processo único; a School for Self-Healing é a única escola que ensina o Método Self-Healing de Meir Schneider. Movimento integrado, massagem e terapias para melhorar a visão, combinados com imagens visuais e técnicas adequadas de respiração, criam um programa poderoso, intuitivo, eficaz para melhorar a saúde e o funcionamento do corpo.

A School for Self-Healing também oferece vários *workshops* durante o ano com a duração de três dias. Nesses *workshops*, você aprende como usar os músculos que nunca usa, a evitar problemas nas articulações, melhorar sua visão e estimular e fortalecer as conexões neurais, entre o cérebro e o corpo. Você desenvolve uma consciência sutil dos efeitos do movimento no seu corpo e expande a sua intuição sobre como trabalhar em você mesmo. Os *workshops* são dados para o público em geral, assim como para profissionais de saúde e também como cursos de extensão educacional, disponíveis para enfermeiros, terapeutas corporais e ocupacionais. Retiros de três dias são freqüentemente oferecidos em alguns feriados e demonstraram ser de grande valia. Meir freqüentemente apresenta *workshops* para funcionários de hospitais, em conferências da Associação Americana de Terapia Corporal e para grupos profissionais de oftalmologistas, enfermeiros, psicólogos, fisioterapeutas e terapeutas ocupacionais. A School for Self-Healing envia regularmente instrutores para cursos patrocinados por outras organizações em várias partes do mundo.

Meir também pode oferecer *workshops* em seu local de trabalho. Lesões por esforço repetitivo custam milhões de dólares por ano; a síndrome do túnel do carpo aumenta visivelmente, e a "síndrome da visão do computador" — visão cansada, visão deteriorada e dores no pescoço e ombros — afeta milhões e está aumentando cada vez mais. Meir pode oferecer um seminário aos seus funcionários, fornecendo-lhes informações e instrumentos necessários para prevenir e superar esses problemas ocupacionais, além de um folheto ilustrado que descreve um programa para cuidar da própria saúde.

A School for Self-Healing também vende os materiais educacionais de cuidados de saúde: fitas de vídeo como *Yoga For Your Eyes* (um programa completo de exercícios para melhorar sua visão, demonstrado passo-a-passo), *Self-Healing*

Massage for Muscular Dystrophy, Muscular Dystrophy Can Be Overcome e *Working with Muscular Dystrophy*. Fitas de áudio incluem *Meir Schneider's Miracle Eyesight Method, Meir's Vision Exercises, Relaxation of the Eyes, Encounter Yourself, Sensing Your Spine, Breath and Mobility of the Joints, Strengthen Your Central Nervous System* e *Movement for Self-Healing*. A escola vende também uma variedade de materiais para exercícios de visão como tabelas, acessórios para *palming*, tabelas para fusão e óculos com furos.

A Self-Healing Research Foundation (SHRF), entidade que engloba a School for Self-Healing, ajuda a patrocinar financeiramente os clientes e alunos que precisem de ajuda; publica livros educacionais, fitas de áudio e de vídeo; patrocina conferências nacionais para melhorar a visão natural; além de fazer pesquisa. No futuro, a SHRF espera conduzir mais pesquisas sobre a distrofia muscular e lançar projetos de pesquisa sobre a degeneração macular, o glaucoma, problemas de dores nas costas e paralisia. Essas pesquisas poderão abrir novas portas para a saúde da humanidade. As doações são usadas diretamente para as finalidades específicas a que se destinam e, nos Estados Unidos, são deduzidas do imposto de renda no seu valor total.

Para maiores informações, ou se estiver interessado em patrocinar ou ajudar a organizar *workshops* em sua região, seja como indivíduo ou como parte de uma organização, por favor, entre em contato conosco.

School for Self-Healing
2218 48th Avenue
San Francisco, California 94116
EUA
Telefone: 1-415-665-9574
e-mail:School@self-healing.org
Website: www.self-healing.org

ASSOCIAÇÃO BRASILEIRA DE SELF-HEALING — ABSH

WWW.SELF-HEALING.COM.BR

No início éramos poucos: apenas quatro terapeutas formados e um pequeno grupo de alunos envolvidos. A formação era difícil, pois dependia da presença esporádica de Meir no Brasil ou de idas custosas a São Francisco. Não tínhamos um quórum mínimo que viabilizasse uma ação coletiva. Ainda assim, numa tarde de domingo, após um *workshop* ministrado por Meir, fizemos a assembléia de constituição da Associação Brasileira de Self-Healing, Hoje, somos sessenta associados, a maioria de mangas arregaçadas em prol do desenvolvimento do Método Self-Healing no Brasil.

O embrião da ABSH surgiu em 1989, com a implantação do Núcleo de Pesquisa e Assistência em Self-Healing — onde funciona um ambulatório para pessoas carentes — e com a criação de cursos específicos, ambos no Departamento de Terapia Ocupacional da Universidade de São Carlos, no interior paulista. Essa parceria se mantém atuante e comprometida com a ABSH.

A ABSH é uma entidade sem fins lucrativos, com vários campos de atuação. Busca apoiar a formação dos terapeutas, propiciando aprofundamento do aprendizado por meio de palestras, cursos, encontros, etc. Tem ainda como objetivo incentivar a realização de pesquisas e promover ações de cunho social. No âmbito educacional da saúde empenha-se em evidenciar os aspectos preventivos do Método Self-Healing, cujo princípio é ensinar a cada um como zelar pela própria saúde. Assim como todo o grupo que se vê comprometido de corpo e alma com uma idéia, a ABSH visa ser o elo de ligação entre o método e as pessoas em geral, uma referência para pacientes, familiares e profissionais da saúde.

Maria Fernanda Leite Ribeiro
São Paulo, SP
Presidente da ABSH — 2002-2003

Andrée Intrator
Rio de Janeiro, RJ
Presidente da ABSH — 2004-2005